Monthly Book

Medical Rehabilitation

編集企画にあたって………

　超高齢社会，そして小児医療を含めた地域包括ケアの時代に摂食嚥下リハビリテーションは益々重要となり，保健医療福祉のみならず産業界からも注目を集めている．ビデオ嚥下造影検査の登場とその後に加わった内視鏡検査やCT検査，マノメトリーなどにより摂食嚥下の生理，病態解明が進み，訓練方法や嚥下調整食の開発など，リハビリテーション技術は大きな進歩を示した．そして，確実な知識の共有は様々な専門職種によるチーム医療の体制の充実にも貢献してきたと思われる．この領域にかかわる人々の数の増加には目を見張るものがあり，2017年5月現在の日本摂食嚥下リハビリテーション学会員数は約14,000人であり，さらに増加し続けている．単に人数が増えただけでなく，関与する職種も多彩であり，それぞれの専門性を深化させている．この多様で広汎な知識と技術に初学者はどこから学べばよいのかに苦慮することであろう．

　本誌は，初学者ができるだけ早く現在の医療水準に到達することを助けることを意図して企画された．総論では雑誌の特集としては珍しく構造と機能に多くの紙数を割いている．ただし，解剖・生理学の教科書と違い臨床的な観点から理解するべき概念を立て，それぞれ何がわかっていて何がわかっていないのかを記述して頂いた．これらを理解することにより，摂食嚥下リハビリテーションを科学的根拠に基づき読者自身が考えて実践できるようになると思われる．また，総論・各論とも，タイトルを具体的に細かく立ててあり，それぞれ焦点をしぼった深い総説となっている．臨床における課題が何か，どこまでわかっており，何を目指すのか，読者は考えながら読むことができるであろう．

　本誌の特色の一つは，文献リストに付された要約である．重要な原著にあたることにより読者はさらに学習を進めることができる．ただし，科学論文を読むにはある程度の訓練が必要である．そこで本書では論文の読み方の総説を加えた．研究論文を鵜呑みにするのではなく，あるいは批判するだけでもなく，研究の動機，研究者の努力や工夫などを想像しながら読むことができるかもしれない．

　多様なニーズに個別に応え，最適な摂食嚥下リハビリテーションを実践することは単純で直線的な作業ではなく，マニュアル化が難しい．基礎疾患や併存症，心理社会的要因や食文化，医療福祉の経済的制約など様々な条件を考慮して取り組む必要がある．一方で，このような困難な問題に対して現状を少しでも改善するよう多くの方々が継続的に努力を重ねてきた結果，「摂食・嚥下」は「摂食嚥下」となり専門領域として確立した．新人あるいは他の専門領域から摂食嚥下リハビリテーションに入ってこられる方々にとって，あるいは改めて全体を概観して新たな課題を見つけたいベテランの方々にも，本企画が役立つことを願っている．

2017年6月
出江紳一

WRITERS FILE ライターズファイル（50音順）

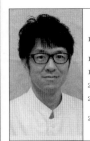
青柳陽一郎
（あおやぎ よういちろう）
- 1993年 京都府立医科大学卒業 横須賀米海軍病院，インターン
- 1994年 慶應義塾大学リハビリテーション科入局
- 1998年 アルバータ大学神経科学センター留学
- 2002年 同センター博士課程修了
- 2004年 川崎医科大学リハビリテーション医学教室，講師
- 2011年 藤田保健衛生大学リハビリテーション医学I講座，准教授

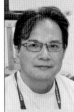
太田喜久夫
（おおた きくお）
- 1983年 三重大学卒業
- 1986年 東京医科大学附属病院リハビリテーション部，医員
- 1991年 東京都済生会向島病院，部長
- 1992年 帝京大学市原病院リハビリテーション科，助手
- 1998年 国立長寿医療研究センター老人ケア研究部リハビリテーション研究室，室長
- 2000年 厚生連松阪中央総合病院リハビリテーション科，医長
- 2006年 同，部長
- 2011年 藤田保健衛生大学医療科学部リハビリテーション学科，教授
- 2013年 国際医療福祉大学病院リハビリテーション科，教授 藤田保健衛生大学大学院保健学研究科，客員教授

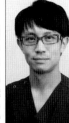
國枝顕二郎
（くにえだ けんじろう）
- 2008年 岐阜大学卒業 聖隷三方原病院，初期研修医
- 2010年 聖隷三方原病院リハビリテーション科リハビリテーション科
- 2011年 聖隷三方原病院リハビリテーション科・内科
- 2012年 浜松市リハビリテーション病院リハビリテーション科
- 2013年 聖隷浜松病院リハビリテーション科
- 2015年 浜松市リハビリテーション病院リハビリテーション科 東京医科歯科大学大学院

出江紳一
（いずみ しんいち）
- 1983年 慶應義塾大学卒業
- 1992〜93年 Kessler Institute for Rehabilitation，リサーチフェロー
- 1995年 東海大学医学部リハビリテーション学，講師
- 2002年 東北大学大学院医学系研究科肢体不自由学分野，教授
- 2008年 同大学大学院医工学研究科リハビリテーション医工学分野，教授
- 2014〜16年 同大学大学院医工学研究科，研究科長

大野友久
（おおの ともひさ）
- 1998年 東京医科大学歯学部卒業
- 2001年 聖隷三方原病院リハビリテーション科歯科
- 2002年 東京医科歯科大学大学院歯学総合研究科卒業
- 2013年 聖隷三方原病院歯科，部長
- 2015年 国立長寿医療研究センター先端診療部歯科口腔外科
- 2017年 同センター歯科口腔先進医療開発センター歯科口腔先端診療開発部在宅・口腔ケア開発室，室長

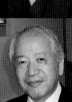
熊倉勇美
（くまくら いさみ）
- 1969年 日本社会事業大学卒業 伊豆韮山温泉病院言語治療室
- 1975年 有馬温泉病院，言語療法科長・リハビリテーション部長兼任
- 1986年 兵庫医科大学医学博士
- 1998年 川崎医療福祉大学，教授
- 2014年 千里リハビリテーション病院，顧問 島根大学医学部歯科口腔外科，臨床教授

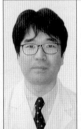
伊藤彰博
（いとう あきひろ）
- 1989年 三重大学卒業 同大学第一外科入局
- 1995年 同，助手
- 1997年 済生会松阪総合病院外科，医長
- 2003年 市立伊勢総合病院外科，医長
- 2004年 藤田保健衛生大学医学部外科・緩和医療学講座，講師
- 2006年 同，准教授

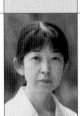
小野木啓子
（おのぎ けいこ）
- 1989年 筑波大学医学専門学群卒業
- 1996年 藤田保健衛生大学七栗サナトリウム（現七栗記念病院）リハビリテーション科
- 1999年 同大学医学部リハビリテーション講座
- 2015年 同大学医療科学部リハビリテーション学科，准教授

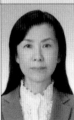
倉智雅子
（くらち まさこ）
- 1982年 国際基督教大学卒業
- 1984年 国立身体障害者リハビリテーションセンター学院
- 1989年 久留米大学医学部耳鼻咽喉科 カナダ・ブリティッシュコロンビア大学大学院修士課程修了
- 1992年 米国・ノースウェスタン大学大学院博士課程修了 同大学医学部言語病理学科，研究員
- 1993年 松本歯科大学ほかにて非常勤講師
- 2007年 新潟リハビリテーション大学院大学（現新潟リハビリテーション大学院），教授

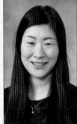
稲本陽子
（いなもと ようこ）
- 1999年 南山大学卒業
- 2001年 日本聴能言語福祉学院卒業
- 2001〜06年 刈谷豊田総合病院リハビリテーション科
- 2006〜07年 米国Johns Hopkins大学留学 藤田保健衛生大学大学院保健学研究科修了
- 2010年 同大学病院リハビリテーション部
- 2011年 同大学医療科学部リハビリテーション学科，講師
- 2014年 同大学医学部リハビリテーション医学I講座博士課程修了（医学博士）
- 2015年 同大学医療科学部リハビリテーション学科，准教授

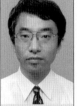
加賀谷 斉
（かがや ひとし）
- 1988年 東北大学卒業
- 1994年 秋田県太平療育園，助手 米国Case Western Reserve大学留学
- 1995年 米国Case Western Reserve大学留学
- 1997年 市立秋田総合病院内科，医長
- 2001年 同，科長
- 2006年 藤田保健衛生大学医学部リハビリテーション医学I講座，助教授
- 2007年 同，准教授
- 2012年 同大学病院医療連携福祉相談，副部長（兼任）
- 2016年 藤田保健衛生大学医学部リハビリテーション医学I講座，教授

柴田斉子
（しばた せいこ）
- 1996年 東京女子医科大学卒業
- 1998年 東北大学医学部リハビリテーション科入局
- 1999〜2000年 ジョンズホプキンス大学留学
- 2000年 藤田保健衛生大学医学部医学講座，助教
- 2003年 八尾はあとふる病院リハビリテーション科，医長
- 2006年 関西医科大学リハビリテーション科，医員
- 2010年 藤田保健衛生大学医学部リハビリテーション医学I講座，助教
- 2012年 同，講師

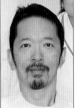
井上 誠
（いのうえ まこと）
- 1994年 新潟大学歯学部卒業 同大学第一口腔外科入局 同大学大学院歯学研究科入学
- 1998年 同修了（博士（歯学）） 同大学口腔生理学講座，助手
- 1999〜2001年 英国レスター大学留学
- 2003年 スウェーデンウメオ大学
- 2004年 新潟大学医歯学総合病院摂食嚥下機能回復部，講師
- 2006年 同大学院医歯学総合研究科摂食嚥下障害学分野，助教授
- 2008年 同研究科摂食嚥下リハビリテーション学分野，教授

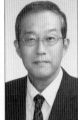
香取幸夫
（かとり ゆきお）
- 1988年 東北大学卒業 同大学耳鼻咽喉科入局
- 1994年 同大学大学院修了 同大学耳鼻咽喉科，助手
- 1994〜96年 英国キール大学留学
- 2001年 岩手県立宮古病院耳鼻咽喉科，科長
- 2006年 東北大学耳鼻咽喉・頭頸部外科，講師
- 2008年 同，准教授
- 2009年 仙台市立病院耳鼻いんこう科，部長
- 2013年 東北大学耳鼻咽喉・頭頸部外科，教授

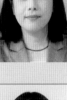
清水五弥子
（しみず さやこ）
- 2007年 川崎医科大学卒業
- 2009年 同リハビリテーション医学教室，臨床助教
- 2017年 同，講師

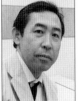
海老原 覚
（えびはら さとる）
- 1990年 東北大学卒業
- 1994年 同大学大学院修了 秋田厚生連雄勝中央病院内科
- 1995年 東北大学第1内科入局 カナダMcGill大学留学
- 1996年 カナダMcGill大学留学
- 2000年 東北大学附属病院老年・呼吸器内科，助手
- 2007年 同大学病院老年内科，助教
- 2008年 同，院内講師
- 2009年 同大学病院内部障害リハビリテーション科，講師
- 2014年 東邦大学リハビリテーション医学講座，教授

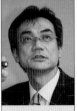
菊谷 武
（きくたに たけし）
- 1988年 日本歯科大学歯学部卒業
- 2001年 同大学附属病院口腔介護・リハビリテーションセンター，センター長
- 2005年 同，助教授
- 2010年 同大学大学院生命歯学研究科臨床口腔機能学，教授
- 2012年 東京医科大学，兼任教授
- 2012年 日本歯科大学口腔リハビリテーション多摩クリニック，院長

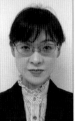
清水充子
（しみず みつこ）
- 1981年 国立身体障害者リハビリテーション学院言語聴覚学科卒業 埼玉県総合リハビリテーションセンター言語聴覚科

WRITERS FILE ライターズファイル（50音順）

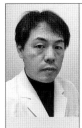

杉山 庸一郎
（すぎやま よういちろう）

2001年	京都府立医科大学卒業 同大学耳鼻咽喉科・頭頸部外科入局
2002年	京都第二赤十字病院耳鼻咽喉科
2004年	社会保険神戸中央病院耳鼻咽喉科
2006年	京都府立医科大学大学院医学研究科博士課程入学
2010年	同卒業 ピッツバーグ大学耳鼻咽喉科，研究員
2012年	京都府立医科大学耳鼻咽喉科・頭頸部外科，専攻医
2015年	同，助教
2017年	同，学内講師

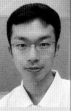

中山 渕利
（なかやま えんり）

2006年	日本大学歯学部卒業
2007年	同大学摂食機能療法学講座入局
2011年	同大学大学院歯学研究科歯学専攻修了 同大学歯学部摂食機能療法学講座，助教
	同，医長
2014年	日本摂食嚥下リハビリテーション学会，評議員

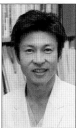

松尾 浩一郎
（まつお こういちろう）

1999年	東京医科歯科大学歯学部卒業 同大学大学院高齢者歯科学分野入局
2002年	ジョンズホプキンス大学医学部リハビリテーション講座，研究員
2005年	同，講師
2008年	松本歯科大学障害者歯科学講座，准教授
2013年	藤田保健衛生大学医学部歯科，教授

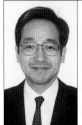

角 保徳
（すみ やすのり）

1981年	東京医科歯科大学歯学部卒業
1985年	名古屋大学大学院医学研究科修了（医学博士）
1986年	同大学歯学部，助手
1990年	同，講師
2004年	国立長寿医療センター先端医療部口腔機能再建科，医長
2011年	国立長寿医療研究センター歯科口腔先進医療開発センター歯科口腔先端医療開発部，部長
2014年	同センター歯科口腔先進医療開発センター，センター長

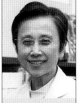

野﨑 園子
（のざき そのこ）

1980年	天理よろづ相談所病院，レジデント
1982年	市立豊中病院内科
1983年	大阪大学医学部第二内科
1989年	国立病院機構刀根山病院神経内科
1992年	同，医長
2004年	国立病院機構徳島病院，臨床研究部長
2008年	兵庫医療大学リハビリテーション学部，教授
2011年	同大学大学院医療科学研究科，教授（兼任）
2016年	関西労災病院神経内科

谷口 洋
（やぐち ひろし）

1995年	東京慈恵会医科大学卒業
2000年	同大学神経内科，助手
2004年	聖隷三方原病院リハビリテーション科へ国内留学，嚥下障害の研究に従事
2011年	東京慈恵会医科大学神経内科，講師
2014年	同大学附属柏病院神経内科，診療部長
2015年	同大学神経内科，特任准教授

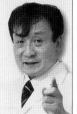

髙橋 浩二
（たかはし こうじ）

1983年	昭和大学歯学部卒業
1987年	同大学大学院卒業 同大学歯学部，助手（第一口腔外科学教室）
1990～92年	米国フロリダ州タンパ退役軍人病院，臨床研究員
1992年	昭和大学歯学部，講師（第一口腔外科学教室）
1994～96年	癌研究会病院頭頸科，医員
2004年	昭和大学歯学部リハビリテーション科，科長
2007年	同，教授
2013年	同大学歯学部スペシャルニーズ口腔医学講座口腔リハビリテーション医学部門，教授
2014年	同講座口腔リハビリテーション医学部門，教授
2016年	東京医科大学，客員教授兼任

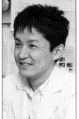

野原 幹司
（のはら かんじ）

1997年	大阪大学歯学部卒業
2001年	同大学大学院修了
2001年	同大学歯学部附属病院顎口腔機能治療部
2002年	同，助手（2007年より助教）兼医員
2015年	同大学大学院歯学研究科顎口腔機能治療学教室，准教授

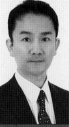

山本 敏之
（やまもと としゆき）

1996年	札幌医科大学卒業
1999年～	国立精神・神経医療センター病院
2004～05年	米国ジョンズホプキンス大学研究留学
2006～10年	東京医科歯科大学大学院修了，医学博士
2014年～	国立精神・神経医療研究センター病院神経内科，医長
2017年～	同センター嚥下障害リサーチセンター，センター長

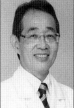

田角 勝
（たつの まさる）

1953年	昭和大学卒業 同大学小児科入局
1955年	神奈川県立こども医療センター神経内科
1988年	昭和大学小児科，助手，講師
1997年	せんぽ東京高輪病院小児科，部長
2003年	都立北療育医療センター城南分園，園長
2005年	昭和大学小児科，助教授
2006年	同，教授

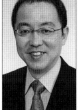

馬場 尊
（ばば みこと）

1990年	藤田保健衛生大学卒業 同大学リハビリテーション医学講座入局
1996年	同大学大学院修了
1997～98年	米国ジョンズホプキンス大学留学
2001年	藤田保健衛生大学医学部リハビリテーション医学講座，講師
2004年	同大学医学部リハビリテーション医学，教授
2010年	足利赤十字病院リハビリテーション科，部長
2014年	医療法人ふじあく医院，理事長
2016年	医療法人鴻明会まごころ在宅医療クリニック，院長

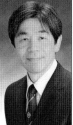

山脇 正永
（やまわき まさなが）

1988年	東京医科歯科大学卒業 同大学神経内科研修医
1992年	米国Virginia州立大学医学部留学
1996年	埼玉県総合リハビリテーションセンター内科
1998年	東京医科歯科大学神経内科，助手・講師
2003年	同大学臨床教育研修センター，准教授
2011年	京都府立医科大学総合医療・医学教育学，教授

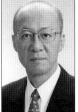

鄭 漢忠
（てい かんちゅう）

1982年	北海道大学歯学部卒業 同大学歯学部口腔外科学第二講座入局
1984年	旭川厚生会旭野病院麻酔科研修
1985年	北海道大学歯学部口腔外科学第一講座，助手
1986～87年	千葉県がんセンター放射線科研修
1992年	北海道大学博士（歯学）
1999年	北海道大学病院，講師
2004年	同大学大学院歯学研究科口腔顎顔面外科学，准教授
2007～08年	JOHNS HOPKINS大学，客員研究員
2008年	北海道大学病院口腔外科専門外来，診療教授
2012年	同大学大学院歯学研究科口腔顎顔面外科学，教授

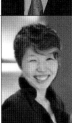

藤谷 順子
（ふじたに じゅんこ）

1987年	筑波大学卒業 東京医科歯科大学神経内科
1989年	東京大学医学部附属病院リハビリテーション部
1990年	国立療養所東京病院
1992年	埼玉医科大学
1993年	東京都リハビリテーション病院 オランダ遊学
1996年	東京医科歯科大学医学部附属病院リハビリテーション部
1999年	東京都リハビリテーション病院
2002年	国立国際医療研究センター病院リハビリテーション科，医長

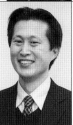

若林 秀隆
（わかばやし ひでたか）

1995年	横浜市立大学卒業 日本赤十字社医療センター内科研修医
1997年	横浜市立大学医学部附属病院リハビリテーション科
1998年	横浜市総合リハビリテーションセンター
2000年	横浜市立脳血管医療センターリハビリテーション科
2003年	済生会横浜市南部病院リハビリテーション科，医長
2008年	横浜市立大学附属市民総合医療センターリハビリテーション科，助教
2017年	同，講師

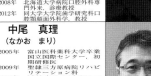

中尾 真理
（なかお まり）

2005年	富山医科薬科大学卒業 国立国際医療センター，初期研修医
2009年	聖隷三方原病院リハビリテーション科
2010年	浜松市リハビリテーション病院リハビリテーション科
2011年	横浜市立大学附属病院リハビリテーション科
2012年	横浜市総合リハビリテーションセンターリハビリテーション科
2013年	横浜市立脳血管センター（現脳卒中・神経脊椎センター）リハビリテーション科（現職）
2015年	東北大学大学院医学系研究科障害科学百寿・自由学分野博士課程（在籍）

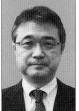

藤本 保志
（ふじもと やすし）

1990年	名古屋大学卒業 小牧市民病院研修医
1992年	名古屋大学医学部耳鼻咽喉科
1993年	愛知県がんセンター頭頸部外科，レジデント
1995年	同，医長
2002年	名古屋大学医学部耳鼻咽喉科，助手
2005年	同，講師
2016年	同大学大学院医学系研究科耳鼻咽喉科，准教授

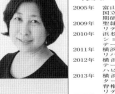

CONTENTS

MB Med Reha No. 212 2017 増刊

摂食嚥下障害リハビリテーション ABC

編集企画／出江紳一　　　　編集主幹／宮野佐年・水間正澄

Ⅰ．総　論

1．構造と機能

1）咀嚼の生理学……………………………………………………井上　　誠　　1

咀嚼は口腔内で営まれる食塊形成の過程であるが，これを制御するのは口腔内の器官のみではなく，上位脳から末梢の筋，受容器にいたるまでの感覚と運動の統合機能である．

2）咽頭期における舌骨・喉頭運動………………………………加賀谷　斉　　10

咽頭期の舌骨・喉頭運動は極めて重要である．5つの喉頭挙上筋の活動により舌骨・喉頭は最初やや後上方に挙上し，次に前上方へと移動し，そして原点に戻ることが多い．

3）喉頭閉鎖のメカニズム…………………………………………稲本　陽子　　17

嚥下中の連鎖的運動のなかで，喉頭閉鎖は不可欠である．声帯閉鎖は他の2事象（喉頭前庭閉鎖と喉頭蓋反転）と独立して，予期的な防御機構として，安全な食塊移送を促進している．

4）咽頭筋の収縮と食道入口部の弛緩……………………………中尾　真理ほか　25

咽頭嚥下圧は一瞬の閉鎖空間のなかに作られる「かげろう」のような存在である．本稿では「嚥下圧」にまつわる用語を整理し，計測法も含めて概説する．食道入口部開大の仕組みについても触れる．

5）延髄の嚥下中枢と central pattern generator………………杉山庸一郎　　33

咽頭期嚥下は再現性の高いパターン化された運動であり，それを制御している嚥下 central pattern generator のメカニズムを理解することは嚥下を理解するうえで必須である．

6）大脳の役割と可塑性……………………………………………山脇　正永　　40

近年，嚥下運動での大脳の役割とその可塑性に基づいた嚥下障害治療の知見が集積されている．今後は大脳を介した積極的な嚥下障害治療・リハビリテーションが期待される．

2．プロセスモデルを考慮した摂食嚥下リハビリテーション…………松尾浩一郎　　44

液体嚥下と咀嚼嚥下では摂食嚥下のプロセスが異なる．そのため，摂食嚥下障害患者への対応でも，液体嚥下と咀嚼嚥下の動態は区別して考えるべきである．

3．在宅における食支援………………………………………………菊谷　　武ほか　51

在宅における摂食嚥下リハビリテーションの実施にあたっては多職種での連携は欠かせない．連携ツールとして，ICT を利用した方法と，地域での食に関する情報を共有することを目的としたウェブサイトを紹介した．

4．診療報酬と介護報酬……………………………………………小野木啓子　　**61**

　　　2016（平成28）年度までの診療報酬改定（医科）と2015（平成27）年度までの介護報酬改定において，摂食嚥下リハビリテーションに関係が深い項目を概説した．

5．評　価

1）患者診察のポイント……………………………………………國枝顕二郎ほか　　**67**

　　　嚥下造影などの検査だけに頼ることなく，あくまでも丁寧な臨床評価こそが嚥下障害患者の全体像をとらえる最適な方法である．

2）スクリーニング検査……………………………………………中山　渕利　　**75**

　　　摂食嚥下障害のスクリーニング検査法のなかから，実際の臨床で使いやすい質問紙を用いた方法，反復唾液嚥下テスト，水飲みテスト，フードテスト，咳テストについて解説する．

3）重症度分類の使い分け…………………………………………大野　友久　　**83**

　　　本邦でよく使用される各嚥下障害の重症度分類をまとめた．いずれも簡便な分類なので，文章よりも表をご確認いただければ内容のほとんどを理解できるであろう．

6．検　査

1）VFの標準的手段と観察のポイント …………………………柴田　斉子　　**87**

　　　嚥下造影検査（VF）の診断と治療という2つの目的を押さえ，適切な間接訓練の立案，安全な直接訓練の範囲を実現させるための手法を解説する．

2）VEの標準的手順と観察のポイント …………………………太田喜久夫ほか　　**95**

　　　観察するべき項目を整理し，必要な物品や手順や姿勢などを明確にして実施すること．嚥下リハビリテーションの効果を高めるためにも，検査前に十分に多職種で連携しておくことがポイントといえる．

3）マノメトリーでわかること……………………………………青柳陽一郎ほか　　**107**

　　　High resolution manometry（HRM）は嚥下の神経生理学的現象を評価するツールであり，臨床場面で使用される場面が増えつつある．本稿ではHRMの適応と有用性について，実際の3症例を提示しながら解説する．

4）超音波検査でわかること………………………………………清水五弥子ほか　　**114**

　　　超音波診断装置を用いて，摂食嚥下に関する筋の形態や嚥下運動を定量的に評価することができる．超音波検査の方法と結果の解釈について解説する．

5）頸部聴診でわかること…………………………………………高橋　浩二　　**121**

　　　頸部聴診法は食塊を嚥下する際に咽頭部で生じる嚥下音ならびに嚥下前後の呼吸音を頸部より聴診し，咽頭相における嚥下障害を判定する方法で，日々の食事中に適用できる．

CONTENTS

7. 介 入

1) 間接訓練のエビデンスをめぐって……………………………熊倉　勇美　130

摂食嚥下運動の特性から，単一の訓練法，特に間接訓練のエビデンスは求め難い．日本摂食嚥下リハビリテーション学会医療検討委員会の「訓練法のまとめ（2014 年版）」を紹介し，エビデンスのある論文は少ないことを前提に，訓練法を列挙し，いくつかについて解説を加えた．

2) 直接訓練の方法と現時点でのエビデンス……………………清水　充子　135

誤嚥をせずに摂食できるよう導く直接訓練の主な手法を，嚥下前・中・後の誤嚥対策に分けて解説し，現時点で得られているエビデンスと今後への期待を述べる．

3) 口腔内装置……………………………………………………野原　幹司　141

口腔内装置は適応を見極めれば嚥下リハビリテーションにおいて非常に有用な手段となる．本稿では舌接触補助床，軟口蓋挙上装置，義歯の適応症や効果について解説する．

4) 嚥下障害に対する手術法とその適応………………………香取　幸夫　151

リハビリテーションなど保存的治療の効果が上げ止まりになった症例に対して選択される嚥下機能改善手術および誤嚥防止術について，その適応と方法を解説する．

5) 口腔衛生の意義と方法………………………………………角　　保徳　157

摂食嚥下リハビリテーションを必要とする患者への口腔ケアには，常に誤嚥のリスクが存在する．口腔ケア中の誤嚥事故を予防する『水を使わない口腔ケア』について解説する．

8. 栄養と食餌

1) 栄養管理と経腸栄養…………………………………………伊藤　彰博ほか　163

栄養管理はできる限り経口・経腸栄養で行い，腸が機能している場合は，腸を使うことが原則である．嚥下訓練が必要な症例では，早期から"食べるためのPEG"が推奨されている．

2) 嚥下調整食の基準と使い方…………………………………藤谷　順子　169

嚥下調整食（食物形態ととろみの程度）は低下した嚥下機能に合わせつつも，味やQOL，食意欲や機能の改善にも配慮して調整・選択し，組み合わせることが重要である．

Ⅱ. 各 論

1. 脳卒中………………………………………………………………馬場　　尊ほか　177

ポイントは病態が球麻痺か仮性球麻痺を把握することである．球麻痺は健常機能が多く訓練方法の選択肢が多い．一方，仮性球麻痺は併存障害が多く介入方法に選択肢が少ないので食形態の調整がより重要である．

2. パーキンソン病……………………………………………………山本　敏之　183

パーキンソン病の摂食嚥下障害について，嚥下造影検査でみるべきポイントと病態や障害の程度に合わせた対処法について解説する．

3．筋ジストロフィーと摂食嚥下障害……………………………野崎　園子　**189**

筋ジストロフィーの病型により異なるが，主な特徴は，咬合不全，舌運動障害，咀嚼運動障害，口腔咽頭移送障害，食道括約筋機能不全，摂食動作困難，呼吸不全による嚥下困難などである．

4．老嚥（presbyphagia）……………………………………………倉智　雅子　**199**

老嚥（presbyphagia）とは加齢に伴う嚥下機能の低下で，フレイルやサルコペニアが一因ともいわれる．早期発見と栄養管理，嚥下筋筋力増強訓練が重要である．

5．小児の摂食嚥下障害………………………………………………田角　　勝　**205**

摂食嚥下機能の発達期である小児の特性を理解し，摂食嚥下障害と基礎疾患，合併症，全身状態を把握したうえでの，摂食嚥下機能評価と対応が重要である．

6．口腔がん……………………………………………………………鄭　　漢忠　**211**

口腔がんの嚥下機能は術後に徐々に悪化する場合もある．術後の義歯の使用は咀嚼や送り込みに有用と考えられているが，嚥下機能に対する効果は不明である．

7．頭頸部がん
―病態に応じたリハビリテーション―………………………藤本　保志　**217**

頭頸部がん治療による嚥下障害の病態は予測可能である．障害のメカニズムに基づいた対応やリハビリテーション立案が患者の生活機能，質の維持・改善のために重要である．

8．誤嚥性肺炎のリハビリテーション………………………………谷口　　洋ほか　**225**

誤嚥性肺炎ではその診断だけでなく，原因や基礎疾患の検討が必要である．内科的治療と並行して，全身状態に合わせた嚥下リハビリテーションを行う．

9．サルコペニア………………………………………………………若林　秀隆　**231**

サルコペニアの摂食嚥下障害は，入院高齢者に廃用，飢餓，侵襲を合併することで生じやすく，リハビリテーション栄養の考え方とKTバランスチャートの活用が有用である．

研究を読み解くために

摂食嚥下リハビリテーション研究で使われる統計解析の読み方………海老原　覚ほか　**237**

嚥下障害の質の高い診療を行うには，最新の臨床研究の成果を積極的に習得しようとする姿勢が重要である．この実践のためには，医学データの統計解析法と，その理解が必要である．

Writers File ………………………………前付 2・3
Key Words Index ………………………前付 8・9
バックナンバー在庫一覧 ……………………245
次号予告 …………………………………………246

和　文

KEY WORDS INDEX

あ行

医原性サルコペニア　*231*
1型筋強直性ジストロフィー
　　　　　　　　　　　189
医療保険　*61*
胃瘻　*189*
エビデンス　*130*
嚥下　*17,33,40,183,199*
嚥下圧　*25*
嚥下音　*121*
嚥下関連ニューロン　*33*
嚥下訓練　*130*
嚥下手技　*135*
嚥下障害　*40,169,183,225*
嚥下セントラルパターンジェネ
　　レーター　*33*
嚥下造影検査　*87*
嚥下調整食　*169*
嚥下内視鏡検査　*95*
嚥下反射　*107*
嚥下リハビリテーション
　　　　　　　　　95,225
お口を洗うジェル　*157*
オトガイ舌骨筋　*114*

か行

開口反射　*1*
介護保険　*61*
化学放射線治療　*217*
仮性球麻痺　*177*
合併症　*205*
カプランマイヤー曲線　*237*
加齢　*199*
間接訓練　*130*
気管切開　*217*
義歯　*141*
機能温存手術　*217*
球麻痺　*177*
筋電図　*10*
筋紡錘　*1*
頸部聴診法　*121*
KT バランスチャート　*231*
高解像度マノメトリー　*25,107*
口腔機能低下　*157*

口腔がん　*211*
喉頭　*10*
喉頭挙上筋　*10*
喉頭閉鎖　*17*
誤嚥　*17,151,157*
誤嚥性肺炎　*225*
呼吸音　*121*
呼吸不全　*189*

さ行

在宅医療　*51*
歯根膜　*1*
姿勢調整　*87*
疾病　*205*
重症度分類　*83*
手術　*151*
術後の嚥下機能　*211*
上咽頭部　*107*
症状　*67*
上部食道括約筋　*25,107*
情報の共有　*51*
食道入口部　*25*
食物形態　*135,169*
食物物性　*87*
身体所見　*67*
診断　*87*
診断法　*75*
スクリーニング　*67*
スクリーニング検査　*75,121*
声帯　*17*
舌圧　*25*
舌骨　*10,114*
舌根部　*107*
摂食嚥下障害
　　51,61,75,151,177,189,205
摂食嚥下障害患者における摂食状
　　況のレベル　*83*
摂食嚥下能力のグレード　*83*
摂食嚥下リハビリテーション
　　　　　　　　　　　130
摂食姿勢　*135*
絶食の功罪　*163*
舌接触補助床　*141,211*
咀嚼嚥下　*44*
咀嚼のパターン発生器　*1*

た行

大脳皮質咀嚼野　*1*
多職種連携　*51*
食べるための胃瘻　*163*
超音波検査　*114*
直接訓練　*135*
治療　*87*
デュシェンヌ型筋ジストロフィー
　　　　　　　　　　　189
とろみつき液体　*169*

な行

軟口蓋挙上装置　*141*
乳幼児　*205*
脳機能マッピング　*40*
脳卒中　*177*

は行

パーキンソン病　*183*
パターン発生器　*40*
鼻咽腔閉鎖圧　*25*
日々の食事中　*121*
不顕性誤嚥　*225*
プロセスモデル　*44*
分散分析　*237*

ま行

マン・ホイットニーの U 検定
　　　　　　　　　　　237
水を使わない口腔ケア　*157*
問診　*67*

や行

予防　*199*

ら行

ランダム化比較試験　*237*
リハビリテーション
　　　　　　61,177,183,199
リハビリテーション栄養　*231*
臨床的重症度分類　*83*
臨床評価　*67*
老嚥　*199*
ロジスティック回帰分析　*237*

欧　文

A・B

aging　*199*

analysis of variance；ANOVA　*237*

aspiration　*17,151,157*

aspiration pneumonia　*225*

bacterial translocation　*163*

brain mapping　*40*

bulbar palsy　*177*

C

central pattern generator of swallowing　*33*

cervical auscultation　*121*

clinical evaluation　*67*

complication　*205*

computed tomography　*17*

concurrent chemo-radiotherapy　*217*

cooperation of multidisciplinary team　*51*

cortical masticatory area　*1*

CT　*17*

D

deglutition　*17*

denture　*141*

diagnosis　*87*

diagnostics　*75*

diet　*135*

direct therapy　*135*

disease　*205*

Duchenne muscular dystrophy；DMD　*189*

dysphagia　*40,51,61,75,151, 169,177,183,189,205,225*

dysphagia diet/diet modification　*169*

dysphagia rehabilitation　*130,225*

dysphagia severity scale　*83*

E・F・G・H

electromyography　*10*

evidence　*130*

food intake level scale　*83*

food texture　*87*

functional oral intake scale　*83*

geniohyoid muscle　*114*

high resolution manometry；HRM　*25,107*

history taking　*67*

home care　*51*

hyoid bone　*10,114*

I

iatrogenic sarcopenia　*231*

impaired oral function　*157*

in daily diet　*121*

indirect therapy　*130*

infant　*205*

information sharing　*51*

J・K・L

jaw opening reflex　*1*

Kaplan-Meier curve　*237*

KT index　*231*

laryngeal closure　*17*

laryngeal elevation muscles　*10*

larynx　*10*

logistic regression analysis　*237*

long-term care insurance　*61*

M・O

Mann-Whitney U test　*237*

mastication　*44*

masticatory central pattern generator　*1*

medical insurance　*61*

muscle spindle　*1*

myotonic dystrophy type 1；DM1　*189*

Okuchi wo arau gel：Oral cleansing gel　*157*

oral cancer　*211*

oral care without using water　*157*

oral pressure/lingual pressure　*25*

organ function preservation surgery　*217*

P

palatal augmentation plate　*211*

palatal augmentation prosthesis；PAP　*141*

palatal lift prosthesis；PLP　*141*

Parkinson's disease　*183*

pattern generator　*40*

percutaneous endoscopic gastrostomy；PEG　*163,189*

periodontal ligament　*1*

physical findings　*67*

positioning　*135*

postoperative swallowing function　*211*

posture control　*87*

presbyphagia　*199*

prevention　*199*

process model　*44*

pseudobulbar palsy　*177*

R

randomized controlled trial；RCT　*237*

rehabilitation　*61,177,183,199*

rehabilitation nutrition　*231*

respiratory failure　*189*

respiratory sound　*121*

S

screening　*67*

screening examination　*121*

screening test　*75*

severity scale　*83*

silent aspiration　*225*

stage Ⅱ transport　*44*

stroke　*177*

surgery　*151*

swallowing　*33,40,183,199*

swallowing function grade　*83*

swallowing manipulation　*135*

swallowing pressure　*25*

swallowing reflex　*107*

swallowing rehabilitation　*95*

swallowing-related neurons　*33*

swallowing sound　*121*

swallowing therapy　*130*

symptom　*67*

T・U・V

textur　*169*

thick liquid　*169*

tongue base　*107*

tracheostomy　*217*

treatment　*87*

ultrasonography　*114*

upper esophageal sphincter；UES　*25,107*

upper pharynx　*107*

velopharyngeal pressure　*25*

videoendoscopic evaluation of swallowing；VE　*95*

videofluoroscopic examination of swallowing；VF　*87*

vocal cords　*17*

学習をさらに進めるために

　本誌は初学者ができるだけ早く現在の医療水準に到達することを意図して企画された．ところで，初学者には学習の目標と教師役が必要である．目標としては，日本摂食嚥下リハビリテーション学会が認定する「認定士」資格の取得を提案したい．詳細は https://www.jsdr.or.jp/license/license_rules5.html にあるが，学会会員歴 2 年以上，臨床または研究歴が 3 年以上，同学会のインターネット学習プログラム（e ラーニング）全課程の受講の条件を満たし，認定士試験に合格することにより認定される．e ラーニングは 1 コース 1 項目で合計 76 コースからなる．e ラーニングのコンテンツは 5 年に一度改訂され，最新版は 2015 年改訂版である．各コースに学習目標が明示されており，写真や図表が多く，コース受講後には確認テストが用意されている．e ラーニングを教師として活用することにより，現時点で知っておくべき知識を確実に習得することができる．

　それでは，e ラーニングの項目を概観してみよう．全体は 6 分野からなる．第 1 分野は摂食嚥下リハビリテーションの全体像であり，12 コースからなる．総論，解剖・生理などの基礎だけでなく，原因と病態が丁寧に解説されており，まさに全体像をイメージすることができる構成である．第 2 分野は摂食嚥下リハビリテーションの前提となるリスク回避，感染対策，関連法規・制度である．リハビリテーション介入の土台となる関連事項を効率よく学ぶことができる．第 3 分野は評価，第 4 分野は介入であり，学会が推奨する標準的な方法がまとめられている．第 5 分野は近年特に注目されている栄養である．公益社団法人日本栄養士会は 2016 年度から日本摂食嚥下リハビリテーション学会と共同して「摂食嚥下リハビリテーション栄養専門管理栄養士」の認定制度事業を開始した．認定試験の受験資格の一つに「日本摂食嚥下リハビリテーション学会認定士を取得している者」が含まれている．このように，本 e ラーニングは関連専門職団体からも高く評価されている．最後に第 6 分野は小児の摂食嚥下障害である．発達のなかでの障害の特殊性，評価・介入・栄養管理のエッセンスが解説されている．

　摂食嚥下リハビリテーション学会認定士は同学会認定士単位セミナーの講師となることができる．教えることは自らの学びにもなる．認定士を目指すことにより臨床の視野を広げ，後進の育成に尽力して下さる方々に深い感謝と敬意を表したい．

（出江紳一）

特集：摂食嚥下障害リハビリテーション ABC

I. 総 論
1. 構造と機能

1）咀嚼の生理学

井上 誠*

Abstract 咀嚼は，摂食運動の初期に食塊形成を行う過程であり，咀嚼を開始・維持するとともに運動パターンを決定する大脳皮質，パターン形成の場である延髄のパターン発生器と呼ばれる神経細胞集団，食物粉砕と食塊形成に直接かかわる顎，舌，顔面の筋などがかかわる．加えて，口腔内で食塊の情報をとらえてこれを脳に伝えることは円滑な咀嚼運動遂行にとって必須である．そのための受容器として，歯に加えられた触圧覚や位置感覚を伝える歯根膜機械受容器と閉口筋の筋紡錘がある．これらの刺激は，安静時には開口反射や閉口反射を引き起こすが，咀嚼中には抑制を受けることで，不必要な反射が咀嚼を障害しないための制御機構が働く．咀嚼によって分泌される唾液や味覚は，食べることを楽しむためのアイテムである．食物の粉砕をゴールとするのではなく，食べるための咀嚼を考えるうえで，咀嚼と嚥下の機能連関を考えることが重要である．

Key words 大脳皮質咀嚼野(cortical masticatory area)，歯根膜(periodontal ligament)，筋紡錘(muscle spindle)，咀嚼のパターン発生器(masticatory central pattern generator)，開口反射(jaw opening reflex)

咀嚼運動の概要

咀嚼運動は，食物を粉砕して，唾液と混和して食塊を形成するまでの一連の過程を指す．咀嚼時には，顎，舌，顔面をはじめとする多くの筋が協調して働くことで，食物の粉砕から食塊形成までを行う．そのリズムや個々の筋活動のパターンは，食品や1咀嚼サイクルごとに変化する口腔内の環境にもよく適応する[1]（図1）．

咀嚼の定義は，過去には「口腔内のどの位置に食物があるかを口腔内に存在する感覚器により検知し，この情報をもとにして，脳内の神経回路網により調節されている」などとされていた．しかし，実際の咀嚼運動中には，形成された食塊は咽頭に流れ込み，口腔から中咽頭にかけて食塊が形成・貯蔵され，適切なタイミングで嚥下運動が誘発される[2]．これは重力によるものではなく，口腔から咽頭に続く舌と軟口蓋の能動的な運動によるものである[3]．

我々は咀嚼中に食塊の位置をこと細かに感じながら食べているわけでない．また，自ら考えて咀嚼リズムや咀嚼力の調節を行ったり，嚥下開始のタイミングや嚥下運動パターンを環境に適応させようとするわけではない．これは，咀嚼や嚥下運動リズムを形成しているのが脳幹に存在するパターン発生器(central pattern generator；CPG)と呼ばれる神経細胞集団であり，咀嚼開始や維持に関しては大脳皮質咀嚼野からの入力を必要とするものの，咀嚼サイクルごとの運動調節は口腔内の感覚受容器からの情報をもとに行われているこ

---

* Makoto INOUE，〒951-8514 新潟県新潟市中央区学校町通り2-5274 新潟大学大学院医歯学総合研究科摂食嚥下リハビリテーション学分野，教授

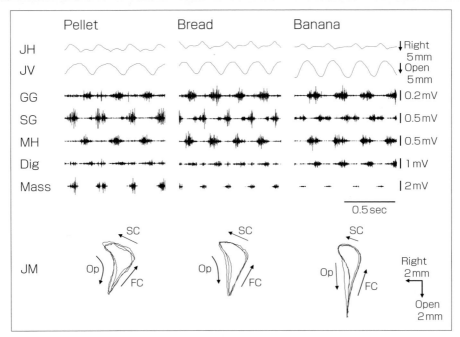

図 1. 食品環境に適応した咀嚼
自由行動下のウサギにおける各食品摂取時の運動ならびに筋活動．食品の物性により，咀嚼筋のみならず舌骨筋や舌筋の活動パターンも大きく異なる．
JH：顎運動垂直成分，JV：顎運動垂直成分，GG：オトガイ舌筋，SG：茎突舌筋，
MH：顎舌骨筋，Dig：顎二腹筋，Mass：咬筋，JM：顎運動の前頭面観
FC：速い閉口運動の相，SC：遅い閉口運動の相，Op：開口運動の相

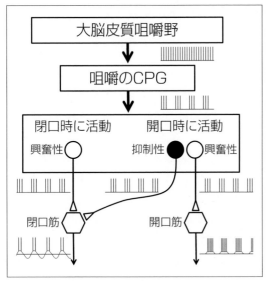

図 2. 大脳皮質咀嚼野から筋への投射とリズム形成
主に各筋の運動神経に投射するプレモーターニューロンの模式図を中心に記載している．大脳皮質咀嚼野からの興奮性出力は持続的なものであり，咀嚼のCPGを経て咀嚼リズムが作られる．また，咬筋などの閉口筋神経には興奮性と抑制性入力の2つがあり，閉口時にはEPSP（興奮性シナプス後電位），開口時にはIPSP（抑制性シナプス後電位）が発生する．一方，開口筋運動神経は，開口時にのみEPSPが発生する．

と，さらに咀嚼中には口腔感覚情報が脳幹レベルで抑制されて認知されにくくなっていること，咽頭の感覚を支配している感覚受容器には触圧覚などの機械感覚を司るものが少ないことなどが関係している．

咀嚼や嚥下運動を随意的に行わせる実験の際に，被験者に食塊の存在を意識させると，その位置は口峡を越えることがほとんどなくなる[4]．これは，実験中に課された不自然な咀嚼運動によるものと考えられる．咀嚼運動を理解するためには，口腔と咽頭の機能をあわせて考えなければいけないこと，さらに咽頭における食塊の位置や，その刺激がどのように嚥下運動に引き継がれるかを考えることが大切であることを意味する．

咀嚼運動にかかわる中枢制御

1. 咀嚼運動のリズム形成

咀嚼運動は，嚥下，呼吸，歩行運動同様に，普段は特に意識をしなくても実行できる．これを可能としているのは，咀嚼のCPGの働きによる．脳

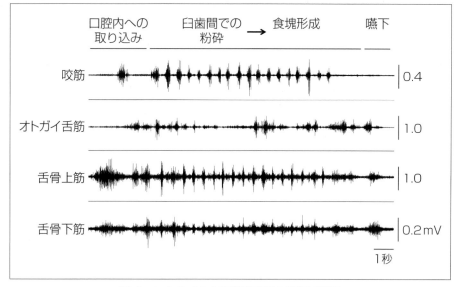

図 3. ヒトのバナナ咀嚼嚥下時の筋電図記録
口腔内への取り込み後に,閉口筋(咬筋)と開口筋(舌骨上筋)の律動的なリズム活動が観察される.外舌筋(オトガイ舌筋)は咀嚼後期に食塊の取りまとめ(形成)のための活動が大きくなり,最後に舌骨上筋,下筋とともに嚥下活動が観察される.

血管疾患患者や大脳皮質を除去した動物においても,末梢や中枢の適刺激によってリズミカルな顎運動を引き起こすことができることは,運動自体が咀嚼の CPG の活動によるものであることからも理解できる[5].咀嚼の CPG の局在に関しては,これまでは,下位脳幹の内側網様体にあるとされてきた.大脳皮質や末梢からの入力が巨大細胞網様核から傍巨大細胞網様核を経る段階で何らかの神経回路を経ることで律動的なリズム形成がなされ,小細胞網様核を経て三叉神経運動核をはじめとする各運動ニューロンへ投射することで協調運動を生み出すというものである[6].しかし近年,リズム形成の主体が神経回路ではなく細胞そのものにあること[7],脳幹を離断した後にも三叉神経主感覚核などにリズム形成を生じていることから咀嚼リズムの形成能が下位脳幹以外にあること[8],三叉神経のプレモーターニューロンが存在するとされた顔面神経核から舌下神経核にかけての中間網様体にもリズム発生にかかわるニューロン群が存在すること[9]などが報告されてきており,咀嚼の CPG に関する知見は見直されつつある.

2.咀嚼の CPG から運動神経への投射と筋活動

CPG からは,咀嚼運動に関連する多くの運動神経への投射がある.このうち,咬筋,内側翼突筋などの閉口筋には興奮性の出力と抑制性の出力があり,それぞれ閉口相,開口相に合わせて筋力を高めたり,減弱したりする.一方,顎二腹筋前腹や顎舌骨筋などの開口筋には興奮性の出力のみしかない(図 2).開口筋への抑制性入力がない(必要ない)ことは,この筋に筋紡錘が存在しないことと関係するのかも知れない.

咀嚼時にはリズミカルな顎の開閉が行われる.ヒトの場合,閉口の初期には下顎を外側に移動させた後に内側に移動させながら,咬筋,内側翼突筋などの収縮により一側の上下の臼歯間で食物を噛み砕く.その強さは,食品の大きさ,物性などに合わせて変化する.一方,顎二腹筋前腹,顎舌骨筋などで構成される開口筋の活動によって営まれる開口運動は,食物の条件にあまり左右されない(図 1).

咀嚼時には,閉口筋や開口筋とともに顔面筋や舌筋も協調して働く.基本的なタイミングとして,閉口時には舌の牽引筋が働き,開口時には突出筋が働くとされているが,実際には食塊の位置や大きさによってその活動パターンを変えているため,顎筋と比較すると多様な活動を示し,その制御機構は明らかではない(図 3).これ以外にも,口唇,頰などの顔面筋,軟口蓋の筋群などの活動

により咀嚼中に食物が口腔外に出るのを防ぎ，食物を上下の臼歯間に保持し，咀嚼中の気道確保に寄与する．これらの筋の多くは軟組織に終始し，筋の形，構成，走行が複雑でサイズも小さいため，詳細な筋活動の様子を知ることは難しい．

3．咀嚼を制御する上位脳

咀嚼のCPGを駆動する上位脳には，大脳皮質咀嚼野，扁桃体，大脳基底核などがある．殊に，大脳皮質咀嚼野は咀嚼運動誘発のみならず，顎運動のタイプをも決定しており，刺激部位によって様々に異なるパターンの顎運動を引き起こす[10]．大脳皮質咀嚼野の連続刺激が麻酔動物にも容易に咀嚼様運動を引き起こすこと[11]，サルの外側中心前皮質を両側性に破壊すると食塊の口腔内移送が障害され[12]，同部位の一過性の障害は咀嚼行動のパターン変化や時間の延長をもたらし，嚥下運動のパターンをも変化させるものの基本的な摂食機能は代償性に維持すること[13][14]，ウサギの皮質咀嚼野を両側性に破壊すると自ら摂取行動は開始せず，咀嚼時間は延びるものの咀嚼運動パターンに変化はない[15][16]などの報告がある．これらは，脳血管疾患患者において「口腔内への取り込みがうまくできない」「咀嚼はできるが嚥下ができない」などの臨床症状に類似した所見である．また，大脳基底核が障害されたパーキンソン病における摂食困難例では，咀嚼開始時に食塊の口腔内移送に問題をきたすが，これは，大脳基底核内の神経活動が食物の取り込みから咀嚼開始に至る過程において重要であるという報告にも一致する[17]．これらの結果は，多少の見解の不一致を包含するものの，大脳皮質や皮質下領域が，咀嚼時における食塊形成から口腔内移送，そして嚥下反射に至るまでの感覚・運動の統合機能にかかわることを示唆する．認知症患者が咀嚼を要する食品を摂取できないのは，単なる筋力やこれを支配する狭義の運動領域だけの問題ではなく，食物を認知して咀嚼運動パターンを決定する大脳皮質の広い領域にわたる障害が存在することを知るべきである．

末梢の制御機構

1．末梢受容器の働き

咀嚼中に咀嚼パターンを変化させたり，食塊の移送を行うためには，末梢からの入力ならびにその情報を処理する制御機構が重要となる．咀嚼時の食塊形成にかかわる口腔内の主な受容器である歯根膜機械受容器と閉口筋筋紡錘の顎運動制御について解説する．

2．歯根膜機械受容器

歯根膜は，咀嚼の際に歯にかかる力を受け止めるクッションとしての役割をもつ他に，感覚神経の終末ならびに機械受容器を有している．その感度は前歯で約1g，臼歯では8gほどである．機械受容器から発せられるインパルスには種々の特徴があり，①力とともに発火頻度を上げるが，一定の力以上では頻度の上昇には限界があること[18]（図4），②力を加えた際に一過性に反応する速順応性のものと力を加えている際に持続的な発火を示す遅順応性のものとがあり，臼歯では前者，前歯では後者が多いこと[19]，③刺激に対する方向特異性があることが知られている[18]．

歯根膜機械受容器の刺激時には様々な顎反射（開口反射，閉口反射）が誘発される．開口反射は，生理学的には防御反射として理解され，侵害性の力が歯に加えられたときに防御的に開口する際に働くものとして理解される．一方で，歯に非侵害性の力を加えたときにも同様の反射が引き起こされる．いずれの開口反射も，ともに三叉神経主感覚核，脊髄路核などを介する2シナプス性の反射である．また，ヒトにはこれら短潜時の開口反射は存在せず，三叉神経上核を介する2シナプス性の閉口筋の抑制反応が主体であるとされる．

これとは逆に，ヒトが弱い力で噛みしめているときに，弱い力を歯に加えたときには閉口筋に興奮性応答が認められる[20]．この応答は一過性の刺激に応じる応答特性により単シナプス性の反応機構をもつとされる．歯根膜機械受容器の働きは咀嚼時に明らかとなっている．動物実験において，

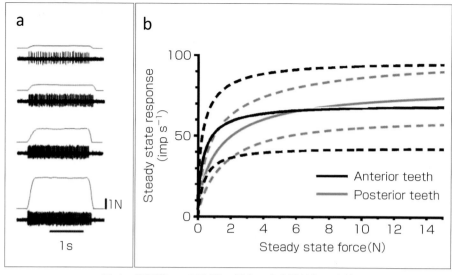

図 4. 歯根膜への圧刺激に対する求心性神経の応答
a：遅順応型の応答例．上から下へと圧刺激を強くしていくとインパルスの数が増加する．
b：前歯部(黒)と臼歯部(灰色)を支配する求心性神経の応答曲線．実線は平均値(前歯部 n = 20，臼歯部 n = 19)，破線は 1 SD．いずれも刺激が大きくなるとインパルスの増加がなくなること，前歯部では初期の応答曲線の勾配が急であることに注意

歯根膜を支配する上顎神経ならびに下歯槽神経を切断して歯根膜感覚を遮断すると咀嚼時の閉口筋活動が減弱する[16]．また，麻酔動物において大脳皮質刺激時の咀嚼様運動中に臼歯部歯根膜に力を加えると閉口筋活動が増大する[21]．したがって，咀嚼中に歯根膜に加えられた力が非侵害性である際には，閉口筋活動が増大することによって食塊物性に応じた咬合力の調整をはかる．

3．閉口筋筋紡錘

閉口筋のなかには筋紡錘が存在し，他の骨格筋のものと同様に筋長と筋長の変化の速度に応じて応答して，単シナプス性に閉口筋活動を増加させる．咀嚼時の筋紡錘の応答は効果的な咀嚼力を発揮するために特徴的な応答パターンを示す．すなわち筋紡錘は，咀嚼中の開口時には閉口筋が伸張されることによって受動的な反応を示すのみならず，閉口時にはγ運動神経活動によって筋紡錘の緊張状態を保つ[22]．咀嚼中に食塊が臼歯間に挟まり閉口運動のスピードが減弱したときには相対的に筋紡錘が伸張を受ける．これによって筋紡錘の応答は増大して，閉口筋活動を上げることで食物の破断に働くと期待できる(α-γ連関)．

4．咀嚼時の顎反射の変調

非侵害性刺激によって引き起こされる開口反射は，咀嚼時には強く抑制される[23)24]．これは，口腔内への刺激によって開口してしまい，咀嚼時のリズミカルな顎運動が遮られることを防ぐという意味で，合目的的であるとされる．同様に，咀嚼とともに嚥下時にも開口反射の抑制が認められる[24](図5)．嚥下時には顎筋の活動に伴う閉口と舌骨上筋群の活動に伴う舌骨と喉頭挙上が同時に起きることから，咀嚼時同様に嚥下時の開口を防ぐと理解されている．しかし，麻酔下の動物において，嚥下のみを誘発した際に観察される開口反射の抑制の程度は，咀嚼嚥下時に比べると小さく，その抑制は30％程度である[25]．このことから，咀嚼のCPGの活動は嚥下時にも十分に働いており，この活動が嚥下時の開口反射の抑制として現れたものと示唆される．咀嚼時の中枢神経活動は嚥下時にストップすることなく働き続けることによって，関連する神経・筋活動は働き続け，その結果食塊の口腔から咽頭，食道への移送がスムーズに行われるのではないだろうかと考えられる．咀嚼を要しない食品の丸飲みと咀嚼を伴う食塊形成を前提とする嚥下の違いを中枢神経活動の違いという視

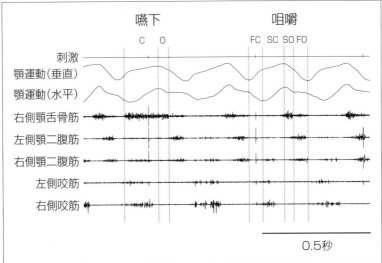

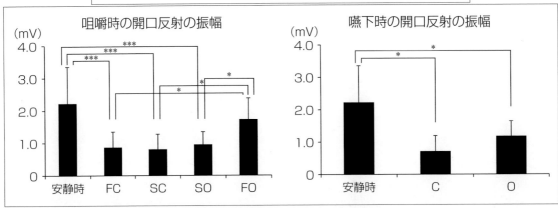

図 5. 咀嚼・嚥下時の開口反射の抑制
a：覚醒自由行動下のウサギにおいて，飼料摂取時に開口反射を誘発してその振幅を計算した．
b：咀嚼時，嚥下時いずれにおいても，安静時に比べていずれも強い抑制が認められた．
FC：速い閉口運動の相，SC：遅い閉口運動の相，SO：遅い開口運動の相，FO：速い開口運動の相，
C：閉口相，O：開口相
***$P<0.001$, *$P<0.05$

点で考えることは，臨床への手がかりになる．

興味深いことに，前述の歯根膜感覚を遮断した動物実験では，2週間以内にその運動は元に戻る[16]．さらに，咀嚼中に臼歯部に負荷をかけて咀嚼筋活動を増加させた場合，臼歯部の負荷がかかる前から，咀嚼筋活動の有意な増加が観察されるようになる（フィードフォワード現象）[26]．このフィードフォワード現象は，歯根膜感覚の遮断には影響されず，咀嚼筋の筋紡錘感覚を遮断すると喪失する．咀嚼時の筋紡錘は効果的な咀嚼力を発揮するために特徴的な応答パターンを示すことがわかっている．α-γ連関に加えて，咀嚼時の筋紡錘への負荷の増加が，やがてフィードフォワード現象を生む．以上を考えあわせると，物性，大きさ，形の異なる様々な食品を摂取するための咀嚼運動にとって，歯根膜感覚は即時的な（急性期の）対応として大切であるが，長期にわたる咀嚼機能の維持にとっては，筋感覚がより重要であることが示唆される．歯科臨床に置き換えていえば，正しい顎位を維持してしっかり噛むことがより大切ということになろう．

咀嚼の重要性

1．咀嚼と唾液

咀嚼時には様々な刺激により唾液分泌量が劇的に増加する．咀嚼時の唾液は，味覚によって生じ

る味覚唾液反射，咀嚼中の歯（歯根膜）への刺激によって生じる咀嚼唾液反射，食塊が食道を刺激することによって生じる食道唾液反射に加えて，耳下腺，舌下腺，顎下腺，口蓋や頬粘膜などが刺激されることで唾液腺導管から直接分泌されるものもある．このことは，よく噛むことで末梢性にも反射性にも唾液分泌が促されることを意味する．唾液は，本来の機能である消化，潤滑，抗菌，緩衝，保護，抗脱灰，洗浄，味覚発現などの作用に加えて，唾液の99％を占める水がもたらす嚥下反射誘発の役割を果たす[27]ことも期待させる．唾液分泌量が年齢に依存するかどうかについては議論されるところであるが，補綴治療によって咬合力を回復させることは唾液の分泌量をも回復させるといってよい[28]．

2．咀嚼と味覚

咀嚼時に味覚や嗅覚の果たす役割も重要である．咀嚼時に食べ物を粉砕して唾液と混ぜ合わせ食塊を形成する際には味覚や嗅覚が発生する．味覚には甘み，塩味，酸味，苦味，旨味の5つの基本味があり，これらの入力は延髄孤束核に伝えられる．この部位は，生命維持に必要な基本的な機能（植物性機能）の中枢を多く含むことから，「味」もまた生命を守るために必要な感覚の1つととらえられる．実際，味覚入力は唾液や消化液の分泌を促したり，糖を分解するインシュリンの血中への分泌を促進する他，味を識別するための大脳皮質味覚野や情動系を支配する視床下部，扁桃核といった様々な部位に伝えられることにより，間接的に咀嚼を促し，摂食行為を後押しすると期待される．また，嗅覚と味覚は大脳眼窩回で統合されて，いわゆる食べ物の風味を構成している．ヒトは外部からの情報の7割を視覚から得ているといわれるが，視力が弱った高齢者であっても，味細胞ならば約10日，嗅細胞は約1か月間隔で絶えず再生を繰り返して機能しており，いつまでも若い細胞が働いていると期待される．

おわりに

咀嚼は一義的には食物の粉砕にあることに疑問の余地はない．しかし，それだけを考えてしまうと，咀嚼力が低下した患者や，認知症などにより咀嚼運動に問題がある患者にはペーストやミキサー食が安全，という短絡的な結論に至ってしまう．これらの食事は嚥下咽頭期のみに着目して「飲み込みやすい」「丸飲みできる」という危険回避的な発想で用意されたコンセプトを感じる．「楽に飲み込める」ことが「安全に飲み込める」ことではなく，噛んで飲み込むという過程を経るからこそ，我々の食生活は満たされる．口腔感覚や咀嚼機能を含めた摂食機能を正しく知ったうえで，食のQOLをより高めることを考慮した嚥下障害に対する臨床が推進されるべきと考える．

文　献

1) Inoue M, et al：Extrinsic tongue and suprahyoid muscle activities during mastication in freely feeding rabbits. *Brain Res*, 1021：173-182, 2004.

2) Palmer JB, et al：Coordination of mastication and swallowing. *Dysphagia*, 7：187-200, 1992.

3) Palmer JB：Bolus aggregation in the oropharynx does not depend on gravity. *Arch Phys Med Rehabil*, 79：691-696, 1998.

4) Palmer JB, et al：Volitional control of food transport and bolus formation during feeding. *Physiol Behav*, 91：66-70, 2007.

5) Nakamura Y, Katakura N：Generation of masticatory rhythm in the brainstem. *Neurosci Res*, 23：1-19, 1995.

6) Nozaki S, et al：Localization of central rhythm generator involved in cortically induced rhythmical masticatory jaw-opening movement in the guinea pig. *J Neurophysiol*, 55：806-825, 1986.

7) Tsuboi A, et al：Neurons of the trigeminal main sensory nucleus participate in the generation of rhythmic motor patterns. *Eur J Neurosci*, 17：229-238, 2003.

8) Bernier AP, et al：Effect of the stimulation of sensory inputs on the firing of neurons of the

trigeminal main sensory nucleus in the rat. *J Neurophysiol*, 103：915-923, 2010.

9) Travers JB, et al：Suppression of third ventricular NPY-elicited feeding following medullary reticular formation infusions of muscimol. *Behav Neurosci*, 124：225-233, 2010.

10) Liu ZJ, et al：Coordination of cortically induced rhythmic jaw and tongue movements in the rabbit. *J Neurophysiol*, 69：569-584, 1993.

11) Nakamura Y, et al：Generation of rhythmical ingestive activities of the trigeminal, facial, and hypoglossal motoneurons in in vitro CNS preparations isolated from rats and mice. *J Med Dent Sci*, 46：63-73, 1999.

12) Larson CR, et al：Alterations in the pattern of mastication after ablations of the lateral precentral cortex in rhesus macaques. *Exp Neurol*, 70：638-651, 1980.

13) Narita N, et al：Effects of functional disruption of lateral pericentral cerebral cortex on primate swallowing. *Brain Res*, 824：140-145, 1999.

14) Narita N, et al：Effects on mastication of reversible bilateral inactivation of the lateral pericentral cortex in the monkey (Macaca fascicularis). *Arch Oral Biol*, 47：673-688, 2002.

15) Enomoto S, et al：The effects of cortical ablation on mastication in the rabbit. *Neurosci Lett*, 82：162-166, 1987.

16) Inoue T, et al：Modifications of masticatory behavior after trigeminal deafferentation in the rabbit. *Exp Brain Res*, 74：579-591, 1989.

17) Masuda Y, et al：Neuronal activity in the putamen and the globus pallidus of rabbit during mastication. *Neurosci Res*, 39：11-19, 2001.

18) Trulsson M：Sensory-motor function of human periodontal mechanoreceptors. *J Oral Rehabil*, 33：262-273, 2006.

19) Appenteng K, et al：Intraoral mechanoreceptor activity during jaw movement in the anesthetized rabbit. *J Neurophysiol*, 48：27-37, 1982.

20) Goldberg LJ：Masseter muscle excitation induced by stimulation of periodontal and gingival receptors in man. *Brain Res*, 32：369-381, 1971.

21) Morimoto T, et al：Sensory components facilitating jaw-closing muscle activities in the rabbit. *Exp Brain Res*, 76：424-440, 1989.

22) Hidaka O, et al：Behavior of jaw muscle spindle afferents during cortically induced rhythmic jaw movements in the anesthetized rabbit. *J Neurophysiol*, 82：2633-2640, 1999.

23) Lund JP, Rossignol S：Modulation of the amplitude of the digastric jaw opening reflex during the masticatory cycle. *Neuroscience*, 6：95-98, 1981.

24) Yamada A, et al：Effects of chewing and swallowing behavior on jaw opening reflex responses in freely feeding rabbits. *Neurosci Lett*, 535：73-77, 2013.

25) Fukuhara T, et al：Effects of electrical stimulation of the superior laryngeal nerve on the jaw-opening reflex. *Brain Res*, 1391：44-53, 2011.

26) Komuro A, et al：Putative feed-forward control of jaw-closing muscle activity during rhythmic jaw movements in the anesthetized rabbit. *J Neurophysiol*, 86：2834-2844, 2001.

27) Kitada Y, et al：Effect of stimulation of the laryngopharynx with water and salt solutions on voluntary swallowing in humans：characteristics of water receptors in the laryngopharyngeal mucosa. *Chem Senses*, 35：743-749, 2010.

28) Ikebe K, et al：Association of masticatory performance with age, posterior occlusal contacts, occlusal force, and salivary flow in older adults. *Int J Prosthodont*, 19：475-481, 2006.

Monthly Book
ENTONI
No.196

2016年8月・増大号
160頁 定価4,800円+税

知っておきたい！
高齢者の摂食嚥下障害
－基本・管理・診療－

編集企画
京都学園大学副学長 久 育男

超高齢社会を迎えた現在，日常診療で診察する機会が増えつつある高齢者の摂食嚥下障害に関する「基本」「管理」「診療」について，多職種の方々によって詳しく解説！

☆ CONTENTS ☆

高齢者の摂食嚥下機能と特殊性	兵頭 政光
虚弱高齢者における疲労と嚥下機能	中尾 真理ほか
サルコペニアと老化に伴う体格変化と嚥下障害	大久保啓介
加齢による生理的な嚥下機能低下の要因	田中加緒里
高齢者頭頸部癌患者と嚥下障害	藤本 保志
高齢者の神経内科疾患における摂食嚥下障害	野﨑 園子
高齢者に対する誤嚥検診の実際	今泉 光雅
高齢者の摂食嚥下障害のリスク因子	原 浩貴
高齢摂食嚥下障害患者と口腔ケア	加藤 健吾ほか
高齢摂食嚥下障害患者の栄養管理	二藤 隆春
高齢者の味覚・嗅覚に配慮した嚥下調整食	栢下 淳ほか
介護保険施設における摂食嚥下障害高齢者の経口維持と栄養ケア・マネジメント	高田 健人ほか
認知症における摂食嚥下障害への対応	木村百合香
嚥下障害に伴う在宅高齢者に対する多職種による連携	西山耕一郎
高齢摂食嚥下障害患者の診療におけるリスク・マネジメント	苅安 誠ほか
嚥下障害のある高齢者への服薬指導	小出由美子
高齢者嚥下障害に対する嚥下内視鏡検査・嚥下造影検査の概要	板東 秀樹
高齢者に対する嚥下機能改善手術の概要	千年 俊一
高齢者に対する誤嚥防止術の概要	鹿野 真人
在宅医療に向けての嚥下障害手術の概要	津田 豪太
高齢者の摂食嚥下障害とリハビリテーションアプローチ	北條 京子

全日本病院出版会
〒113-0033 東京都文京区本郷 3-16-4
Tel:03-5689-5989　Fax:03-5689-8030

おもとめはお近くの書店または弊社ホームページ(http://www.zenniti.com)まで！

特集：摂食嚥下障害リハビリテーション ABC

Ⅰ. 総 論
1. 構造と機能
2) 咽頭期における舌骨・喉頭運動

加賀谷 斉*

Abstract 舌骨には4つの舌骨上筋群と4つの舌骨下筋群が付着し，三叉神経(Ⅴ)，顔面神経(Ⅶ)，頚神経によって支配されている．舌骨挙上筋は4つの舌骨上筋群，喉頭挙上筋はこれに甲状舌骨筋を加えた5つの筋である．嚥下反射時には最初に顎二腹筋後腹，茎突舌骨筋，顎舌骨筋が活動し，次にオトガイ舌骨筋，甲状舌骨筋，顎二腹筋前腹が活動する．舌骨の動きは食塊の物性，量，粘度，また，年齢，性によっても変化する．舌骨は嚥下反射時に前上方に挙上するが，その動きは直線的ではなく，最初はやや後上方に挙上し，次に前上方へと移動し，そして原点に戻ることが多い．最初に後上方に移動するのは，顎二腹筋後腹，茎突舌骨筋の活動によると考えられる．ただし，舌骨の動きは健常人においても非常にバリエーションが多い．咽頭期における舌骨・喉頭運動は嚥下運動のなかでも極めて重要であり，今後も新たな知見が得られると考えられる．

Key words 舌骨(hyoid bone)，喉頭(larynx)，喉頭挙上筋(laryngeal elevation muscles)，筋電図(electromyography)

舌骨，喉頭の動きにかかわる筋と神経

　舌骨には，4つの舌骨上筋群と4つの舌骨下筋群が付着する(表1, 2)．舌骨上筋は舌骨を挙上させる筋であり，筋の停止はすべて舌骨である．このうち，筋の起始部の位置から，顎二腹筋前腹，オトガイ舌骨筋は主として舌骨を前上方に，顎舌骨筋は主として上方に，顎二腹筋後腹，茎突舌骨筋は主として後上方へと引く作用がある(図1)．舌骨下筋は舌骨下制の作用があり，また舌骨下筋が舌骨を固定し，舌骨上筋が収縮することにより開口する．上下顎の歯が接触して下顎骨を固定し嚥下する際には，舌骨上筋の収縮により舌骨が挙上する[1]．舌骨と甲状軟骨の間には，甲状舌骨膜と呼ばれる結合組織膜があり，その中央部と両側縁は特に厚く，正中甲状舌骨靱帯，(外側)甲状舌骨靱帯と呼ばれる．したがって，甲状軟骨を含む喉頭の動きは舌骨の動きに大きな影響を受けるが，舌骨下筋群のうち，甲状舌骨筋は起始が甲状軟骨，停止が舌骨のため，舌骨下制かつ甲状軟骨挙上の作用をもち，喉頭挙上筋に分類される(図2)[2]．舌骨上筋は舌骨を挙上させることで喉頭を挙上させるため，結局，舌骨挙上筋は4つの舌骨上筋群，喉頭挙上筋は4つの舌骨上筋群に甲状舌骨筋を加えた5つの筋である．また，茎突咽頭筋，口蓋咽頭筋，耳管咽頭筋も喉頭挙上に関与するとの報告もある[3]．

　舌骨上筋群，舌骨下筋群を支配する神経は，三叉神経(Ⅴ)，顔面神経(Ⅶ)，頚神経である．舌下神経に支配されるとの記載も見かけるが，これは頚神経から一旦舌下神経に合流した神経線維が再び分かれるものであり，実際は頚神経支配である．

---

* Hitoshi KAGAYA，〒470-1192 愛知県豊明市沓掛町田楽ヶ窪1-98　藤田保健衛生大学医学部リハビリテーション医学Ⅰ講座，教授

表 1. 舌骨上筋群

筋名	起始	停止	作用	支配神経
顎舌骨筋	下顎骨体内面の顎舌骨筋線	舌骨	舌骨挙上	顎舌骨筋神経(三叉神経運動枝)
顎二腹筋前腹	下顎骨前部後面の二腹筋窩	舌骨	舌骨挙上	顎舌骨筋神経(三叉神経運動枝)
顎二腹筋後腹	側頭骨乳突切痕	舌骨	舌骨挙上	顎二腹筋枝(顔面神経)
茎突舌骨筋	側頭骨茎突突起	舌骨	舌骨挙上	茎突舌骨筋枝(顔面神経)
オトガイ舌骨筋	下顎骨体内面のオトガイ棘	舌骨	舌骨挙上	オトガイ舌骨筋枝(第1頸神経)

表 2. 舌骨下筋群

筋名	起始	停止	作用	支配神経
胸骨舌骨筋	胸骨柄, 鎖骨	舌骨	舌骨下制	頸神経ワナ(C1-C3)
肩甲舌骨筋	肩甲骨上縁	舌骨	舌骨下制	頸神経ワナ(C1-C3)
胸骨甲状筋	胸骨柄, 第一肋骨	甲状軟骨	甲状軟骨下制	頸神経ワナ(C1-C3)
甲状舌骨筋	甲状軟骨	舌骨	舌骨下制, 甲状軟骨挙上	甲状舌骨筋枝(第1頸神経)

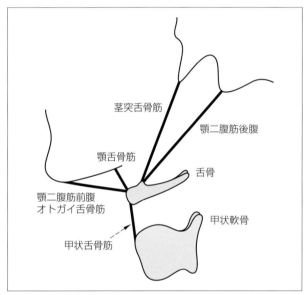

図 1. 舌骨, 甲状軟骨と筋の付着部位
実際の筋の付着部位は1点ではなく, ある程度の範囲をもつことに注意

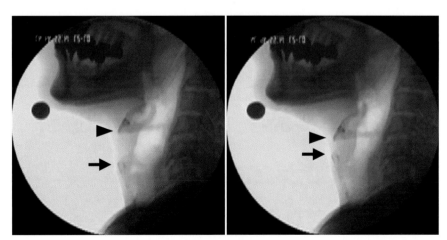

安静時　　　　　　　　電気刺激による収縮時
図 2. 甲状舌骨筋の収縮
両側の甲状舌骨筋にワイヤ電極を埋め込み, 電気刺激により甲状舌骨筋を選択的に収縮させた[2]. 舌骨は下降しているが, 甲状軟骨は挙上している.
▶：舌骨, ➡：甲状軟骨

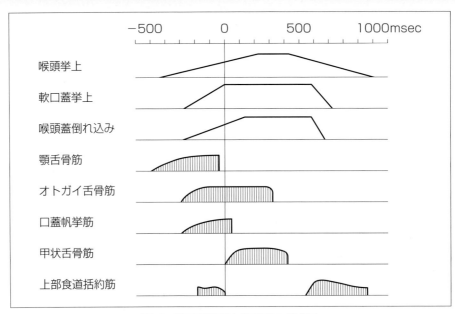

図 3. 嚥下咽頭期と筋活動の模式図
舌骨，喉頭に関与する筋は顎舌骨筋，オトガイ舌骨筋，甲状舌骨筋の順に収縮を開始する．

(文献 4 より一部改変)

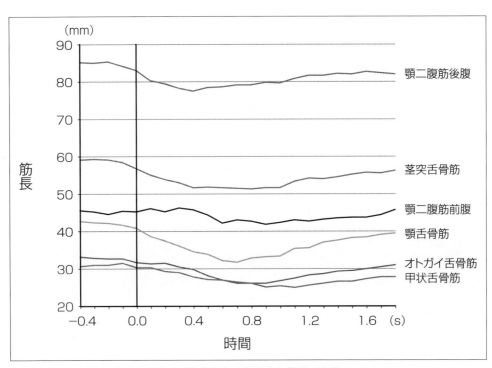

図 4. 健常成人の嚥下中の筋長の変化
嚥下反射時には最初に顎二腹筋後腹，茎突舌骨筋，顎舌骨筋が活動し，次にオトガイ舌骨筋，甲状舌骨筋，顎二腹筋前腹が活動する．

(文献 5 より一部改変)

咽頭期における喉頭挙上筋活動

開口時や咀嚼時にも喉頭挙上筋は活動するが，摂食嚥下運動において最も特徴的な筋活動は咽頭期に生じる．咽頭期には嚥下反射が生じ，舌骨，喉頭は前上方に挙上する．喉頭蓋は相対的に後方へと倒れ込み，喉頭が閉鎖する．そして，上部食道括約筋が弛緩することにより，食塊は咽頭から食道へと送り込まれる．

正常の嚥下運動における筋活動は，筋電図を用いてこれまで明らかにされてきた．嚥下反射開始時には顎舌骨筋などの収縮により喉頭の挙上が始まり，次いでオトガイ舌骨筋の作用で喉頭挙上が強くなり，口蓋帆挙筋の収縮により軟口蓋も挙上する．軟口蓋が挙上し終わった頃に甲状舌骨筋の収縮が生じ，上部食道括約筋も弛緩する．食塊が咽頭を通過すると喉頭，舌根部，軟口蓋の順に下降し始め上部食道括約筋は収縮する[4]（図3）．しかし，嚥下運動に関与する筋のなかで特に顎二腹筋後腹と茎突舌骨筋は，神経や血管の近傍にあるため埋め込み電極を用いた筋電図で評価するのはこれまで困難であった．最近，Okadaら[5]により320例ADCTを用いて筋長の推移から筋活動を推定する手法が確立された．その結果，嚥下反射時には最初に顎二腹筋後腹，茎突舌骨筋，顎舌骨筋が活動し，舌骨を上方に引き上げる．次にオトガイ舌骨筋，甲状舌骨筋，顎二腹筋前腹の活動により舌骨が前方に移動することが明らかとなった（図4）．

咽頭期における舌骨の運動学的解析

甲状軟骨は透視下では必ずしも同定することはできないため，これまで主として嚥下造影検査における舌骨の運動学的解析が行われてきた．舌骨の動きは食塊の物性,量,粘度，また,年齢,性によっても変化する．Ishidaら[6]は，健常成人の液体10 ml嚥下時に舌骨は平均で上方に6.5 mm，前方に12.9 mm，8 gのバナナ咀嚼時に舌骨は平均で上方に11.9 mm，前方に12.2 mm移動したと報告し，液体嚥下では舌骨の上方への動きは前

方よりも小さいが，咀嚼嚥下では上方と前方への動きは同程度であったと述べている．

舌骨は嚥下反射時に前上方に挙上するが，その動きは直線的ではなく，最初に上方に挙上し，その後前方に動き，原点に戻るという三角形に近い軌跡をとる（図5）．より詳細に記述すると，最初はやや後上方に挙上，次に前上方へと移動，そして原点に戻ることが多い[7]（図6）．最初に後上方に移動するのは，Okadaら[5]によって明らかにされたように，顎二腹筋後腹，茎突舌骨筋が最初に活動するためと考えられる．ただし，健常人においても舌骨の動きは非常にバリエーションが多く，図5では最初に舌骨は後上方ではなく，上方へ挙上している．

摂食嚥下障害患者の舌骨，喉頭の動き

舌骨挙上不良は誤嚥に関連するという報告[8][9]と関連はないという報告[10]が混在している．また，疾患による舌骨運動の違いについても報告されている[10][11]．舌骨，喉頭は決して矢状面のみの2次元運動ではなく，3次元空間における運動を行うので，CTなどを用いた評価も今後は重要になると思われる．咽頭期における舌骨・喉頭運動は嚥下運動のなかでも極めて重要であり，今後も新たな知見が得られると考えられる．

文　献

1) 才藤栄一，植田耕一郎(監)：摂食嚥下リハビリテーション　第3版，p.63, 医歯薬出版，2016.

2) Kagaya H, et al：Hyoid bone and larynx movements during electrical stimulation of motor points in laryngeal elevation muscles：A preliminary study. *Neuromodulation*, 14：278-283, 2011.

3) Pearson WG Jr, et al：Structural analysis of muscles elevating the hyolaryngeal complex. *Dysphagia*, 27：445-451, 2012.

4) 平野　実：嚥下第二期の生理と病態. 日気食会報，31：1-9, 1980.
〈Summary〉1970年代に本邦の耳鼻咽喉科医により摂食嚥下にかかわる筋の動作筋電図研究が大きく進歩した．その研究をまとめた論文．

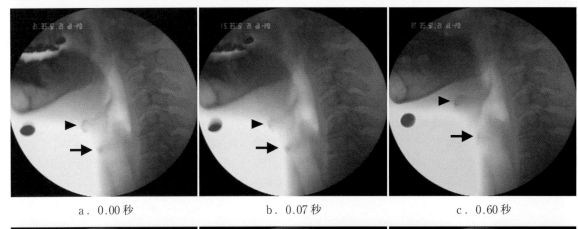

a．0.00 秒　　　　b．0.07 秒　　　　c．0.60 秒

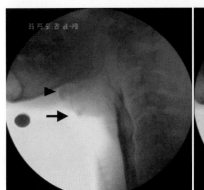

d．0.66 秒　　　　e．0.83 秒　　　　f．0.96 秒

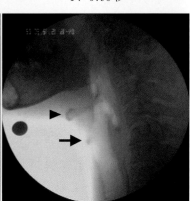

g．1.12 秒　　　　h．1.49 秒　　　　i．1.85 秒

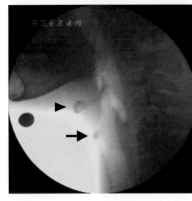

j．2.18 秒

図 5．
40 代健常成人の液体 10 ml 嚥下
甲状軟骨は一部が石灰化しているため，同定可能である．液体の 1 口嚥下であり，食塊先端が咽頭に入る前に嚥下反射が生じている．
a：嚥下反射開始直前
c：舌骨が大きく上方に移動している．食塊はまだ口腔内である．
d：食塊先端は喉頭蓋谷に達している．
e：舌骨は前方に移動している．上部食道括約筋は弛緩し，食塊の一部は食道内に入っている．
f：舌骨は最大挙上位にある．
g：舌骨は下降し始めている．
h：食塊尾端が既に上部食道括約筋を通過し終えている．
▶：舌骨，→：甲状軟骨

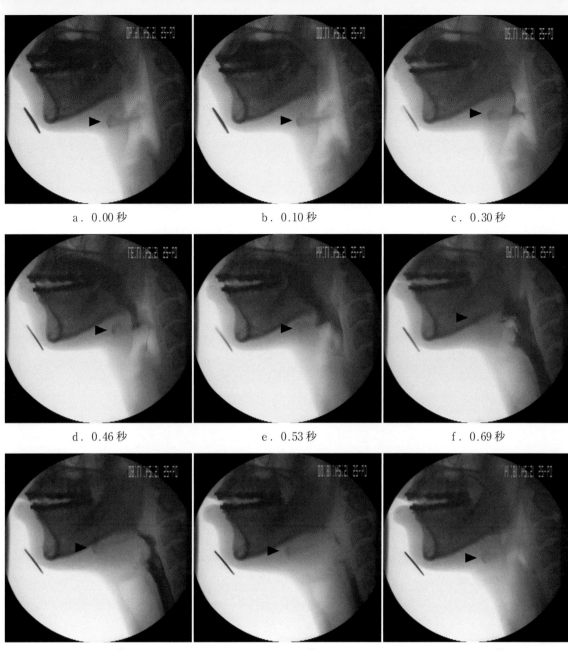

a．0.00 秒
b．0.10 秒
c．0.30 秒
d．0.46 秒
e．0.53 秒
f．0.69 秒
g．0.89 秒
h．1.09 秒
i．1.22 秒

図 6．
20 代健常成人の液体 10 ml 嚥下
甲状軟骨は同定できない．液体の 1 口嚥下であり，食塊先端が咽頭に入る前に嚥下反射が生じている．
 a：嚥下反射開始直前
 c：舌骨は後上方に移動している．食塊先端は喉頭蓋付近にある．
 e：舌骨は前上方への移動を行っている．食塊先端は梨状窩に達している．
 f：舌骨は最大挙上位にある．上部食道括約筋は弛緩し，食塊の一部は食道内に入っている．
 g：舌骨は下降し始めている．
 i：食塊尾端が既に上部食道括約筋を通過し終えている．
 ▶：舌骨

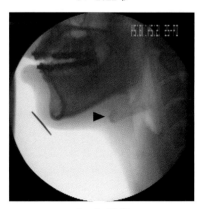

j．1.32 秒

5) Okada T, et al：Dynamic change in hyoid muscle length associated with trajectory of hyoid bone during swallowing：analysis using 320-row area detector computed tomography. *J Appl Physiol*, 115：1138-1145, 2013.
〈Summary〉320 列 ADCT を用いて舌骨にかかわる筋群と舌骨の動きを評価した最新の論文.

6) Ishida R, et al：Hyoid motion during swallowing：factors affecting forward and upward displacement. *Dysphagia*, 17：262-272, 2002.

7) 依田光正：嚥下造影からみた摂食・嚥下の運動学―二次元動作解析ソフトを用いた VF 画像解析―. *Jpn J Rehabil Med*, 47：690-698, 2010.

8) Perlman AL, et al：Videofluoroscopic predictors of aspiration in patients with oropharynxgeal dysphagia. *Dysphagia*, 9：90-95, 1994.

9) Steele CM, et al：The relationship between hyoid and laryngeal displacement and swallowing impairment. *Clin Otolaryngol*, 36：30-36, 2011.

10) Kim Y, McCullough GH：Maximal hyoid excursion in poststroke patients. *Dysphagia*, 25：20-25, 2010.

11) Paik NJ, et al：Movement of the hyoid bone and the epiglottis during swallowing in patients with dysphagia from different etiologies. *J Electromyogr Kinesiol*, 18：329-335, 2008.

特集：摂食嚥下障害リハビリテーションABC

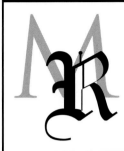

Ⅰ．総　論
1．構造と機能

3）喉頭閉鎖のメカニズム

稲本陽子*

Abstract 嚥下は短時間のうちに口腔・咽頭・喉頭・食道の各器官が行う一連の連鎖的運動である．この一連の運動のなかで，食塊を咽頭から食道に安全に移送させるために生じる喉頭閉鎖は不可欠であり，誤嚥防止機構の要である．しかし，これまで嚥下中に生じる声帯閉鎖を観察することが困難で，喉頭閉鎖の3事象（喉頭前庭閉鎖，声帯閉鎖，喉頭蓋反転）の運動を一元的に描出することが困難であり，喉頭閉鎖の詳細は十分に解明されていなかった．嚥下CTにより嚥下動態の3次元的観察が可能となり，声帯閉鎖を初めて評価できるようになった．これにより喉頭閉鎖の他の2事象との時間的関係，またその他の事象との関係を一元的に表現することができ，喉頭閉鎖の詳細が明らかになってきた．嚥下CTによる物性や食塊量の変化による嚥下動態にて，①声帯閉鎖は他の喉頭閉鎖の2事象と独立している，②声帯と披裂は運動調整が起こりやすいということが示された．口腔内の感覚入力が，防御的な反応を引き出していると考えられ，声帯・披裂は神経筋制御による気道防御メカニズムが働いていることが示唆された．

Key words 喉頭閉鎖（laryngeal closure），声帯（vocal cords），CT（computed tomography），嚥下（deglutition），誤嚥（aspiration）

　嚥下運動は，口腔・咽頭・喉頭・食道の各器官が協調し，食塊を口腔から食道へと移送させる連鎖的運動である．これらの運動は，物性や食塊量の変化などに対しても最適に調整され，食塊の安全で効率のよい移送を実現している．加齢により嚥下全体の時間が延びても，健常の嚥下動態を呈する．こうした運動調整の理解は，諸器官の運動時間を計測することによって明らかとなり，これまで様々な方法で研究されてきた．特に，諸器官の運動開始時間・終了時間から事象の連鎖的運動（運動開始順）を明らかにしようとする試みは，健常嚥下の生理の理解を促すとともに，特定の状況下（量・物性）で嚥下動態がどのように調整されるかを明らかにして，嚥下動態の異常の特定や病態理解を促進してきた．

　この一連の連鎖的運動のなかで，食塊を安全に咽頭から食道に送るために生じる喉頭閉鎖は気道防御の鍵的事象である．喉頭閉鎖は，声帯閉鎖，披裂が挙上し喉頭蓋喉頭面と接触する喉頭前庭閉鎖および喉頭蓋反転の3事象で成り立つ[1,2]．喉頭閉鎖不全は誤嚥の主要因であり，3事象の正確な評価は誤嚥防止のためのリハビリテーション（以下，リハ）に欠かせない．喉頭閉鎖事象のタイミングを計測し時間的関係を明らかにしようとする試みは，様々な手法で行われ，喉頭閉鎖のメカニズムについて議論が重ねられてきた．

嚥下中の喉頭閉鎖

　3事象のうち，喉頭前庭閉鎖と喉頭蓋反転については一致した見解が得られ，喉頭閉鎖は下方から上方に向かって進む，すなわち喉頭前庭が閉鎖

---

* Yoko INAMOTO，〒 470-1192　愛知県豊明市沓掛町田楽ヶ窪1-98　藤田保健衛生大学医療科学部リハビリテーション学科，准教授

表 1. 喉頭閉鎖の観察・計測の可否

3事象	VF	VE	筋電図	呼吸
喉頭前庭閉鎖	○	△	△	×
声帯閉鎖	△	△	△	△
喉頭蓋反転	○	△	×	×

表 2. 喉頭閉鎖のタイミング. 従来の報告のまとめ

Curtis, 1984	Dodds, 1990	Kendall, 2000	Mendell, 2007	
一口（快適量）	5 ml/ barium	3, 10, 20 ml/ thin	3 ml/ thin, paste	10 ml/ thin
n＝16 M8 F8	n＝1	n＝60 M30 F30	n＝100 M50 F50	
37.1±3.8		18-73y	22-92y	
VF		VF	VF	VF
軟口蓋挙上 舌骨挙上 声帯閉鎖 軟口蓋挙上最大 舌骨最大前方位 喉頭前庭閉鎖 舌骨最大位	声帯閉鎖 鼻咽腔閉鎖 舌骨挙上 喉頭前庭閉鎖喉頭蓋水平 UES 開大	軟口蓋挙上開始 披裂喉頭蓋ひだ挙上 舌骨挙上 UES 開大 軟口蓋最大挙上 喉頭前庭閉鎖 UES 開大 舌骨最大位	舌骨挙上 舌根後方運動 喉頭前庭閉鎖 UES 開大	舌骨挙上 UES 開大 舌根後方運動 喉頭前庭閉鎖

Logemann, 1992	Ohmae, 2005	大前, 2006	Van Daele, 2005	Shaker, 1990
10 ml/ thin	1, 5 ml/ thin	5 ml/	10 ml/ thin	dry, 5 ml/ thin, 5 ml/ Barium
n＝8 M8 F0	n＝8 M8 F0	n＝3	n＝4 M3 F1	n＝8
22-28y	20-28y	66y, 72y, 80y	24-37	20-30y
VF	VE	VE 気切孔から	VE, EMG	VF, VE, EMG, manoemtry
喉頭蓋下降 喉頭前庭閉鎖 UES 開大 喉頭最大挙上	披裂内転 披裂閉鎖 喉頭挙上 舌骨挙上 声帯閉鎖 喉頭前庭閉鎖 UES 開大	喉頭挙上 喉頭閉鎖 UES 開大 声帯閉鎖 喉頭最大挙上	披裂内転 舌骨喉頭挙上 輪状咽頭筋弛緩 声帯閉鎖	声帯内転 舌骨上方挙上 喉頭上方挙上 声帯最大内転 喉頭前庭閉鎖 UES 開大

Zamir, 1996	Ren, 1993	Ekberg, 1982	Flaherty, 1995
dry, 5 ml/ thin, 5 ml/ Barium	dry, 5 ml/, 20 ml/		dry
n＝10	n＝20	n＝150 M79, F71	n＝11 M4 F7
70-81y	23±2, 73±2	20-82y	20-30y
VF, VE, manoemtry	VF, EMG, 呼吸, manoemtry	cineadiography	MRI
声帯内転 舌骨上方挙上 喉頭上方挙上 声帯最大内転 喉頭前庭閉鎖 UES 開大	声帯内転 舌骨 UES 開大 声帯最大内転	声帯内転・閉鎖 仮声帯内転・閉鎖 喉頭前庭閉鎖 喉頭蓋水平—下方	喉頭挙上 声帯閉鎖 喉頭最大位 喉頭下降

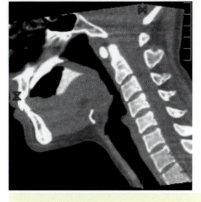
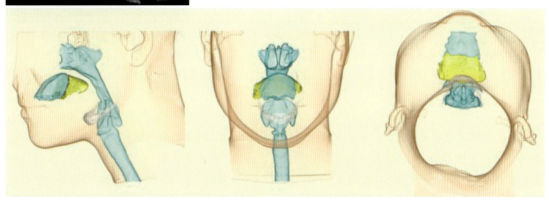

図 1.
MPR 画像(正中矢状断・咽頭腔が観察できる前額断・声帯が観察できる軸位断)と 3D-CT 画像(側方・前方・下方)
(文献 14 p.158, 図 1-38 より)

後に，喉頭蓋最大反転が起こるとされている[1]~[4]．この 2 事象のメカニズムについて，喉頭前庭閉鎖は能動的な神経筋コントロール(active neuromuscular control)によるもので，物性や量の変化により運動時間が調整され，また個人差もみられる事象であると述べている[3]．一方，喉頭蓋反転は他の諸器官の運動の結果として起こる(biomechanical result)事象で，喉頭挙上，喉頭前方移動，食塊の圧，舌根後方運動に影響を受ける受動的な事象としている[3]．喉頭閉鎖の運動時間を調整しているのは，喉頭前庭閉鎖であることが示唆される．

しかし，声帯閉鎖については一致した見解に至っていなかった．それは嚥下中の声帯閉鎖の動態観察がいかなる方法でも困難であったためである．嚥下造影(VF)の側面像では，声帯は観察困難であり，披裂と喉頭蓋喉頭面との接触で喉頭閉鎖を評価している．嚥下内視鏡(VE)では披裂，声帯ともに内転・閉鎖を評価できるが，ホワイトアウト後の動態は観察できず連続した観察は不可能である．呼吸計測や筋電図による計測は，声帯運動を観察しているわけではなく直接的な観察でない(表 1)．それゆえ，声帯閉鎖のタイミングは，舌骨喉頭挙上前に起こると述べている報告もあれば，舌骨喉頭挙上中に起こるという報告もあり研究間で一致していなかった[3][5]~[11](表 2)．

これまで，嚥下中に生じる種々の事象と声帯閉鎖との関係を一元的に対応させて観察する手法は存在せず，誤嚥防止機構の要となる嚥下中の喉頭閉鎖の 3 事象(喉頭前庭閉鎖，声帯閉鎖，喉頭蓋反転)の詳細は，いまだ十分に確定されていなかった．

3 次元計測による喉頭閉鎖の理解

近年，嚥下動態の 3 次元的観察を初めて可能とした 320 列 Area Detector CT(320-ADCT)(東芝メディカルシステムズ(株)製，Aquilion ONE vision edition)を用いた嚥下 CT によって，嚥下にかかわる全諸器官の動態の同時観察が制限なく可能となった[12][13](図 1)．320-ADCT は 320 列の検出器を有し，体軸方向に 160 mm の範囲を一度にスキャンすることができる時間・空間の両分解能

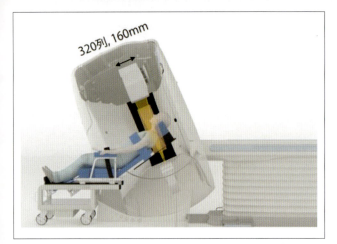

図 2. 嚥下 CT による嚥下評価
専用のいす offset-sliding CT chair にてリクライニング 45〜60°で撮影可能

(1 回転:0.275 秒, 0.5 mm スライス厚)に優れた世界最新の CT 装置である(図 2). 連続撮影によって 1/10 秒間隔の連続画像を作成でき, 3 次元データを時系列上に描画できる. 時間計測, 咽頭腔体積変化, 上部食道括約筋(upper esophageal sphincter;UES)開大面積など様々な定量評価が可能となり, これまで一致した見解が得られていなかったメカニズムの理解を促進している.

最大の特徴は, 嚥下中の声帯の開閉を初めて連続して可視化できるようになった点である. 前述したように, 従来はいかなる手法でも声帯動態の連続的観察は困難であり, 一致した見解が得られていなかった. 嚥下 CT により声帯閉鎖時間を計測できるようになったことで, 喉頭閉鎖の他の 2 事象との時間的関係, またその他の事象との関係を一元的に表現することができ, 喉頭閉鎖のメカニズムの理解を前進させている.

嚥下 CT で明らかになってきた様々な条件下での声帯の運動調整

嚥下 CT により物性や量の違いや加齢による諸器官の運動調整機構が明らかとなってきた(表 3)[14].

1. 物 性

健常成人 10 名を対象に, honey thick liquid とろみ水(以下, Thick)10 ml と thin liquid 液体(以下, Thin)10 ml の嚥下を各 1 施行ずつ撮影し, 諸器官の運動開始・終了時間および食塊が喉頭蓋谷, 下咽頭, UES に到達した時間を計測した[15]. 諸器官は, 咽頭期嚥下に関連する全諸器官:軟口蓋挙上(鼻咽腔閉鎖), 舌骨前上方挙上, 喉頭蓋反転, 披裂─喉頭蓋接触(喉頭前庭閉鎖), 声帯閉鎖, UES 開大を計測した. 代表的な嚥下事象の開始順は, Thick で①鼻咽腔閉鎖, ②舌骨前上方挙上, ③食塊先端が下咽頭に到達, ④UES 開大, ⑤食塊先端が UES に到達, ⑥声帯閉鎖, ⑦喉頭前庭閉鎖, ⑧舌骨最大挙上, ⑨喉頭蓋最大反転, ⑩舌骨下降開始, Thin で, ①声帯閉鎖, ②鼻咽腔閉鎖, ③食塊先端が下咽頭に到達, ④舌骨前上方挙上, ⑤UES 開大, ⑥食塊先端が UES に到達, ⑦喉頭前庭閉鎖, ⑧舌骨最大挙上, ⑨喉頭蓋最大反転, ⑩舌骨下降開始であった(図 3, 4). Thin では Thick に比し, 咽頭, 食道への食塊移送を早期に認めた. それに対し, 喉頭閉鎖の 3 事象のうち, 声帯のみ運動開始時間を先行させた. 喉頭前庭閉鎖と喉頭蓋反転は物性間で開始時間に変化を認めなかった.

表 3. 変数による諸器官の運動調整

変数	食塊(ml)	食塊の咽頭輸送	諸器官の運動開始時間・持続時間	
年齢	Thick 10	変化なし	鼻咽腔閉鎖 喉頭閉鎖	高年群で早期開始・延長 高年群で延長
量	Thick 3, 10, 20	10, 20 ml で早まる	UES 開大	10, 20 ml で早期開大
物性	Thick 10, Thin 10	Thin で早まる	声帯閉鎖	Thin で早期開始・延長
量	Thin 3, 10, 20	10, 20 ml で早まる	鼻咽腔閉鎖 声帯閉鎖 UES 開大	10, 20 ml で早期開始 10, 20 ml で早期開始 10, 20 ml で早期開始

(文献 14 p.81 表 2-3 より)

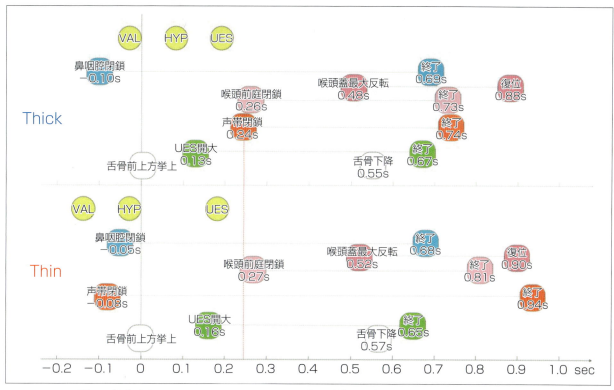

図3. 健常成人 Thick 10 ml vs Thin 10 ml の嚥下動態比較（25～58歳，男性6名，女性4名）
Thin は早期の咽頭輸送を認め，それに対応して声帯が運動開始時間を早めた．

（文献14 p.84，表2-12より）

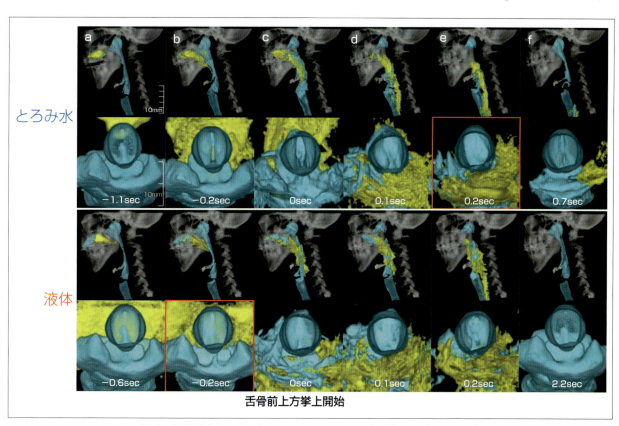

図4. 健常成人 Thick 10 ml vs Thin 10 ml の嚥下動態比較 3D-CT 像
Thin は早期の咽頭輸送を認め，それに対応して声帯が運動開始時間を早めた．

（文献15より一部改変）

2．食塊量

Thick 3 ml，10 ml，20 ml の嚥下動態，Thin 3 ml，10 ml，20 ml の嚥下動態をそれぞれ異なる健常被検者群で比較した．Thin と Thick ともに 3 ml に比し，10 ml，20 ml で咽頭への食塊移送が早まった．喉頭の運動調整は物性間で異なる様相を示した．Thick では食塊量にかかわらず喉頭閉鎖 3 事象の開始時間は一定であったのに対し，Thin では食塊量が多くなるにつれて，3 事象のうち，声帯のみ早期の運動開始を認めた[16]．

3．加齢による変化

若年群(20〜39 歳)・中年群(40〜59 歳)・高年群(60 歳以上)の Thick 嚥下比較にて，食塊移送は年齢による変化を認めず，喉頭閉鎖の 3 事象すべてにおいて運動開始時間は変化を認めなかった．一方で，喉頭閉鎖の終了時間は 3 事象すべてで遅延し，中年群，高年群と年齢が高くなるにつれ閉鎖時間が延長した．高年群では食塊後端が UES を通過し UES が閉鎖しても，喉頭閉鎖が持続した．

喉頭の運動調整

諸器官の運動時間は，加齢や食物の物性や量，姿位など，種々の要素により変化することが様々な研究からわかっている．これは諸器官が異なる要素に合わせて運動を調整し，より安全で効率のよい嚥下運動を実現させているからである．これまで声帯閉鎖については十分に明らかになっていなかったが，嚥下 CT により声帯の動態が観察できるようになり，以下の 2 点が明らかになった．1 点目は，声帯閉鎖は他の喉頭閉鎖の 2 事象と独立しているということである．もう 1 点目は，声帯は運動調整が起こりやすいということである．検査は盲目的に実施され，被検者には物性と食塊量について伝えていなかったことから，口腔内で食塊の物性や量が感知され，予期的な運動調整が起こったと考えられる．これが声帯の防御的な反応である「構え」を引き出し，声帯閉鎖を早めたと示唆される．Shaker らも内視鏡を用いた評価に

て，被検者が口腔内に食塊を付与しただけで披裂や声帯の内転を認める例を報告しており，口腔内に食塊を認識する感覚求心性線維があり，防御システムをトリガーしていると考察している[9]．声帯閉鎖は，嚥下の枠組みのなかでセットされた運動事象であるが，構えによって閉鎖を早めるなど運動調整されやすい諸器官であるといえる．

また年齢による嚥下動態比較では，食塊移送には違いを認めなかったにもかかわらず，喉頭閉鎖の 3 事象すべてにおいて閉鎖終了が遅延した．加齢による生理的な諸器官の運動機能低下に対する気道の防御的な反応と考えられる．声帯のみならず喉頭前庭も閉鎖を持続したことから，披裂も防御的な運動調整が起こりうる諸器官であることが示される．従来の内視鏡による報告で，披裂の内転が運動開始時にみられているのは，防御システムが働いた結果と報告されており，これらの結果と一致する[7)9)10]．

喉頭蓋反転については，上述の結果からは独立した事象としての結果は得られておらず，舌骨や喉頭および舌の動きに影響を受ける受動的な器官であることが示唆される．

喉頭閉鎖の臨床的示唆

声帯閉鎖は独立した 1 事象であるということ，声帯および披裂は，防御的な運動調整が起こりやすい器官であるということは，声帯や披裂が喉頭閉鎖強化に対する有効なターゲットであることが示唆される．声帯閉鎖や披裂の挙上・内転から「構え」が起こっているか否かをみることができ，防御機能の有無やその経過を評価することができる．また，声帯や喉頭前庭を随意的に早期から閉鎖させる嚥下手技として臨床場面で用いられている，super-supraglottic swallow や supraglottic swallow の有効性の裏付けとなる．

文　献

1) Ardran GM, Kemp FH：The protection of the laryngeal airway during swallowing. *Br J Radiol*, 25：406-416, 1952.

2) Ardran GM, Kemp FH：Closure and opening of the larynx during swallowing. *Br J Radiol*, 29：205-208, 1956.

3) Logemann JA, et al：Closure mechanisms of laryngeal vestibule during swallow. *Am J Physiol*, 262：G338-G344, 1992.

4) Ekberg O：Closure of the laryngeal vestibule during deglutition. *Acta otolaryngol*, 93：123-129, 1982.

5) Curtis DJ, et al：Timing in the normal pharyngeal swallow. Prospective selection and evaluation of 16 normal asymptomatic patients. *Invest Radiol*, 19：523-529, 1984.

6) Dodds WJ：Physiology of swallowing. *Dysphagia*, 3：171-178, 1989.

7) Ohmae Y, et al：Timing of glottic closure during normal swallow. *Head Neck*, 17：394-402, 1995.

8) Van Daele DJ, et al：Timing of glottic closure during swallowing：a combined electromyographic and endoscopic analysis. *Ann Otol Rhinol Laryngol*, 114：478-487, 2005.

9) Shaker R, et al：Coordination of deglutition and phases of respiration：effect of aging, tachypnea,

bolus volume, and chronic obstructive pulmonary disease. *Am J Physiol*, 263：G750-G755, 1992.

10) Zamir Z, et al：Coordination of deglutitive vocal cord closure and oral-pharyngeal swallowing events in the elderly. *Eur J Gastroenterol Hepatol*, 8：425-429, 1996.

11) Ren J, et al：Effect of age and bolus variables on the coordination of the glottis and upper esophageal sphincter during swallowing. *Am J Gastroenterol*, 88：665-669, 1993.

12) Fujii N, et al：Evaluation of swallowing using 320-detector-row multislice CT. Part Ⅰ：single- and multiphase volume scanning for three-dimensional morphological and kinematic analysis. *Dysphagia*, 26：99-107, 2011.

13) Inamoto Y, et al：Evaluation of swallowing using 320-detector-row multislice CT. Part Ⅱ：kinematic analysis of laryngeal closure during normal swallowing. *Dysphagia*, 26：209-217, 2011.

14) 才藤栄一，植田耕一郎(監)：摂食嚥下リハビリテーション　第3版, 医歯薬出版, 2016.

15) Inamoto Y, et al：The effect of bolus viscosity on laryngeal closure in swallowing：kinematic analysis using 320-row area detector CT. *Dysphagia*, 28：33-42, 2013.

16) 稲本陽子ほか：嚥下CT　320列面検出器型CTを用いた嚥下研究と臨床応用. 臨床放射線, 59：1732-1742, 2014.

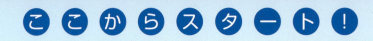

睡眠医療を知る
—睡眠認定医の考え方—

ここからスタート！

新刊書籍

著　名古屋市立大学睡眠医療センター　センター長
　　中山明峰

2017年6月発売
定価（本体価格 4,500円＋税）
B5判　136頁

睡眠医療に興味があるすべての方へ！

眠れないから睡眠薬を処方する。果たしてそれが睡眠医療と言えるのか？
睡眠認定医 中山明峰先生の睡眠医療のノウハウをこの一冊に凝縮！
睡眠のメカニズムから、問診、検査、治療計画、睡眠薬処方、さらには中日新聞にて掲載されたコラム50編もすべて収録。
イラストレーター 中山信一氏のほのぼのとしたイラストを交えたすべての睡眠医療初学者に向けた一冊です。

目次

ステップ1　ここからはじめる睡眠医療
　問診とアンケートのとり方
ステップ2　睡眠検査を学ぶ
　1．睡眠脳波／2．PSG／3．携帯型睡眠検査
ステップ3　睡眠の仕組みを知る
　1．総論／2．不眠症と不眠障害
ステップ4　睡眠治療を実践する
　1．不眠に対する睡眠関連薬／2．睡眠関連呼吸障害群の診断／3．睡眠関連呼吸障害群の治療／4．その他の疾患
INDEX

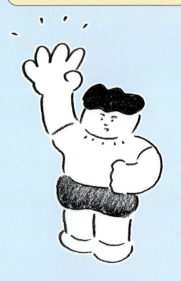

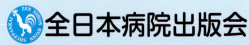

〒113-0033　東京都文京区本郷 3-16-4　Tel：03-5689-5989
http://www.zenniti.com　　　　　　　　Fax：03-5689-8030

特集：摂食嚥下障害リハビリテーション ABC

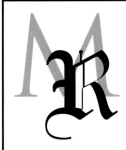

I．総 論
1．構造と機能

4）咽頭筋の収縮と食道入口部の弛緩

中尾真理*1　出江紳一*2

Abstract　本稿では嚥下圧を「食塊を口腔内から咽頭，食道へ駆出するための嚥下関与筋収縮により発生する圧」と定義する．食塊は圧勾配により移動する．「咽頭嚥下圧」は鼻咽腔閉鎖と声門および喉頭蓋による気道閉鎖，食道入口部が弛緩する前の一瞬の閉鎖空間のなかに作られる「かげろう」のような存在である．嚥下圧は姿勢や測定条件の影響を受ける．現在，咽頭嚥下圧を直接測定できる機器はマノメトリーのみであり，鼻腔から食道まで圧センサーのついたチューブを挿入することで計測される．筋収縮の順番により圧伝播の方向は決まる．健常者の咽頭嚥下圧は軟口蓋挙上による鼻咽腔閉鎖により開始され，上中下咽頭筋が順番に収縮して頭側から尾側に圧が伝播し，食塊が下方移動する．舌根も後方移動し中咽頭壁に近接する．タイミングよく上部食道括約筋が弛緩・開大することで食塊は食道内に運ばれる．これら筋収縮の順番が損なわれた場合，食塊移動の異常が観察される．

Key words　嚥下圧（swallowing pressure），上部食道括約筋（upper esophageal sphincter；UES），高解像度マノメトリー（high resolution manometry；HRM），舌圧（oral pressure/lingual pressure），鼻咽腔閉鎖圧（velopharyngeal pressure），食道入口部

嚥下圧とはなにか

本稿では嚥下圧を「食塊を口腔内から咽頭，食道へ駆出するための嚥下関与筋収縮により発生する圧」と定義する[1]．食塊は圧勾配により移動する[2,3]．Walczak らは高解像度マノメトリーによる咽頭内圧の測定と嚥下造影の撮影を同時に行い，舌根部の高さ，下咽頭の高さ，口側上部食道括約筋（UES）の高さ，尾側 UES の高さのセンサーを用いて，食塊先端部前方，食塊先端部，食塊中部，食塊最後部，食塊最後部後方の嚥下時圧を記録した．その結果，舌根部と下咽頭では食塊頭側前方の圧が食塊尾側後方の圧より常に低いという結果を得た．この結果は圧勾配が食塊を移動させていることを示すものである．また，食塊にかかる圧が含まれると思われる mid bolus pressure は，大気圧下におちこむ口側 UES 部を除いて口側から尾側にかけて食塊にかかる圧は徐々に小さくなる傾向にあることが推測された[2]．

咽頭嚥下圧は口蓋帆・咽頭（鼻咽腔）閉鎖と声門および喉頭蓋による気道閉鎖，UES が弛緩する前の一瞬の閉鎖空間で作られる「かげろう」のような存在である．咽頭壁と舌が動き，その圧は作られ，強められるが，正確に測定し，データとして操作し，異なる症例間で圧そのものを用いて比較するのは至難の技である．これについては「嚥下圧の計測―方法と最近の知見・限界―」「咽頭筋の収縮と嚥下圧の伝播」の項で詳述する．

---

*1 Mari NAKAO，〒 235-0012　神奈川県横浜市磯子区滝頭 1-2-1　横浜市立脳卒中・神経脊椎センターリハビリテーション科／東北大学大学院医学系研究科肢体不自由学分野博士課程
*2 Shinichi IZUMI，東北大学大学院医学系研究科肢体不自由学分野，教授

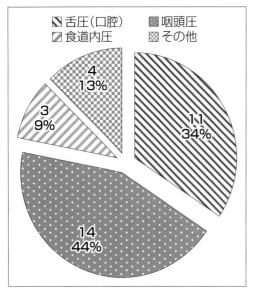

図 1. 嚥下圧の文献と関心のある部位の割合

嚥下圧と部位

　嚥下圧を扱う文献を読む場合，どこの圧を指しているのか注意して読み進める必要がある．1990年4月～2016年3月までに出版されたPubMedに収載された論文のうち，swallowing pressureという言葉をタイトルに含んでいたのは30論文であった．このうち14論文44％で嚥下圧は咽頭圧を指し，11論文34％は口腔期の舌圧を指し，3論文9％は食道内圧を指していた（図1）．各「嚥下圧」は，計測方法も異なれば，食塊の移動における役割も異なるため，「嚥下圧」という用語は注意して用いる必要がある．表1に部位と用語，計測手段を整理しておく．口腔内の「嚥下圧」はlingual pressureもしくはoral pressureと英語では表記し，日本語ではより正確には「舌圧」のことを表す．Velopharyngeal closureによるpressureは，軟口蓋が挙上し上咽頭収縮筋が収縮することで，鼻腔と中咽頭腔が隔てられたときに認められる圧であり，日本語では「鼻咽腔閉鎖圧」「口蓋帆・咽頭閉鎖圧」といわれるものである．これは，軟口蓋が挙上した際にどれだけ後咽頭壁に密接に接しているかを表し，圧測定マノメトリーで測定されうる．軟口蓋の挙上による鼻咽腔閉鎖圧は，咽頭まで進行した食塊が尾側方向に移動する際に重要な働きをすると考えられる．ワレンベルグ症候群（延髄梗塞）の患者において患側の鼻咽腔閉鎖がなされないとき，嚥下造影や嚥下内視鏡を行うと，咽頭にある食物が鼻腔に逆流する場面を目撃する．中・下咽頭の「嚥下圧」はpharyngeal pressureと表記され，中・下咽頭収縮筋の側壁からの絞りこみと舌根部の後方移動[4]により作られるといわれており，マノメトリーで測定される．中咽頭部分の腹側が舌根部となるため，tongue base pressureと表記している文献もある[5]．健常嚥下時舌根部が咽頭壁まで後方移動をするかどうかについては議論がある．Upper esophageal sphincter（UES）

表 1.「嚥下圧」の部位と用語，計測手段

部位	口腔	鼻咽腔（軟口蓋） 口蓋帆・咽頭閉鎖 上咽頭	中咽頭 舌根部	下咽頭 梨状窩 食道入口部	食道
英語	Lingual/Oral pressure	Velopharyngeal pressure	Pharyngeal pressure	UES closure	Esophageal pressure
計測手段	舌圧計	従来型マノメトリー 高解像度マノメトリー（HRM）			
文献*	Youmans, et al. 2009[12]	従来型マノメトリーの文献 Shaker, et al. 1993[7]．Johnsson, et al. 1995[8]． Nishikubo, et al. 2015[15]． 高解像度マノメトリー（HRM）の文献 Hoffmann, et al. 2010[5]．McCulloch, et al. 2010[3]．松原ら，2012[13]． 原ら，2012[1]．do Carmo, et al. 2015[9]．Jungheim, et al. 2015[17]． Kim, et al. 2015[10]．Walczak, et al. 2017[2]．Meyer, et al. 2016[20]．			

＊本文中で引用された文献のみ掲載

表 2. 食塊の物性と嚥下圧

	食塊の物性	一口量	文献
口腔圧	影響する(順相関)	影響しない	Miller & Watkin et al. 1996
舌圧	影響する(順相関)	影響する(順相関)	Youmans et al. 2009[12]
鼻咽腔閉鎖圧		影響する(順相関)	Hoffman et al. 2010[5]
中咽頭圧		影響する(逆相関)	Hoffman et al. 2010[5]
舌根部圧		影響しない	松原ら. 2012[13]
pre-UES	影響しない	影響する	Ryu et al. 2016[14]

pressure は，日本語では UES 圧・上部食道括約圧と呼ばれる．上部食道において安静時には輪状咽頭筋が食道入口部を括約(閉鎖)している．この筋は迷走神経により支配されており，食塊の到来に合わせて不随意に開大する．マノメトリーで計測すると，安静時同部位は数 cm にわたる陽圧帯で示されるが，弛緩時には大気圧レベルまで圧が低下する．中枢性の神経伝達異常(延髄梗塞による疑核損傷による末梢性神経障害)や，皮膚筋炎による筋の線維化により開大が不十分となった場合には，食道への食塊の通過不良が起こる．食道中部・下部の圧は esophageal pressure と呼ばれ，食塊の移動に影響する．例えば，アカラシアは，食道の蠕動運動の異常により，食道中部〜下部にかけて圧が働かなくなった状態であり，臨床的にはこの部位に食塊が滞留する．

嚥下圧に影響を与える要因

嚥下圧は姿勢の影響を受ける可能性がある[6]．Intrabolus pressure(IBP)とは UES の高さの食塊の流れに対する抵抗を示すマノメトリー計測上のマーカーであるが[6]，Shaker らの文献によれば，同一の健常成人被験者が座位と臥位の姿勢でマノメトリーによる下咽頭の IBP を測定したとき，年齢(高齢者であるか若年者であるか)・食塊の性状・量にかかわらず臥位では座位の 1.5〜3 倍の圧を認めた[7]．Johnsson らの文献ではこれに 30° の頭部下垂位の条件が追加されているが，同様に座位より臥位・頭部下垂位のほうが有意に IBP が高いという結果が得られている[8]．一方，do Carmo らは，上部食道括約筋の静止圧(UES resting pressure)については姿勢で統計学的有意差はなかったと報告している[9]．

頸部回旋も嚥下圧には影響を及ぼす．Kim らは頸部回旋により，非回旋側の上部食道入口部圧が，頸部正中位より低下したことを報告している[10]．McCulloch らは，頸部回旋および，頸部前屈(chin tuck)の咽頭嚥下圧に及ぼす影響を，7 名の健常者に 5 ml の水を嚥下させ，高解像度マノメトリーを用いて検討した[3]．この研究によれば，頸部回旋では，回旋側の嚥下前 UES 圧が非回旋時に比較し有意に減少し，頸部前屈では嚥下後の UES 圧が非前屈時に比較し有意に増加した．鼻咽腔閉鎖圧は有意な変化は認められなかったが，頸部回旋時の回旋側で有意な閉鎖時間の延長が認められた．

嚥下する食塊の形態(水分であるのか，咀嚼物であるのか，とろみがついているのかついていないのか)，一口量によっても嚥下圧は影響を受ける可能性があるといわれているが，先行研究の結果は一様ではなく議論がある．表 2 に食塊の物性・一口量と嚥下圧に対する影響について先行文献からの知見を纏めた．Steele らは，飲食物の性状が嚥下生理に与える影響について，システマティックレビューを行っており[11]，このなかで Youmans らの「一口量が増えると舌圧が増えた．とろみなしに比較して nectar，honey，puree は嚥下時平均舌圧が増加した」[12]という結論を紹介している．咽頭については，Hoffmann らは一口量が大きいほど咽頭嚥下圧は低下するとしているのに対し[5]，松原らは影響がないとしている[13]．高解像度マノメトリーも含め，マノメトリーによる測定で，咽頭嚥下圧と食塊の物性の関係を議論したものは渉猟したなかでは Ryu らのもののみであった．Ryu らは 10 名の健常者に 5 ml のとろみのない水分，ヨーグルト，パンを摂取させ咽頭嚥

下圧を比較したが，食塊の物性は有意に咽頭嚥下圧に影響を与えなかった．その一方で，一口量は食塊通過後の UES 最大収縮圧に影響を与え，鼻咽腔閉鎖から舌根部の後退に要する時間，食道入口部開大時間にも影響を与えた[14]．

年齢も咽頭嚥下圧に影響を及ぼすといわれる．Nishikubo らは，70 名の健常者に嚥下造影と 3 チャンネルのマノメトリーを同時施行し，上咽頭から食道に至る嚥下圧を測定した．被験者は若年成人（21〜32 歳）8 名，前期高齢者（60〜69 歳）39 名，後期高齢者（70〜83 歳）23 名の 3 群に分けられ比較された．その結果，前期高齢者，後期高齢者ともに若年成人と比較し下咽頭の最大嚥下圧が高くなっていた．UES 部分の圧伝播速度は高齢になるほど遅くなっていた．UES 弛緩時間は年齢が上がるにつれ短くなっていた．若年成人には認められなかった UES 圧弛緩不全が，前期高齢者の 15.4%，後期高齢者の 30.4% に認められた．加齢により食道入口部開大機能は損なわれた可能性があり，これにより下咽頭の嚥下圧が高まったと考えられた[15]．

測定条件が嚥下圧に与える影響については次項で述べる．

嚥下圧の計測—方法と最近の知見・限界—

以降は咽頭嚥下圧に焦点を絞り記述する．現在咽頭の嚥下圧を直接測定することのできるツールはマノメトリーのみである．マノメトリーは，鼻腔から食道（胃）まで，圧センサーのついたポリウレタンあるいはシリコン製のカテーテルを挿入し，咽頭内圧・食道内圧を計測する検査法である[16]．従前から用いられているマノメトリーはカテーテルに 3〜4 個の圧センサーが数 cm 間隔で搭載され，センサーの位置を移動させながら複数回の嚥下を繰り返し記録するものである．このマノメトリーを用いた計測では，センサーは特定の方向の圧を測定しており，複雑な形状の咽頭における測定では，センサーの向きにより測定される圧がばらつく可能性があった[3]．近年はカテーテ

ルに 1 cm 間隔で最大 36 か所に（8〜12 個の圧センサーが）全周性についている高解像度マノメトリー（high-resolution manometry；HRM）による研究成果が数多く報告されている．HRM では，上咽頭から食道まで空間的に一度に連続したデータが得られ，圧データはリアルタイムにモニター上に圧トポグラフィーとしてカラー表示され，時間・空間的変化が解析されうる[16]．また，センサーが全周性にあり，平均化された値をその部位の圧として表示することで，従前のマノメトリーと比較してカテーテル位置による計算値のばらつきを低減させ，より信頼性の高い値を得ることができる．圧は HRM の仕様にもよるが，大気圧をゼロ点として算出されることが多いようである．UES が開大する際には，計測圧はゼロもしくは陰圧で表示される場合もある．HRM で測定した健常成人の最大咽頭圧は 107〜194 mmHg の間に分布するといわれている．成書によると健常成人の咽頭圧の平均は 140 mmHg で，咽頭収縮圧が 100 mmHg に満たなければ低圧，200 mmHg を上回れば高圧と考えられる[6]．マノメトリーで測定された健常人の嚥下圧は日本，米国，ドイツ，韓国，ブラジルおよび英国の各研究チームより報告されているが，分散が大きく，一概に圧そのものの数値を比較検討するのは困難である[1)9)17]（表 3）．そのため，圧データとともに，マノメトリーで得られた圧の移動速度，圧波形，圧伝播パターンを含めて議論されることが多い．

マノメトリーによる咽頭圧測定時に留意する必要があるのは，センサーが喉頭挙上時に移動することである．Jones らは，マノメトリーによる測定と嚥下造影を同期して施行したとき，喉頭挙上時にマノメトリーは腹側に 0.70±.07 cm，口側に 1.21±0.11 cm（n＝11）移動し，UES は腹側に 1.13±0.10 cm，口側に 3.10±0.22 cm 移動したと報告している[18]．マノメトリーの上方への移動は UES の移動より 0.15 秒早く始まっており，両者の挙上の機序は異なるのではないかと考察している．

表 3. 健常成人の咽頭嚥下圧の報告

単位 mmHg	日本		米国[5]	ドイツ[17]	韓国[14]	英国・ブラジル[9]
	4.2 mm 径[1]	2.64 mm 径[13]				
嚥下物	5 ml 冷水	5 ml 冷水	5 ml liquid	2 ml 水	5 ml thin liquid	—
軟口蓋 (最大)	136.8±66.3	143±52	154±42	269.9±133.1	232.45±107.66	
舌根部 中咽頭 (最大)	185.4±68.8	155±39	315±170	278±93.6	142.14±30.31	
下咽頭 (最大)	—	—			486.58±150.07	
Bolus 通過前 UES	—	81±25	238±105		240.58±119.60	
嚥下後 UES	226.4±80.1	185±52	327±127	205.8±64.0	452.13±126.20	
UES 静止時圧	—	43±7	—	42.5±18.7	—	median 97.7

また，HRM は従来のマノメトリーより精度は高いが，計測されているものは，咽頭壁そのものの接触圧や食材が接触することによる圧などの合計であり，これらを分けることはできない．道脇らは嚥下のコンピューターシミュレーションモデルを用いて健常成人に高解像度マノメトリーを挿入した状態で水を嚥下するシミュレーションを行い3次元トポグラフィーを作成したところ，マノメトリーが受ける圧は器官の接触力，食塊の接触力ならびに食塊の流れによる力の総和であると推定されたという[19]．喉頭蓋の反転する部位では，喉頭蓋がマノメトリーに接触することで圧が高まる現象も認められる[14]．松原らは，国内外で報告の多い 4.2 mm 径のカテーテルを用いて計測した場合と，その後開発された 2.64 mm 径のカテーテルを用いて計測した場合の健常者の嚥下圧を比較している[13]．これによると 2.64 mm 径の HRM では，4.2 mm 径の HRM での先行研究の結果と比較し，軟口蓋部最大内圧（鼻咽腔閉鎖圧と同等と思われる）では有意差は認められなかったが，中下咽頭部と嚥下後 UES 最大圧が有意に低く，UES の静止時圧と幅も有意に低かった．2.64 mm 径では結果のばらつきが小さく，「外径が細いと嚥下運動に影響なく安定した圧力が計測できる」と結論づけている．これらを総合して考えると，HRM で得られた値はカテーテルそのものが咽頭壁などに当たっている圧を計測しているとも解釈でき，咽頭腔の内圧とは異なる性質の数字を計測

している可能性がある．壁の弾性（喉頭蓋のような軟骨か，咽頭壁のような粘膜に覆われた構造物か），ゼリーやとろみのある食品など食塊そのものの「弾性」が計測値にどのように影響するかは未解明である．

最近では，HRM の輪状咽頭筋（UES）部分に全周性に 8 個の圧センサーを装備し，別々に圧を測定できる 3D high resolution manometry による知見も報告されている．Meyer らは，5 ml の水嚥下時，輪状咽頭筋の高さでは，前後方向の圧センサーが，左右方向の圧センサーより強い圧を感知し，これはバルサルバ法（息こらえ）では認められなかったと述べる[20]．

咽頭筋の収縮と嚥下圧の伝播

嚥下される食塊が咽頭において，口側から尾側に移動するのはなぜだろうか．理由の1つは，筋収縮が順番に起こるからである．HRM 計測時に高圧帯が尾側に移動するようにみえ，圧伝播という言葉で表される．筋収縮の順番により圧の伝播する方向は決定される．健常者の嚥下は軟口蓋挙上による鼻咽腔の閉鎖から開始され上中下咽頭筋が順番に収縮して咽頭腔を狭め，スムースに食塊が下方移動する[1)21)22)]．これらの筋収縮の順番が損なわれた場合，食塊は下に行くばかりではなく，咽頭にはりついたり，鼻腔に上昇したりすることが観察される．

もう1つの理由は，咽頭腔という閉鎖腔に1か

所だけ食道入口部という「穴」が空くからではないだろうか．これは，膨らんだ風船に1か所だけ穴があき，そこから空気が出ていくのに似ている．軟口蓋の挙上と声門閉鎖・喉頭蓋反転で一時的に閉鎖腔となった咽頭は，咽頭収縮と舌根の後退で容積を狭めながら，タイミングよく食道上方を締めていたUES（輪状咽頭筋）のみを開き，食塊を食道に運ぶ．

マノメトリーで咽頭腔の内圧を計測するのは，咽頭が食塊を食道に送り出す咽頭駆出力を把握するため[23]である．マノメトリーで計測される「圧」と駆出力の関係はどのように考えたらよいだろうか．先ほど咽頭を風船に見立てたが，風船の場合には，風船（腔）内の圧はどこでも一定である．マノメトリーで腔の内圧を計測すれば（出口の面積と食塊の質量が既知であるという前提で），「出口」での食塊の流速・流量は計算で求めることができる．しかしながら，実際の咽頭においては，咽頭腔を形成するものがダイナミックに動いており，これがマノメトリーから計測で得られた「咽頭腔の内圧」と「駆出力」の関係を複雑にしている．前述した通り，仮にマノメトリーで計測している「圧」が咽頭腔の内圧のみでなく咽頭壁や喉頭蓋から直接的に押される圧なども含め測定し，カテーテルの太さなどの条件も反映するものであれば，単純に計測値を「駆出力」の代替として扱うことには限界があるであろう．

食道入口部弛緩・開大

下咽頭収縮筋の下部筋束は輪状軟骨より起始し咽頭と食道との境界を括約する．この筋束を特に輪状咽頭筋と呼ぶが，本筋は嚥下時以外では絶えず収縮しており，呼吸時に空気が食道に入るのを防止するとともに，胃の内容物が逆流するのを防ぐ役割を果たしている．輪状咽頭筋の支配神経は舌咽神経と迷走神経由来の咽頭神経叢であり，嚥下反射時に弛緩する数少ない筋の1つである[24]．

食道入口部の開大は括約筋の弛緩と物理的な牽引によるものである．迷走神経の輪状咽頭筋への入力が休止すると，輪状咽頭筋が弛緩する[6]．舌骨上筋群（顎舌骨筋，頤舌骨筋，茎突舌骨筋，顎二腹筋前腹）が収縮すると，甲状軟骨輪状軟骨の複合体に力が伝わり，食道入口部が開大する[25][26]．

食道入口部の開大は嚥下造影検査とマノメトリー，320列3Dマルチスライス CT で観察可能である．Molfenter らは，健常成人の嚥下造影上の時間的変数を扱った46文献をレビューした．食道入口部開大時間について20文献が扱っており，平均時間は 0.21〜0.67 秒であった[27]．Inamoto らによれば，320列マルチスライス CT による6名の嚥下 CT では，咽頭食道境界開大時間（pharyngoesophageal segment opening）が 0.55±0.10 秒であった[28]．マノメトリーで計測した Boden らの文献では健常成人の食道入口部開大時間は 0.66±0.06 秒[29]，McCulloch らの文献では 0.93±0.21 秒となっている[3]．

嚥下造影検査より HRM のほうが，食道入口部開大開始時間をより鋭敏に捕捉する．Ryu らは HRM と嚥下造影を喉頭蓋反転のタイミングを基準に同期して施行した．この研究では同一人物の嚥下において，嚥下造影で認められた食道入口部開大時間は HRM より短かった[14]．食道入口部弛緩・開大開始時間については，圧トポグラフィー上の変化が画像上の変化より先行することに留意が必要である．

嚥下造影における食道入口部開大距離に関し，先行研究によれば年齢が上がるにつれ減少する傾向があるという．Shaw らの報告では 2, 5, 10, 20 ml のいずれの量の水分嚥下時でも，UES の開大面積（正面像の開大距離×側面像の開大距離）は有意に高齢者では小さかったという[30]．

文　献

1) 原　稔ほか：高解像度マノメトリーを用いた健常人の嚥下圧動態の評価．嚥下医学，1(1)：159-168, 2012.

2) Walczak CC, et al：Pharyngeal pressure and timing during bolus transit. *Dysphagia*, 32(1)：

104-114, 2017.

〈Summary〉10 名の健常者に嚥下造影と高解像度マノメトリーを同時施行し，咽頭の各部位で食塊前後と食塊の部位の圧を計測し，圧勾配が食塊を移動させていることを示した．

3) McCulloch TM, et al：High-resolution manometry of pharyngeal swallow pressure events associated with head turn and chin tuck. *Ann Otol Rhinol Laryngol*, 119(6)：369-376, 2010.

4) 道脇幸博：舌・舌骨・喉頭の下垂と誤嚥のリスク　数値シミュレータ swallow vision による解析．臨床バイオメカニクス，35：91-98，2014.

5) Hoffman MR, et al：Pharyngeal swallow adaptations to bolus volume measured with high-resolution manometry. *Laryngoscope*, 120(12)：2367-2373, 2010.

〈Summary〉HRM で嚥下圧に対する一口量の影響を検討した文献．12 名の健常成人に異なる量の水を飲ませ，嚥下圧を測定したところ，一口量が増加すると舌根部の嚥下圧は減少し，鼻咽腔閉鎖圧，食道入口部開大時間が上昇した．

6) Sifrim D, et al：Oropharyngeal dysphagia and swallowing dysfunction. Quigley EMM, et al (eds), Functional and GI motility disorders Frontiers of gastrointestinal research 33, pp. 1-13, Karger, 2014.

7) Shaker R, et al：Effect of aging and bolus variables on pharyngeal and upper esophageal sphincter motor function. *Am J Physiol*, 264(3 Pt 1)：G427-G432, 1993.

8) Johnsson F, et al：Influence of gravity and body position on normal oropharyngeal swallowing. *Am J Physiol*, 269(5 Pt 1)：G653-G658, 1995.

9) do Carmo GC, et al：Normal esophageal pressure topography metrics for data derived from the sandhill-unisensor high-resolution manometry assembly in supine and sitting positions. *Neurogastroenterol Motil*, 27(2)：285-292, 2015.

10) Kim CK, et al：Effects of head rotation and head tilt on pharyngeal pressure events using high resolution manometry. *Ann Rehabil Med*, 39(3)：425-431, 2015.

11) Steele CM, et al：The influence of food texture and liquid consistency modification on swallowing physiology and function：a systematic review. *Dysphagia*, 30(1)：2-26, 2015.

12) Youmans SR, et al：Differences in tongue strength across age and gender：Is there a diminished strength reserve？ *Dysphagia*, 24 (1)：57-65, 2009.

13) 松原慶吾ほか：2.64 mm 径カテーテルを用いた高解像度マノメトリによる健常者の嚥下動態に関する研究　嚥下圧基礎データと嚥下圧曲線の検討．嚥下医学，1(2)：364-373，2012.

14) Ryu JS, et al：The effects of bolus volume and texture on pharyngeal pressure events using high resolution manometry and its comparison with videofluoroscopic swallowing study. *J Neurogastroenterol Motil*, 22(2)：231-239, 2016.

15) Nishikubo K, et al：Quantitative evaluation of age-related alteration of swallowing function：Videofluoroscopic and manometric studies. *Auris Nasus Larynx*, 42(2)：134-138, 2015.

〈Summary〉70 名の健常成人を嚥下造影とマノメトリーで評価した結果，高齢者では嚥下反射時間が低下し，UES 弛緩不全と下咽頭圧上昇が認められた．

16) 青柳陽一郎：摂食嚥下障害の評価・検査・診断．才藤栄一ほか（編），摂食嚥下リハビリテーション第 3 版，pp. 171-174，医歯薬出版，2016.

17) Jungheim M, et al：Normative data of pharyngeal and upper esophageal sphincter high resolution manometry. *Laryngorhinootologie*, 94(9)：601-608, 2015. [in German]

18) Jones CA, et al：A multisensor approach to improve manometric analysis of the upper esophageal sphincter. *Laryngoscope*, 126(3)：657-664, 2016.

19) 道脇幸博，兵頭政光：高精度マノメトリー（HRM）が算出する圧は何か？—4 次元嚥下シミュレーター swallow vision による検討—．第 40 回日本嚥下医学会総会抄録，p. 75，2017.

20) Meyer JP, et al：Three-dimensional manometry of the upper esophageal sphincter in swallowing and nonswallowing tasks. *Laryngoscope*, 126 (11)：2539-2545, 2016.

21) Inamoto Y, et al：The effect of bolus viscosity on laryngeal closure in swallowing：kinematic analysis using 320-row area detector CT. *Dysphagia*, 28(1)：33-42, 2013.

22) 道脇幸博ほか：四次元 MRI による嚥下時の鼻咽腔閉鎖運動の観察．口科誌，54(2)：268-273，2005.

23) 青柳陽一郎：摂食嚥下障害における神経生理学的評価—高解像度マノメトリーと筋電図検査．*Jpn J Rehabil Med*, 53(6)：479-483, 2016.

24) 松永　智ほか：摂食嚥下障害の評価・検査・診断. 才藤栄一ほか（編），摂食嚥下リハビリテーション 第3版，pp. 66-67，医歯薬出版，2016.

25) Mepani R, et al：Augmentation of deglutitive thyrohyoid muscle shortening by the shaker exercise. *Dysphagia*, 24(1)：26-31, 2009.

26) Logemann JA, et al：A randomized study comparing the shaker exercise with traditional therapy：A preliminary study. *Dysphagia*, 24(4)：403-411, 2009.

27) Molfenter SM, Steele CM：Temporal variability in the deglutition literature. *Dysphagia*, 27(2)：162-177, 2012.

28) Inamoto Y, et al：Evaluation of swallowing using 320-detector-row multislice CT. Part Ⅱ：kinematic analysis of laryngeal closure during normal swallowing. *Dysphagia*, 26(3)：209-217, 2011.

29) Boden K, et al：Effects of three different swallow maneuvers analyzed by videomanometry. *Acta Radiol*, 47(7)：628-633, 2006.

30) Shaw DW, et al：Influence of normal aging on oral-pharyngeal and upper esophageal sphincter function during swallowing. *Am J Physiol*, 268(3 Pt 1)：G389-G396, 1995.

31) Shaker R, et al：Augmentation of deglutitive upper esophageal sphincter opening in the elderly by exercise. *Am J Physiol*, 272(6 Pt 1)：G1518-G1522, 1997.

特集：摂食嚥下障害リハビリテーションABC

I. 総 論
1. 構造と機能

5）延髄の嚥下中枢と central pattern generator

杉山庸一郎*

Abstract 咽頭期嚥下は複雑な運動を短時間に再現性をもって行う不随意運動で，その制御は脳幹に存在する嚥下 central pattern generator（CPG）によって行われている．嚥下 CPG は延髄の孤束核と網様体，そして各運動核に存在する嚥下関連ニューロンから構成されており，それらがネットワークを形成して嚥下リズム生成から運動出力までを行っている．また，呼吸と嚥下の関係も重要であり，呼吸 CPG は嚥下 CPG の一部として共有化されることで嚥下生成および制御に寄与している．嚥下 CPG の活動閾値は嚥下惹起性に関与すると考えられるが，この神経生理メカニズムを基盤にして考案された喉頭挙上遅延時間は嚥下惹起性を評価する有用な指標である．日常の嚥下診療においても嚥下 CPG の機能を理解したうえで，臨床へ応用することが重要である．

Key words 嚥下セントラルパターンジェネレーター（central pattern generator of swallowing），嚥下（swallowing），嚥下関連ニューロン（swallowing-related neurons）

嚥下運動の生理と central pattern generator

嚥下は口腔期，咽頭期，食道期に分類される．そのなかでも咽頭期は 0.5 秒未満の短時間で喉頭挙上，咽頭収縮，声門閉鎖などの複雑な動きを正確に，再現性をもって行う不随意運動である[1)2)]．この咽頭期では顎舌骨筋，オトガイ舌骨筋，甲状舌骨筋，咽頭収縮筋などの収縮による喉頭挙上および咽頭収縮に加え，声門閉鎖が生じることで高い嚥下圧を形成し，輪状咽頭筋の弛緩によりスムースに食道へ食塊が輸送される[3)]．咽頭期嚥下を駆動する様々な筋活動は舌咽神経，迷走神経，舌下神経などにより制御されているが，実際に筋活動を制御する運動ニューロンは延髄に存在している．咽頭，喉頭を制御する運動ニューロンは疑核に存在し，吻尾側に組織分布的にコラムを形成している[4)]．延髄梗塞の際，頭側のみの障害がみられた場合に声帯麻痺は生じず，片側咽頭麻痺が観察されうるのはこの運動ニューロンの分布によると考えられる．結局，複雑な嚥下運動を正確に制御するのは咽頭，喉頭運動ニューロンによることが大きいわけだが，この運動ニューロンは嚥下運動のためだけに活動しているわけではない．通常我々は咽頭，喉頭を通して呼吸をしているため，咽頭，喉頭運動ニューロンは安静呼吸時には呼吸関連活動を行っている[5)6)]．また，咳，くしゃみなどの気道防御反射や発声運動などでは嚥下運動とは全く異なるパターンの活動を行っている．したがって咽頭，喉頭運動ニューロンは多機能性を有しているといわれる[6)]．しかしこの咽頭，喉頭運動ニューロンの多機能性はそのニューロンのみで制御しているわけではない．このような様々な運動が同一のニューロンにより制御されているのは，それぞれの運動に特有の神経ネットワークが

---

* Yoichiro SUGIYAMA，〒 602-8566 京都府京都市上京区河原町通広小路上る梶井町 465　京都府立医科大学耳鼻咽喉科・頭頸部外科学教室，学内講師

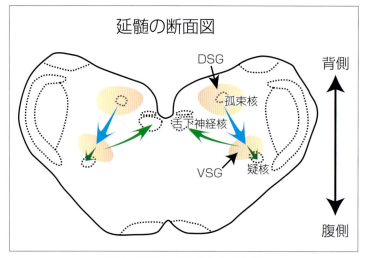

図 1．延髄に存在する嚥下中枢
延髄の断面図に模式的に嚥下中枢を示している．DSG から VSG さらに各運動核へシグナルが伝わることで嚥下運動が生成される．
DSG：dorsal swallowing group
VSG：ventral swallowing group

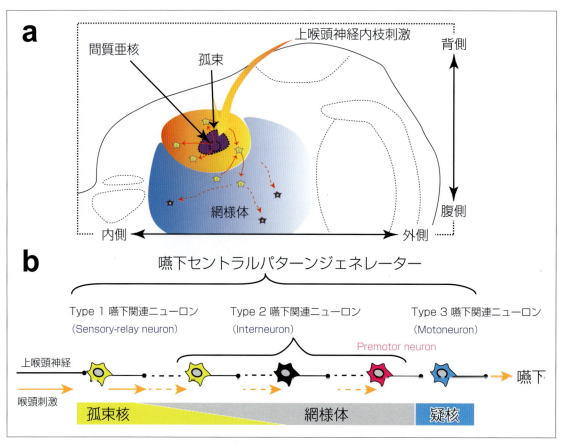

図 2．上喉頭神経内枝刺激の伝達と嚥下関連ニューロン
a：上喉頭神経内枝刺激が孤束核の間質亜核に伝わり，孤束核内，網様体に情報が伝播する様子を示す模式図
b：嚥下セントラルパターンジェネレーターを構成する Type 1〜3 の嚥下関連ニューロンの連絡を簡単に示す．上喉頭神経からのシグナルを受けるニューロン（黄色），受けない interneuron（黒），各運動ニューロン（青）とそれに直接接続する premotor neuron（ピンク）が複雑なネットワークを形成し，嚥下を生成している．

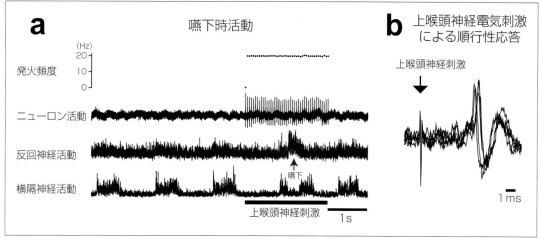

図 3. Type 1 嚥下関連ニューロンの嚥下時活動
a：除脳非動化モルモットにおける上喉頭神経電気刺激により誘発された嚥下（↑）．Type 1 嚥下関連ニューロンは上喉頭神経刺激に対応して活動するが，嚥下時に活動性は変化しない．
b：上喉頭神経を電気刺激すると刺激に対応してほぼ一定の潜時で活動が生じる（順行性応答）．上喉頭神経刺激を基準に 5 つの波形を重ねて表示している．

存在し，運動ニューロンはそのアウトプットとして機能しているからである．これらのパターン化された運動を生成，制御する神経ネットワークをセントラルパターンジェネレーター（central pattern generator；CPG）と呼んでいる．例えば，安静呼吸時は呼吸 CPG が咽頭，喉頭を制御し，嚥下時には嚥下 CPG が制御することになる．それでは嚥下 CPG はどこに存在し，どのように嚥下運動を制御しているのであろうか．嚥下 CPG は主に延髄に存在し，孤束核とその周囲に存在する背側嚥下ニューロン群（dorsal swallowing group；DSG）と，疑核周囲に存在する腹側嚥下ニューロン群（ventral swallowing group：VSG）に分類されている（図 1）．DSG は嚥下のリズム生成を，VSG は嚥下運動を駆動しているといわれている[3]．また，孤束核から疑核への投射も確認されており，DSG から咽頭，喉頭運動ニューロンへの直接的な制御の可能性も示唆されている[7]．しかしながら，そのリズム生成や運動制御の詳細なメカニズムについては未だ不明な点が多い．

嚥下 CPG については異なる側面からの理解も可能である．咽頭期嚥下は反射嚥下であっても随意嚥下であってもその開始は咽頭，喉頭感覚刺激が引き金になる．したがってこの咽頭，喉頭感覚入力を基準に嚥下生成および制御に関するニューロン，すなわち嚥下関連ニューロンを機能別に分類することができる．この点で，嚥下 CPG を構成するニューロンは大きく分類して 3 タイプのニューロンに分けることができる[1]（図 2）．Type 1 嚥下関連ニューロンは咽頭あるいは喉頭の感覚入力を受ける，主に孤束核とその周囲に存在するニューロンで，嚥下時には活動性が変化しないニューロンである．これはいわゆる sensory-relay neuron と呼ばれ，咽頭，喉頭感覚を伝達するためのニューロンで嚥下リズム生成には関与していない（図 3）．Type 2 嚥下関連ニューロンは interneuron とも呼ばれ，嚥下リズム生成に関与するニューロンとされる．Type 3 嚥下関連ニューロンは運動ニューロンを示しており，嚥下運動を駆動する役割を担っている．このうち最も嚥下リズム生成に関与しているのは Type 2 嚥下関連ニューロンであるが，このニューロンの局在および活動様式を解析することは難しい．

嚥下リズム生成に関与する DSG には本質的には呼吸関連活動を示すニューロンは少ないと考えられる．あくまで呼吸 CPG は嚥下時に嚥下運動を妨げないように嚥下運動を補助する役割は有しているが，呼吸 CPG が全く異なる嚥下リズムを形成することは考えにくいからである．したがって，嚥下 CPG において Type 2 嚥下関連ニューロ

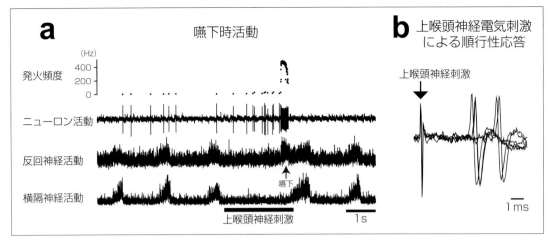

図 4. Type 2 嚥下関連ニューロンの嚥下時活動
a：Type 2 嚥下関連ニューロンは嚥下時に活動性が大きく変化する．
b：上喉頭神経を電気刺激した際の順行性応答を示す．上喉頭神経刺激を基準に
 5 つの波形を重ねて表示している．

ンは呼吸関連活動を示さないことが多い[2]．この interneuron を記録する方法として，上喉頭神経電気刺激を利用した方法がある(図4)．上喉頭神経刺激に応答するニューロンということは，すなわち喉頭の感覚情報を受けるニューロンであるから，嚥下惹起やリズム生成に関与する可能性が高い．したがって，そのニューロンを詳細に解析すれば嚥下 CPG の本質に迫れるわけである．このように解析した嚥下関連ニューロンの局在とその投射経路から，いわゆる嚥下 CPG は孤束核あるいは疑核周囲だけでなく，その周囲の網様体にも広く分布している可能性があることがわかる[2]．つまり DSG，VSG は延髄網様体にも広く分布している可能性が示唆されるのである．

嚥下 CPG と呼吸 CPG

嚥下 CPG はその複雑な活動パターンと再現性から，様々な情報の入力において出力の変調をきたさない非常に柔軟性の低いシステムと考えられている．それに対して，呼吸 CPG は hypoxia や hypercapnia のように体内の環境が変化すると，それに応じて柔軟に活動パターンを変化させ，ホメオスタシスの維持に貢献する．呼吸 CPG は脳幹に存在している[8]．延髄には孤束核の腹外側に背側呼吸ニューロン群が，延髄腹外側には尾側腹側呼吸ニューロン群，吻側腹側呼吸ニューロン群，

pre Bötzinger complex，Bötzinger complex，傍顔面神経核呼吸ニューロン群が存在している[9]．また，橋背外側領域には橋呼吸ニューロン群が存在しており，これらのニューロン群が密接に連携し，呼吸運動を制御している[9]（図5）．

呼吸 CPG は呼吸だけでなく，発声，咳反射などでも柔軟に活動パターンを変化させ，それらの運動生成に寄与する[10)~12)]．嚥下においても先に述べたように呼吸 CPG はその活動パターンを変化させ，嚥下運動の制御に関与している[12)13)]．このように呼吸 CPG は様々な CPG に共有されていると考えることができる．

嚥下中に呼吸 CPG が活動を停止するのではなく，その活動を変化させることは嚥下と呼吸を理解するうえで重要である．呼吸と嚥下を切り離して考えることはできない．呼吸は随意的にも調整できるため嚥下中の呼吸も随意的に調節できると考えがちだが，これは間違いである．呼吸と嚥下運動を切り離して，呼吸を止めてから嚥下を促す試みもあるが，そもそも嚥下制御に呼吸 CPG が利用されている以上，嚥下時の呼吸制御は嚥下パターンに組み込まれているため，意図的には制御不可能なのである．また，嚥下時声門閉鎖を強化する代償嚥下についても，咽頭期嚥下に伴う声門閉鎖は嚥下 CPG によって制御されており，閉鎖の直前に喉頭運動ニューロンは抑制性入力を受け

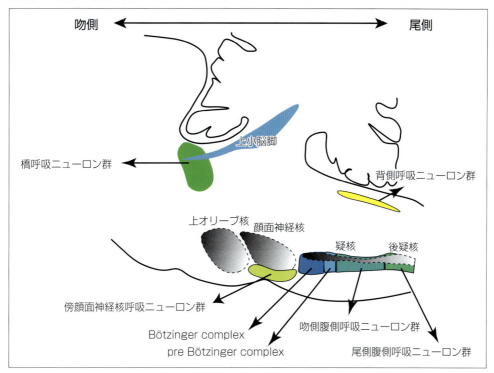

図 5. 呼吸ニューロングループの模式図
延髄から橋にかけて広く呼吸ニューロンが分布している.

ることから，嚥下時に声門を閉鎖し続けることは神経制御機構として不可能である[14].

嚥下惹起性

咽頭期嚥下は咽頭，喉頭の感覚刺激により惹起される．この刺激は上喉頭神経内枝あるいは舌咽神経を経由し，延髄の孤束核に伝達される．その情報がType 1嚥下関連ニューロンにより伝えられ，Type 2嚥下関連ニューロンの一部にも伝えられる．その興奮性入力が一定の閾値を超えると嚥下が誘発され，Type 2嚥下関連ニューロンは嚥下生成のために活動パターンを劇的に変化させる．これが嚥下が惹起されたという状態である．

嚥下惹起性とは嚥下の起こりやすさを示しており，電気生理学的には，咽頭期嚥下の惹起性は上喉頭神経刺激開始から嚥下惹起までの時間を計測すると正確に再現性をもって評価しやすい．例えば，上喉頭神経を電気刺激すると咽頭期嚥下が惹起されるが，その刺激強度を変化させると惹起までの潜時も変化する（図6）．嚥下惹起性は嚥下惹起に必要な刺激強度と惹起までの潜時で評価する

ことができる．つまり，より弱い刺激で嚥下が惹起されるか，あるいはより早く惹起されれば，嚥下惹起性がよいということになる．

臨床では喉頭挙上遅延時間が有用な指標とされる[15].これは生理学的に合理性のある指標である．食塊が梨状陥凹に到達するとは，すなわち上喉頭神経内枝の刺激が開始されたとほぼ同義であり，喉頭が最大挙上位に到達した時点とは，甲状舌骨筋を含む喉頭挙上に関与する筋活動が最大となった時点とほぼ一致する．咽頭期嚥下中の筋活動パターンは通常ステレオタイプであるから，どの時点でも再現性をもって計測できればよい．問題は計測開始時点だが，再現性をもって計測可能な地点は食塊の咽頭への流入時点ではなく，上喉頭神経刺激開始時点である．

一方，上喉頭神経を刺激すると呼吸が抑制される傾向がある．また，強すぎる喉頭刺激では咳反射が生じてしまう．つまり，強い咽頭，喉頭刺激は嚥下惹起にとって一概に有利な方向に働くとはいえない．

しかし，嚥下CPGの咽頭，喉頭感覚入力を受け

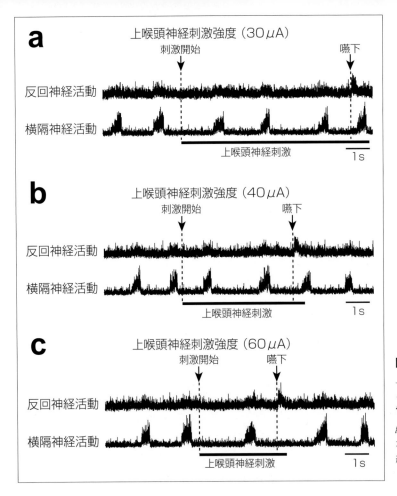

図 6.
上喉頭神経電気刺激により誘発される嚥下
電気刺激の強度を 30 μA(a) から 40 μA(b), 60 μA(c) と増加させるとそれに伴って嚥下惹起までの潜時が短縮する.

るニューロンは咽頭, 喉頭刺激により興奮性入力を受けるわけであるから, 刺激による活動性増加が期待できる. これが嚥下促通につながるか否かは今後の研究を待つところだが, 嚥下時に持続的に軽度の咽頭, 喉頭感覚刺激を加えることができれば, 嚥下惹起低下を伴う嚥下障害患者に対する治療効果が期待できるかもしれない[16].

まとめ

嚥下 CPG の構成や機能, 呼吸との関連について述べた. 嚥下 CPG の機能を理解することは, 嚥下運動を正しく理解するために重要である. 日常の嚥下診療においても基礎的な知識のうえに, 理論的に整合性のある診療を行うことは重要であり, そのために本稿が役立てば幸いである.

文 献

1) Umezaki T, et al：Medullary swallowing-related neurons in the anesthetized cat. *Neuroreport*, 9：1793-1798, 1998.
   〈Summary〉延髄関連ニューロンの分布と活動様式を示した.
2) Sugiyama Y, et al：Axonal projections of medullary swallowing neurons in guinea pigs. *J Comp Neurol*, 519：2193-2211, 2011.
   〈Summary〉延髄嚥下関連ニューロンの活動様式および投射を解析した.
3) Jean A：Brain stem control of swallowing；neuronal network and cellular mechanisms. *Physiol Rev*, 81：929-969, 2001.
   〈Summary〉嚥下中枢について解説した総説.
4) Altschuler SM, et al：Dendritic architecture of nucleus ambiguus motoneurons projecting to the upper alimentary tract in the rat. *J Comp Neurol*, 309：402-414, 1991.
   〈Summary〉咽頭, 喉頭, 食道に投射する疑核の運

動ニューロンを組織学的に示した.

5) Grélot L, et al：Pharyngeal motoneurones：respiratory-related activity and responses to laryngeal afferents in the decerebrate cat. *Exp Brain Res*, 78：336-344, 1989.
〈Summary〉咽頭運動ニューロンの呼吸関連活動と上喉頭神経刺激に対する反応を解析した.

6) Shiba K, et al：Multifunctional laryngeal motoneurons：an intracellular study in the cat. *J Neurosci*, 19：2717-2727, 1999.
〈Summary〉喉頭運動ニューロンの多機能性について解析した.

7) Broussard DL, et al：Solitarial premotor neuron projections to the rat esophagus and pharynx：implications for control of swallowing. *Gastroenterology*, 114：1268-1275, 1998.
〈Summary〉孤束核から疑核への直接投射を組織学的に示した.

8) Bianchi AL, et al：Central control of breathing in mammals：neuronal circuitry, membrane properties, and neurotransmitters. *Physiol Rev*, 75：1-45, 1995.
〈Summary〉呼吸中枢について解説した総説.

9) Feldman JL, Del Negro CA：Looking for inspiration：new perspectives on respiratory rhythm. *Nat Rev Neurosci*, 7：232-242, 2006.
〈Summary〉呼吸リズム調節機構を簡潔に示した総説.

10) Bianchi AL, Gestreau C：The brainstem respiratory network：an overview of a half century of research. Respir. *Physiol Neurobiol*, 168：4-12, 2009.
〈Summary〉呼吸中枢の解説と嚥下を含む非呼吸性運動における呼吸中枢の関与について示した総説.

11) Saito Y, et al：Activity of neurons in ventrolateral respiratory groups during swallowing in decerebrate rats. *Brain Dev*, 25：338-345, 2003.
〈Summary〉延髄腹側呼吸ニューロン群の嚥下時活動を解析した.

12) Sugiyama Y, et al：Activity of respiratory neurons in the rostral medulla during vocalization, swallowing, and coughing in guinea pigs. *Neurosci Res*, 80：17-31, 2014.
〈Summary〉延髄腹側呼吸ニューロン群の発声, 嚥下, 咳関連活動について解析した.

13) Sugiyama Y, et al：Role of the retrotrapezoid nucleus/parafacial respiratory group in coughing and swallowing in guinea pigs. *J Neurophysiol*, 114：1792-1805, 2015.
〈Summary〉傍顔面神経核呼吸ニューロン群の咳, 嚥下関連活動について解析した.

14) Suzuki T, et al：Swallow-related inhibition in laryngeal motoneurons. *Neurosci Res*, 67：327-333, 2010.
〈Summary〉喉頭運動ニューロンの嚥下関連抑制性入力について詳細に解析した.

15) Miyaji H, et al：Videofluoroscopic assessment of pharyngeal stage delay reflects pathophysiology after brain infarction. *Laryngoscope*, 122：2793-2799, 2012.
〈Summary〉喉頭挙上遅延時間が嚥下惹起遅延の解析に有用であることを示した.

16) Oku Y, et al：Effects of Short Term Interferential Current Stimulation on Swallowing Reflex in Dysphagic Patients. *Int J Speech Lang Pathol Audiol*, 3：1-8, 2015.
〈Summary〉干渉波電気刺激が嚥下惹起性の改善に関与する可能性を示した.

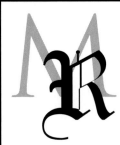

特集：摂食嚥下障害リハビリテーションABC

I．総　論
1．構造と機能
6）大脳の役割と可塑性

山脇正永*

Abstract 嚥下運動は約300 msで種々の口腔咽頭食道器官が共同して，食塊（ボーラス）を食道へ確実に誘導する運動である．その特徴としては，① 高度に組織化されたsequentialな運動であること，② 随意的要素と不随意的要素が混在した運動であること，③ ボーラスの感覚情報（感覚性求心入力）も重要な役割を担うことが挙げられる．これらの特徴に対応する嚥下機構の神経調節としては，延髄central pattern generator（CPG），大脳皮質による調節，味覚・温度覚・触覚などの感覚器官と感覚入力が重要な役割を担っている．本稿は中枢神経系を中心に嚥下運動の神経調節機構についてまとめる．

Key words 嚥下（swallowing），嚥下障害（dysphagia），脳機能マッピング（brain mapping），パターン発生器（pattern generator）

はじめに

摂食嚥下機能は人間にとって最も基本的な生理的機能であるとともに，精神的・文化的・社会的機能ももつものである．その機能異常である嚥下障害においては，食物が気管へ侵入する誤嚥，誤嚥性肺炎，栄養障害をきたし，生命予後および生活の質を大きく左右する．嚥下運動は約300 msで種々の口腔咽頭食道器官が共同して，食塊（ボーラス）を食道へ確実に誘導する運動である．当然緻密なフィードバックシステムに基づくが，嚥下運動には延髄・脳幹での情報処理のみならず，テント上の神経系も関与する（図1）．

嚥下運動の特徴として以下が挙げられる．

（1）高度に組織化されたsequentialな運動である．

（2）随意的要素と不随意的要素が混在した運動である．

（3）感覚性求心入力も重要な役割を担う．

本稿ではこれらの嚥下運動の特徴を中心として，その神経調節メカニズムについて考察してゆきたい．

嚥下運動は高度に組織化されたsequentialな運動である

嚥下運動の本体は，ボーラスを誤嚥しないように口腔から咽頭・食道を経て胃まで送る運動である．この運動は通常次の5期に分類される．① 先行期（食物の認知・摂食の意欲），② 準備期（咀嚼しボーラスを整える），③ 口腔期（ボーラスを舌により咽頭へ搾り出す），④ 咽頭期（ボーラスが気道に入らないように食道入口部へ誘導），⑤ 食道期（蠕動によりボーラスを胃へ送る）．この運動に関与する筋群は三十種類にも及び，これらが1秒以内に正確にsequentialな運動を行うことによって成立する．

このsequentialな運動には高度に組織化された調節系が必要であり，延髄の嚥下中枢であるcentral pattern generator（CPG）が大きく関与し

---

* Masanaga YAMAWAKI，〒602-8566 京都府京都市上京区河原町通広小路上ル梶井町465　京都府立医科大学総合医療・医学教育学，教授

ていることが明らかになっている．嚥下運動の延髄を介した入力出力ループはCPGを介したものと考えられている．入力系としては舌・口腔・咽頭の末梢感覚器（味覚，触覚，圧覚など）から三叉神経，舌咽神経咽頭枝，上喉頭神経（SLN）を経て延髄孤束核からCPGへ至る．CPGからの出力系としては，三叉神経，顔面神経，舌咽神経，迷走神経，舌下神経の運動神経核を経て嚥下関連筋群へ至るものである．CPGには大きく分けて2つの神経群が同定されている．これはNTS-DSG：孤束核（NTS）にあるdorsal swallowing group（DSG）と，VLM-VSG：偽核（nA）の近傍の延髄腹外側（VLM）にあるventral swallowing group（VSG）である．NTS-DSGはsequentialまたはrhythmicで自発的なfiringを呈し，嚥下開始および以降のsequentialで円滑な運動の基礎リズムを発生するニューロン群と考えられている．一方，VLM-VSGは嚥下中のsequentialな運動を円滑に行うために，各神経核の運動ニューロン群の切り替えに関与すると考えられている．実際に末梢神経刺激による嚥下反射自体は，これらCPGより下位のコンポーネント（延髄～末梢器官）のみで成立しうる．

CPGにおいてどのような情報処理が行われ嚥下運動に表現されているかについては，仮説の域を出ていない．情報処理メカニズムを証明するためには神経回路におけるニューロン・タイプの解析が重要であるが，現在までにその報告は少ない．CPG構成ニューロンのneurotransmitterについてはNMDA typeを主とする興奮性アミノ酸（EAA）受容体がNTSにおいて嚥下運動発生，連続運動形成に関与することが報告されている．一方，抑制メカニズムについてはGABA関連メカニズムが，咽頭～食道の運動連関にはコリン作動性ニューロンの関与が報告されている．

嚥下運動は随意的要素と不随意的要素が混在した運動である

延髄以遠の器官で嚥下反射が再現されうるとす

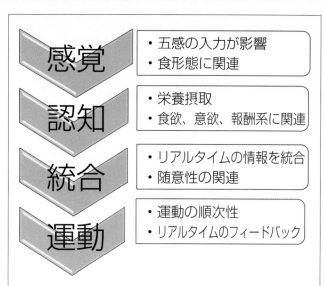

図1．摂食嚥下と脳機能のプロセス

れば，より吻側の大脳はどのように関与しているのだろうか．実際に我々は摂食嚥下を行う際に嚥下運動を意識する場合があり，脳幹より上位の障害をきたす神経疾患において嚥下障害が起こることもよく知られている．この経路の上位の系として味覚食感などの感覚情報を延髄から大脳へ投射する入力線維，運動野・島皮質から延髄嚥下中枢への出力系（上位ニューロン）も嚥下反射を修飾する．さらにその上位として感情，報酬系など高次脳機能への関与もある．

現在までに嚥下運動の中枢神経機構については，簡単な運動についてfMRI，MEG，PET等を用いた解析が報告されているが，一定の知見を得られていない．嚥下時の脳機能活動部位については，外側中心前回，補足運動野（SMA），前帯状回，島および前頭弁蓋，中心後回と頭頂葉，側島葉の報告がある．さらに嚥下運動の左右差について，随意嚥下（command swallow, volitional swallow）と反射嚥下（non-command swallow, reflex swallow）での活動変化についても報告がある（図2）．

我々の研究グループではfunctional NIRS（near-infreared spectroscopy）により，嚥下関連運動における脳機能活動を測定している．光トポグラフィー装置によるNIRS測定は，自由な姿勢をとることができ，口腔顔面筋を含む動作を伴う摂食嚥下運動の脳機能解析に有用であった．仰臥

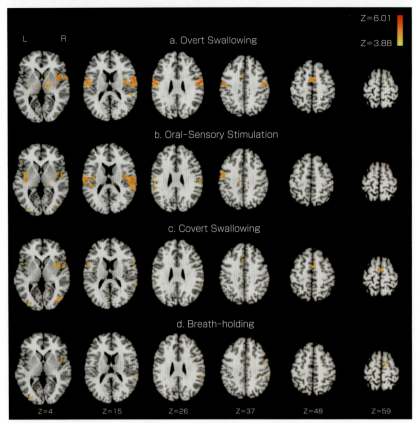

図 2.
嚥下運動と口腔内刺激
fMRI による脳活動パターンを示す．嚥下運動時には一次運動感覚野，島皮質を中心に活性がみられる．
a：嚥下運動時
b：口腔内刺激時
c：少量嚥下時
d：息こらえ時
(Lowell SY, et al：Sensory stimulation activates both motor and sensory components of the swallowing system. *Neuroimage*, 42(1)：285-95, 2008 より)

位での fMRI の報告と同様に，反射嚥下に比べ随意嚥下で脳活動が広く賦活される点，NIRS 信号強度の差により舌・咽頭などの運動が分離できる可能性が確認された．また，咀嚼運動・随意嚥下運動においては運動アーチファクトにも注意し解析すべきと考えた．摂食嚥下運動時の NIRS 信号を測定することにより，嚥下障害の機能評価，リハビリテーション評価への応用について解析中である．

嚥下運動において感覚性求心入力も重要な役割を担う

上記ではいかに嚥下運動がコントロールされているかについて，主として出力系（運動系）の検証を行ってきたが，一方で滑らかな嚥下運動をきたすためには感覚入力系も非常に重要な役割を果たす．入力系として，三叉神経，舌咽神経咽頭枝，SLN の刺激は嚥下運動を誘発する．このうち特に SLN は嚥下運動のみを誘発し，嚥下運動を惹起する神経として知られている．SLN のうちタイプ Aα および Aδ 線維が嚥下と関連があるとされている．一方，食道の蠕動運動に関与するのは迷走神経のタイプ A および C 線維である．口腔から咽頭粘膜の感覚器としては痛覚受容体，温度受容体，機械受容体（Merkel 細胞，Meissner 小体），化学受容体，水受容体などが存在する．嚥下運動に関連するものとして，substance P (SP) と calcitonin gene-related peptide (CGRP) は咽頭喉頭粘膜に広く分布していることが報告されている．さらに，嚥下障害患者において capsicin 投与により誤嚥性肺炎が減少した報告があり，咽頭粘膜刺激により嚥下反射が亢進したと考察されている．

この感覚入力と関連して，嚥下運動は器官側の問題だけでなく，ボーラス側の特性も関与する．実際，我々の日常生活でも食べにくいもの，食べやすいものがある．特に嚥下障害患者においてはテクスチャーをはじめとする食形態によって，誤嚥をきたしやすいものときたしにくいものに分類できる．食べにくい物性についてはその感覚情報が送られ，それを代償すべく運動に反映される．

嚥下障害患者への対応としてテクスチャーなど物性は重要な因子となる．実際に食物側（ボーラス側）の因子については味，温度，刺激性，粘性などによって大きく左右される．

嚥下障害時の脳機能と可塑性

　脳梗塞後の嚥下障害患者について，Momosakiらは左脳梗塞患者に対する SPECT による分析で，嚥下障害に関与する中枢として area 4（一次運動野）および area 24（腹側前帯状皮質）との関連を挙げている．一方で，Li らは ALS 患者で嚥下障害のある場合は運動感覚野および左視床の活性化がみられたとしている．一般に一側性の脳梗塞での嚥下障害の回復過程において，反対側の大脳皮質の活動性の上昇と活動領域の拡大を認める．

　Hamdy らは一側性脳血管障害患者の回復過程を数か月にわたって観察したところ，反対側咽頭筋の運動野の活動性上昇，活動領域の上昇を認め，嚥下障害をきたした患者以外ではこの反対側の活性変化は認めなかったと報告している．さらにこの報告では，病側の大脳皮質の活動の変化はなかったとしている．一側性の大脳皮質病変においては，数週～数か月で反対側の嚥下関連皮質の機能的再構築が行われることが示唆されている．この神経可塑性を応用したものが，大脳刺激療法と考えられ，近年エビデンスが蓄積されつつある．今後はこれらの可塑性を促進する神経科学的な治療アプローチも実用化される可能性もある．

メカニズム解明から嚥下障害治療へ

　嚥下運動の障害は嚥下障害（dysphagia）と表現される．嚥下障害患者は栄養障害，脱水，誤嚥性肺炎，窒息など臨床的に重大な帰結をもたらす．嚥下障害をきたす障害メカニズムとしては出力系（運動系）障害が最も多く，神経疾患のなかでは，脳血管障害，筋萎縮性側索硬化症，末梢脳神経障害が主な原因となる．特に，運動上位および下位ニューロン障害をきたす筋萎縮性側索硬化症は，進行性で重度の嚥下障害をきたす．また，下位ニューロン障害については，Wallenberg 症候群などで重度の嚥下障害をきたす．上位ニューロン（大脳皮質の運動ニューロン）障害と下位ニューロン（延髄以下の運動ニューロン）障害は異なる臨床像を呈することが知られており，その対処法も異なる．大脳磁気刺激により上位および下位ニューロンの障害程度を分離解析することが可能になり，舌運動支配のニューロン検査法も準備期，口腔期を解明するうえで重要である．また，治療薬については，アンギオテンシン変換酵素阻害薬（ACEI）による substance P を介した誤嚥抑制機構については，末梢感覚器レベルでの咳反射機構の関与が考えられているが，嚥下中枢への作用についてはいまだ結論が出ていない．

おわりに

　嚥下機能の神経調節機構について多面的なアプローチからそのメカニズムを考察し，1 人でも多くの嚥下障害の患者がおいしく食べられるような新たな治療法への糸口を模索してゆくことが期待される．

文　献

1) Ertekin C, Aydogdu I：Neurophysiology of swallowing. *Clin Neurophysiol*, 114：2226-2244, 2003.
2) Jean A：Brain stem control of swallowing：neuronal network and cellular mechanisms. *Physiological Rev*, 81：929-969, 2001.
3) Michou E, et al：Repetitive transcranial magnetic stimulation：a novel approach for treating oropharyngeal dysphagia. *Curr Gastroenterol Rep*, 18：10, 2016.

特集：摂食嚥下障害リハビリテーションABC

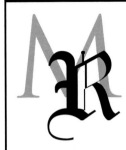

Ⅰ．総　論

2．プロセスモデルを考慮した
摂食嚥下リハビリテーション

松尾浩一郎*

Abstract 液体を飲むときと食物を咀嚼して食べるときには，飲食物が嚥下までに咽頭へと送り込まれるプロセスが異なる．咀嚼嚥下のプロセスを説明したモデルがプロセスモデルである．食物の咀嚼中，咀嚼された食物は舌によって嚥下前に咽頭へと送り込まれるため，咀嚼嚥下では，食物の送り込みと嚥下惹起のタイミングが液体嚥下のときとは異なる．摂食嚥下障害患者の画像評価では，液体嚥下と咀嚼嚥下は区別して評価すべきである．ビデオ嚥下造影検査では，食物の咀嚼，送り込み，嚥下までのプロセスを評価し，口腔咽頭器官の動態のどこが障害されているのかを側面と正面映像で評価する．一方で，直接訓練において，ゼリーやペースト食では液体嚥下に準じた嚥下訓練となるが，食物形態がアップするとともに，咀嚼を必要とする食形態となるため，プロセスモデルを考慮したリハビリテーションが必要となる．

Key words プロセスモデル(process model)，咀嚼嚥下(mastication)，stage Ⅱ transport

はじめに

液体を飲むときと食物を咀嚼して食べるときには，食物が嚥下までに咽頭へと送り込まれるプロセスが異なる．それぞれの動態を生理学的に説明したモデルが「4期モデル」と「プロセスモデル」である．それぞれのモデルに準じて摂食嚥下を考えると，摂食嚥下の動態や病態が理解しやすくなる．本稿では，プロセスモデルとは何か，またどのように臨床応用するかを解説していく．

プロセスモデルの概要

プロセスモデルは，咀嚼嚥下のプロセスを4つのステージに分けて説明している．食物の捕食後に，その食物を臼歯部まで運び(stage Ⅰ transport)，その後，食物を咀嚼し，唾液と混和させ(processing)，咀嚼した食物を順次咽頭へと送る(stage Ⅱ transport)．咽頭へと送り込まれた食物は，嚥下までそこで蓄積し，最終的に口腔内で咀嚼された食物と一緒になって嚥下される(swallowing)．液体嚥下を説明する4期モデルでは，口腔準備期から食道期までの4つのステージが，ほぼオーバーラップしないで進行していく．一方，プロセスモデルでは，咀嚼を表すprocessingと咽頭への送り込みであるstage Ⅱ transportがオーバーラップしながら進んでいくことを特徴とする(図1)．ここが4期モデルとプロセスモデルの一番の違いである．

1．Stage Ⅰ transport

Stage Ⅰ transportとは，食べ物を捕食した後に，舌がその食べ物を臼歯部まで運ぶ動きを指す．捕食後の開口とともに，舌全体が後下方へと動きながら外側へ回転運動をすることで，舌背上の食物を下顎臼歯の咬合面へとのせることができる．このときの舌の運動は，stage Ⅱ transportのときの舌運動と区別するために舌の「プルバック」運動(pull back motion)と呼ばれる(図2)．

* Koichiro MATSUO, 〒 470-1192 愛知県豊明市沓掛町田楽ヶ窪1-98 藤田保健衛生大学医学部歯科・口腔外科教室，教授

図 1.
4期連続モデルとプロセスモデルの模式図
4期モデルでは，各ステージが重なり合わずに進んでいくが，プロセスモデルでは，processingとstage II transportがオーバーラップする．

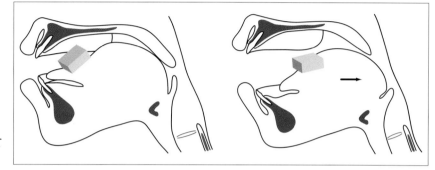

図 2.
Stage I transport の模式図
舌の「プルバック」運動によって食物を臼歯部まで運んでいる．

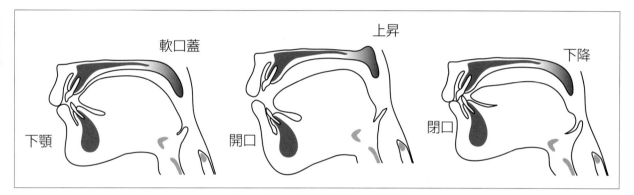

図 3．咀嚼中の軟口蓋挙上の模式図
軟口蓋は開口とともに挙上し，閉口とともに元の位置に戻る．

（文献 12 より）

2．Processing

Processing とは，捕食した食物を咀嚼して粉砕し，唾液と混ぜ湿潤させ，嚥下しやすい食塊とするプロセスのことである．咀嚼を必要としない食物を舌でつぶして，唾液と混ぜて食塊形成するのも processing である．咀嚼は，下顎のリズミカルな開閉口運動とともに，舌，頬，軟口蓋などの軟組織や舌骨などとの協調運動からなる．

舌は，下顎の咀嚼運動に連動しながら3次元的に動く．そして，下顎の開閉口運動に合わせながら前後方向にも動く[1]．また，左右方向への移動と回転運動も行っている．また，咀嚼運動に合わせて食物を下顎の咬合面上にのせ，咀嚼された食物を咽頭へと送り込むために，舌背上へものせる動きをする[2]．

軟口蓋も咀嚼運動に連動してリズミカルに動く[3]．咀嚼中，軟口蓋は開口とともに挙上し，閉口とともに下降する（図3）．食物を咀嚼するときには，舌と軟口蓋は，咀嚼運動と協調しながら連続的に運動しているために，口峡部は閉鎖されず，口腔と咽頭は1つの連続した空間となる．

3．Stage II transport

Stage II transport とは，咀嚼された食物を舌背上にのせ，咽頭へと送り込む動きを指す．

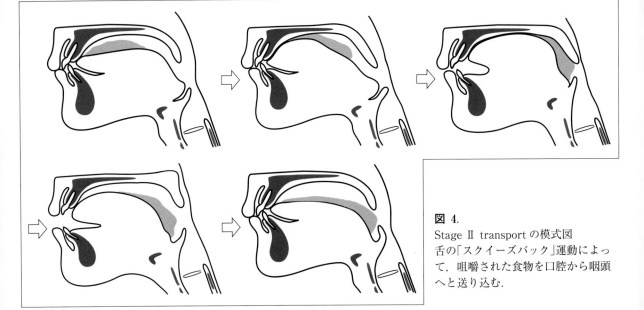

図 4.
Stage Ⅱ transport の模式図
舌の「スクイーズバック」運動によって，咀嚼された食物を口腔から咽頭へと送り込む．

Stage Ⅱ transport の動きは，液体嚥下の口腔送り込み期の動きと近似する．咀嚼された食物は，唾液と混ざり食塊形成されると，閉口中に舌背部にのせられた後に，舌と口蓋によって後方へと絞り込まれるように送り込まれる(図4)[4)5)]．この舌の動きは，「スクイーズバック」運動(squeeze back motion：絞り込み運動)と呼ばれ，stage Ⅰ transport の「プルバック」運動とは区別される．Stage Ⅱ transport による咽頭への食物の送り込みは，嚥下直前だけではなく，咀嚼の途中で順次必要に応じて起こる．咀嚼中に中咽頭まで送り込まれた食塊は，その後徐々に喉頭蓋谷まで送り込まれ，嚥下開始まで集積されている(bolus aggregation)．

二相性食物(two-phase food)の咀嚼嚥下

液体嚥下と咀嚼嚥下では，嚥下までの送り込みや嚥下惹起のタイミングが変わることを説明してきた．液体と食物を同時に摂取するときには，食物の送り込みと嚥下のタイミングはまた変わる．この液体と固形物を一緒に摂取する食形態を二相性食物と呼ぶ．普段我々が食べている食事のなかでも二相性食物に準じた食形態は多い．スープ，みそ汁やお茶漬けなどは典型例であるが，その他にも，フルーツや汁がさらさらしている煮物なども

そうである．嚥下調整食として，食物を刻んだ「キザミ食」が提供されることがあるが，水分がでて，二相性食物の様相を呈していることが多い．

咀嚼中は口峡部が開いているため，二相性食物を食したときには，その咀嚼中に液体成分が先に下咽頭にまで流れ込むことがある(図5)[6)]．高齢者や摂食嚥下障害者では，嚥下開始のタイミングが遅れるために，下咽頭，梨状窩への液体成分の流入の割合が高まり，誤嚥の危険性が高まるといわれている[7)8)]．しかし，二相性食物の液体成分の粘性を高めると咀嚼時間や嚥下のタイミングは固形物に近づいていくため[9)]，汁物にとろみを付けたり，お粥を増粘粥にするなどの工夫が必要である．

プロセスモデルの臨床応用

1．摂食嚥下障害の評価

咀嚼嚥下では，嚥下までの送り込みが変化するので，液体嚥下と咀嚼嚥下のそれぞれのモデルに準じて，動態を評価することが重要である．咀嚼中に口腔から咽頭へと食物が送り込まれる様子は，外部観察では不可能であるため，可能ならば，ビデオ嚥下内視鏡検査(videoendoscopy；VE)やビデオ嚥下造影検査(videofluorography；VF)での評価が必要である．一般的な VE，VF について

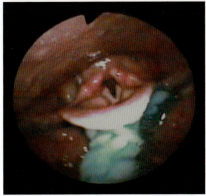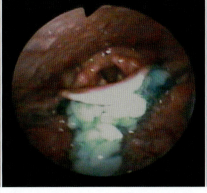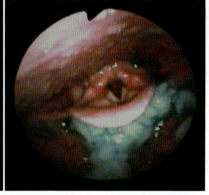

図 5. 二相性食物の咀嚼嚥下の VE 像

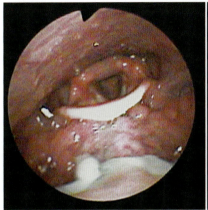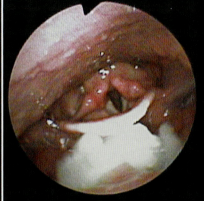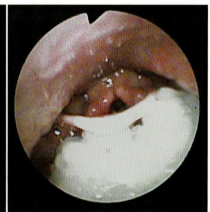

図 6. 健常者での食物送り込みの VE 像
咀嚼された米飯が咽頭へと送り込まれている.

の説明は，本誌「VF の標準的手段と観察のポイント」（柴田斉子，pp. 87～93），「VE の標準的手順と観察のポイント」（太田喜久夫，pp. 95～105）を参照していただき，本稿では，プロセスモデルに特化した VE と VF での評価方法について述べる．

1）ビデオ嚥下内視鏡検査（VE）

VE で口腔や食道は観察することはできず，咽頭腔のみみることができる．そのため，VE では咀嚼運動自体を観察できないが，咀嚼の結果である送り込まれた食物を観察することができる（図6）. VE による咀嚼嚥下の評価では，①咽頭に送り込まれた食物は咀嚼されているか，②咽頭までどのようにして送り込まれているか，③咽頭のどこまで送り込まれているかに注意しながら観察するとよい．

送り込まれた食物をみて，咀嚼されているか否かを判断する．また余裕があれば，VE の映像だけでなく，咀嚼しているかどうか，外部からの観察も同時に行うと下顎が咀嚼運動を行っているかどうかがわかる．義歯の不適合や義歯の不使用があると，食事を噛まずに食べていることがある．また，高次脳機能障害や認知症などにより，咀嚼せずにほぼ丸飲みで食べている場合もある．臼歯部での咀嚼が不十分なままに大きな塊で咽頭へと送り込んで飲みこむと，窒息の危険性が高まる[10]. このような咀嚼が不十分な患者の咀嚼の評価を VE で行うことも重要である．義歯不適合や臼歯部が欠損しているために咀嚼不良になっているときには，義歯の修理，新製を考慮すべきである．

VE では，食物がどのように咽頭へと送り込まれていくかを観察することが重要である．Stage Ⅱ transport によって送り込まれてきたのか，ただ重力によって咽頭へとたれ込んできたのか，食物の送り込まれ方を観察して判断する．

咽頭へと送り込まれた食物が，嚥下惹起までに

表 1. VF 側面，正面撮影およびステージごとの観察の注意点

	側 面	正 面
Stage I transport Processing	臼歯部へ運んでいるか 臼歯で咀嚼しているか（前歯だけで咬んでいないか） 咀嚼時間が延長していないか	臼歯部に運んだときにローテーションしているか 舌が臼歯に食物をのせているか 頬側に食物が落ちていかないか
Stage II transport	舌の「スクイーズバック」運動によって咽頭へと送り込んでいるか 重力だけによる送り込みか	舌の中央部にのせてから送り込んでいるか
嚥下惹起	固形物：咽頭腔を塞ぐほど喉頭蓋谷に蓄積していないか 二相性：梨状窩まで達してからの嚥下惹起が延長していないか	
咽頭期	喉頭蓋谷，梨状窩の残留があるか その場合，交互嚥下，繰り返し嚥下でクリアされるか	UES 通過側はどちらか 残留がある場合，左右どちらが残留しやすいか

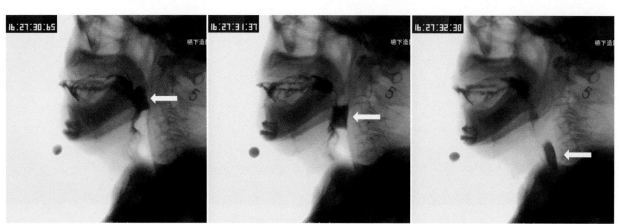

図 7. 舌がん術後の VF 側面像
舌亜全摘により咀嚼機能が大きく低下し，ゼリーをほぼ丸飲みしている．

どこまで送り込まれているのかも重要である．二相性食物ではない食物を咀嚼しているときには，咀嚼された食物が喉頭蓋谷まで達したら嚥下が起こる．しかし，咀嚼が延長し，嚥下反射の遅延がある場合には，唾液を多量に含み凝集性が低下した食物が，下咽頭や梨状窩まで達してから嚥下が起こることがある．そのような場合には，食物形態をまとまりのよいものにする，咀嚼にあまり時間のかからない形態にするなどの工夫が必要である．

2）ビデオ嚥下造影検査（VF）

VE では，咽頭腔の観察のみとなるために咀嚼嚥下中の限定的な情報しか得られない．しかし，VF では，口腔から食道，胃まで送り込まれる食物の動きと，その食物を送り込む諸器官の運動を可視化できるため，口腔期から食道期にかけての総合的な摂食嚥下機能評価を行える．

VF を使用した咀嚼嚥下の評価では，プロセスモデルの概念をもとに咀嚼嚥下のメカニズムを観察する．VE と比較して，VF では，咀嚼嚥下に伴う口腔，咽頭の器官の動きを評価できることが，一番の優位性である．VF で観察するときには，食物の送り込まれるプロセスとともに，その食物をどのようにして嚥下できる形態にして，どのように嚥下しているのか，またそのなかでどのような機能が障害されているのかを評価する．ただ，VF は二次元の映像であるので，側面と正面での撮影を行う．両方の撮影方法による観察ポイントを表 1 にまとめた．

側面撮影では，捕食から嚥下までの食物の送り込まれ方と，その食物を咀嚼して咽頭へと送り込んでいく口腔，咽頭器官の運動とその協調関係を評価する．咀嚼運動がリズミカルに行われているか，咀嚼された食物が，舌によって力強く咽頭へ

と送り込まれているかを評価する．咀嚼が不十分な場合には，食物がそのままの形で咽頭へと送り込まれることもある（図7）．また，咽頭へと送り込まれた食物は，咽頭のどこまで達してから嚥下されているのかも評価する．

前後方向撮影では，咀嚼から嚥下までの運動の左右差や偏位を観察する．Stage I transport では，舌が捕食した食物を臼歯部の咬合面にまで持っていっているか，そのとき舌がローテーションしているかを確認する．咀嚼中では，下顎の咀嚼運動とともに舌と頬が協調的に運動しているかを観察する．また，stage II transport によって，食物を舌背部にのせてから咽頭へと送り込んでいるか，それともただたれ込んでしまっているだけかを確認する．

2．摂食嚥下障害への対応

咀嚼嚥下の観点から食物を使った直接訓練について述べる．摂食嚥下障害は，重症度によって，直接訓練のアプローチが異なる（図8）．重症度が

重症度	重度	軽度
嚥下食	ゼリー	咀嚼調整食
咀嚼	不要	必要
舌（STII）	弱	強
重力	利用	不要
	4期モデル	プロセスモデル

図 8．摂食嚥下障害の重症度と咀嚼嚥下の関係

重度の場合には，直接訓練は，ゼリーやとろみ水など丸飲みできる食形態が適応となる．また，咀嚼や送り込みの力も低下しているため，咀嚼せずにリクライニングの姿勢で重力を利用しながら直接訓練を行うことになる．つまり，重度嚥下障害の場合には，4期モデルを基本とした考えで嚥下訓練を行う．一方で，軽度嚥下障害の場合には，摂取している嚥下調整食も咀嚼が必要な物性になっていることが多いため，プロセスモデルに準じた考え方で，咀嚼嚥下を考慮した直接訓練を

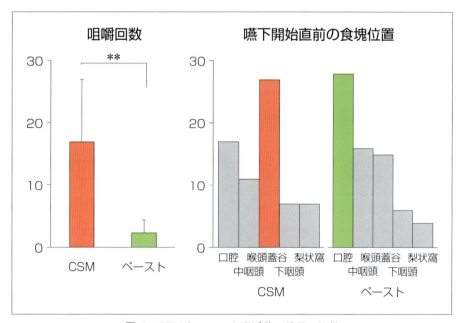

図 9．CSM とペースト咀嚼後の結果の比較
CSM とペーストの平均咀嚼回数．嚥下回数ともに CSM で有意に増加していた（p＜0.001）．また，嚥下直前の食塊先端位置は，ペーストでは嚥下前には口腔内で一番多く保持されていたが，CSM では喉頭蓋谷まで達する例が一番多くみられた（p＝0.003）．

行っていく.

　直接訓練を行い，嚥下障害の重症度が改善していくなかで，ゼリーやペースト食の丸飲み嚥下食と，咀嚼が必要な嚥下調整食の間にはギャップがある．そのため近年では，咀嚼開始に際しての，咀嚼嚥下開始食（chew-swallow managing food；CSM，商品名：プロセスリード）という食品が，大塚製薬工場と藤田保健衛生大学によって共同開発された．CSM のコンセプトは，咀嚼が必要なかたさを有しているが，咀嚼し，飲みこむ際にはペースト食と同様な物性となることである．実際に我々は，有料老人ホームに入居する高齢者を対象として，CSM とペースト食とを食べたときの咀嚼回数と食塊の送り込みを比較した[11]．CSM を食するとペースト食よりも有意に咀嚼回数が増加していた．また，ペースト食では，嚥下開始まで口腔内で保持されていることが多かったが，CSM を咀嚼すると咀嚼された CSM が stage II transport によって，喉頭蓋谷にまで送り込まれる割合が高かった（図9）．つまり，ペースト食の嚥下では，液体の丸飲み嚥下の動態に準じている一方で，CSM を摂取したときには，咀嚼嚥下の動態が生じている．CSM を用いることで，丸飲み食から咀嚼が必要な食形態への移行がよりスムースになる．

文　献

1) Palmer JB, et al：Tongue-jaw linkages in human feeding：a preliminary videofluorographic study. *Arch Oral Biol*, 42：429-441, 1997.

2) Taniguchi H, et al：Fluoroscopic evaluation of tongue and jaw movements during mastication in healthy humans. *Dysphagia*, 28：419-427, 2013.

3) Matsuo K, et al：Cyclic motion of the soft palate in feeding. *J Dent Res*, 84：39-42, 2005.

4) Hiiemae KM, Palmer JB：Food transport and bolus formation during complete feeding sequences on foods of different initial consistency. *Dysphagia*, 14：31-42, 1999.

5) Matsuo K, Palmer JB：Anatomy and physiology of feeding and swallowing：normal and abnormal. *Phys Med Rehabil Clin N Am*, 19：691-707, 2008.

6) Saitoh E, et al：Chewing and food consistency：effects on bolus transport and swallow initiation. *Dysphagia*, 22：100-107, 2007.

7) Matsuo K, et al：Effects of food consistencies and mastication on bolus transport and swallow initiation in individuals with hemispheric stroke. *J Neurol Neurophysiol*, 6：1-8, 2015.

8) Lee KL, et al：Is swallowing of all mixed consistencies dangerous for penetration-aspiration? *Am J Phys Med Rehabil*, 91：187-192, 2012.

9) Matsuo K, et al：Effect of viscosity on food transport and swallow initiation during eating of two-phase food in normal young adults：a pilot study. *Dysphagia*, 28：63-68, 2013.
　〈Summary〉若年健常者を対象として，二相性食物にとろみ調整食品を付与すると，粘性が高まるとともに下咽頭への嚥下前の流入が有意に減少することを明らかにした.

10) Kikutani T, et al：Tooth loss as risk factor for foreign-body asphyxiation in nursing-home patients. *Arch Gerontol Geriatr*, 54：e431-e435, 2012.
　〈Summary〉施設入所の高齢者を対象として，窒息のリスク因子を検討し，臼歯部の咬合なしと認知機能低下が有意なリスク因子であることを明らかにした.

11) Nakagawa K, et al：Efficacy of a novel training food based on the process model of feeding for mastication and swallowing—A preliminary study in elderly individuals living at a residential facility—. *Jpn J Compr Rehabil Sci*, 5：72-78, 2014.

12) 松尾浩一郎ほか：摂食中における軟口蓋の動きと下顎運動の連動性の検討．日摂食嚥下リハ会誌，12：20-30, 2008.

特集：摂食嚥下障害リハビリテーション ABC

Ⅰ．総　論
3．在宅における食支援

菊谷　武[*1]　戸原　雄[*2]　佐川敬一朗[*3]
古屋裕康[*4]

Abstract　在宅療養中の高齢者には，摂食嚥下機能の低下を示す者が多く存在する．本人の機能とは合致しない形態をもつ食物を摂取している人は，在宅療養中の患者の68％にも及ぶ．実際の介入効果については多くの患者において摂食状況の改善が認められる一方で，本人の機能を超えて摂食している場合などでは，より安全な方法を提案する場合も多い．摂食状況は介護環境に強い影響を受けるが，環境に働きかけることによって大きな成果をみることもある．在宅における摂食嚥下リハビリテーションの実施にあたっては，多職種での連携は欠かせない．また，生活者の視点を忘れてはならない．地域での調査から，食形態や食事摂取方法などの情報が共有されていない実態が明らかになり，その解消を目的としたICTを利用した多職種連携ツールと，地域の食に関する情報共有が可能になるウェブサイトを紹介した．

Key words　摂食嚥下障害（dysphagia），多職種連携（cooperation of multidisciplinary team），情報の共有（information sharing），在宅医療（home care）

はじめに

　加齢とともに，さらには加齢とともにその発症頻度を増す様々な疾患により摂食機能は障害を受ける．摂食機能は，高齢者の心身機能の維持，QOLの維持に強く関与する．人生の後半にみられる摂食機能の低下は，豊かな生活を送るうえでの足まといとなる．在宅診療を余儀なくされる患者は，生活機能の低下がみられ，同様に摂食機能の障害を示す者も多い．在宅で行う食の支援は，これらの生活機能の低下を考慮しながら，また，介護力など取り巻く環境に考慮しながら取り組む必要がある．

在宅要介護高齢者の摂食状況

　人口動態調査によると，食物による窒息事故による死亡者は年間約5,000人にも及ぶといい，年々増加している．同様に高齢者において多いとされる交通事故を原因としたものはこの20年で半減していることから考えると，よりその問題が浮き彫りになる（図1）[1]．窒息事故は，ひとの咽頭の構造を原因とした避けることができない事故ともいわれている．一方で，咽頭機能にのみその原因を負わせることはできないと考えられ，咀嚼障害や認知機能の低下の問題が大きく関与しているのは明らかである[2]．

　施設や在宅の現場で我々が目にする光景は，本人の摂食機能と摂取している食物の食形態の大きな乖離である．図2は，我々の所属する日本歯科大学口腔リハビリテーション多摩クリニックで，施設入居中の高齢者260名と在宅療養中の高齢者213名に行った訪問診療の際に，明らかになった

[*1] Takeshi KIKUTANI，〒 184-0011 東京都小金井市東町 4-44-19　日本歯科大学口腔リハビリテーション多摩クリニック，院長
[*2] Takashi TOHARA，同クリニック
[*3] Keiichiro SAGAWA，同クリニック
[*4] Hiroyasu FURUYA，同クリニック

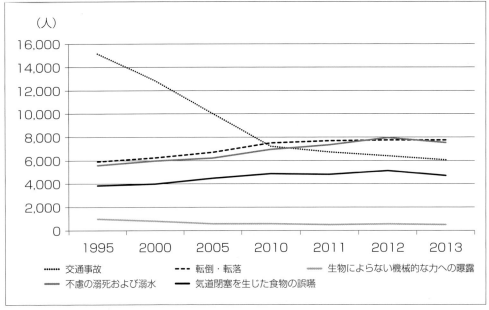

図 1. 食物による窒息を原因とする死者数は増加している．

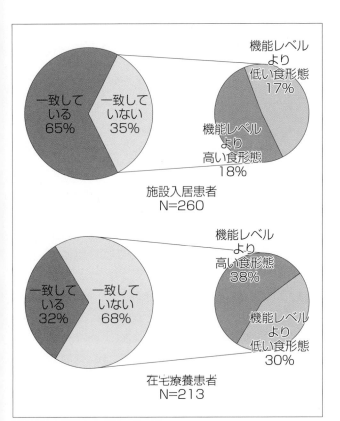

図 2. 施設入居高齢者，在宅療養高齢者における口腔機能と食形態との関係
咀嚼機能，嚥下機能に合致した食形態で食物を摂取している者は少ない．

本人の摂食機能と摂取している食物の食形態の乖離の状況を示している[3]．このうち，本人の摂食機能に合致しない食形態で食物を摂取していた者はそれぞれ，35％，68％に及んだ．各種の食形態の食物を備えて食事の提供を行っている介護施設においても，機能に合致した食事の提供が行われていないという実態である．摂食機能を無視して機能と異なる形態の食物を摂取することは2つのリスクを招くことになる．機能を超えた形態をもつ食物の摂取は，窒息や誤嚥のリスクを有することになる．また，機能が備わっているにもかかわらず，加水された食物の摂取は，低栄養のリスクを生じることになる．食品を，咀嚼を必要としない形態に加工する際には，多くは加水が必要となり，エネルギーやたんぱく質をはじめとする栄養量が単位体積当たり低下するためである．

食支援の実際

在宅患者の場合，患者の摂食状況をどの程度維持・向上させうるかという問題や，患者の食べることの可否やどの程度までの食形態で安全に食べることができるかといった問題については，患者の摂食機能は，それらを決定する1つの指標に過ぎない．患者を支える環境因子こそがこれらを決定する際に大きな影響を与えるともいえる．もし，

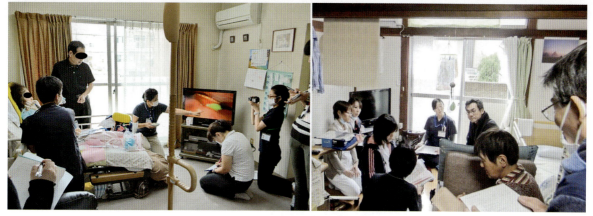

図 3. 在宅往診での多職種協働
患者を支える摂食嚥下リハチームとなる.
a：多職種で行う嚥下内視鏡検査
b：本人を交えたカンファレンス

患者が一人暮らしで，身の回りの世話の多くがヘルパーによって行われているのであれば，訓練方法1つ，食事の介助方法1つを正確に伝えるにも多くの努力を要する．日替わりで多くのヘルパーがかかわる場合など，我々の考える適正な食事の調理法や食事介助法を伝えることは極めて困難であり，そして，残念ながらそれは徒労に終わる場合もある．一方，患者家族の介護力が充実しており，介護保険や医療保険を利用した十分な専門家によるサポートが得られる場合などは，患者を支える摂食嚥下リハビリテーション（以下，リハ）チームを形成することができ，驚くような成果をあげられることもある（図3）．評価に基づき，患者の嚥下機能に適した食形態を提案しても，日常の食事として提供するには，求めるべくもない環境に住まっている患者は多くいるということを忘れてはならない．経口摂取の継続を強く求める家族は多くいるが，そのような家族は同居家族でなく，同居している家族は日常の介護で疲れきっていたり，仕事などが忙しく十分な対応ができなかったりする場合も少なくない．リハの目標設定の際には，家族や患者本人の意思の調整を十分に行い，環境を把握した考慮が必要となる．また，患者や家族の意向を無視して，「こうするべきだ，なぜこうできないのだ」というような，患者の食べる楽しみを人質に取ったような医療者側からの押し付けがあってはいけない．生活者の視点を失ってはいけない．

多職種で取り組む必要性

在宅におけるリハにおいては，多職種で取り組む必要性を痛感する．しかし，その必要なスタッフが，同じ事業所にいるとは限らず，むしろそれぞればらばらの事業所からのかかわりが日常となる．ここでは，介護支援専門員が招集する"サービス担当者会議"がこのリハにおける情報共有のための重要な連携機会となり，患者を支える環境に対する強い働きかけの機会になる（図4）．一方で，個々の連携も必要であり，我々は訪問時間を，主治医や訪問看護師，リハ職種の訪問時間にあえて合わせて設定し，そこでの情報共有に努めている．食の支援において，リスク管理にかかわる情報が主治医や訪問看護師からもたらされる．栄養指導面からも，低栄養のみならず，全身状態の情報共有や経口摂取再開に伴うリスクなどの情報の共有は必須となる．同様に，糖尿病や腎臓病などの情報も重要となり，医師からの指示なしでは十分な支援は困難となる．さらに，理学療法士，言語聴覚士など訪問リハスタッフや介護関連職種との連携も欠かせない．また，介護支援専門員には，在宅療養を支える他の職種への情報発信も期待する．食事介助の方法や適正な食形態の情報が，利用する通所介護施設やショートステイ先などにもたらされる．また，在宅以外でのこれらのサービ

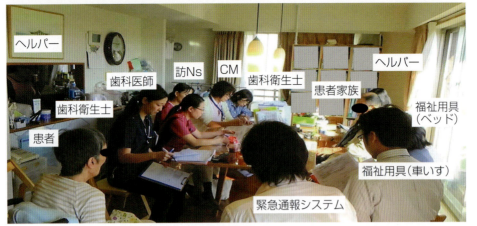

図4. 多摩クリニックのスタッフの参加したサービス担当者会議の様子
ケアマネージャー(CM)がケアプランを作成する際，介護サービス事業者やサービスにかかわる担当者，利用者(要介護者)本人やその家族，医師(かかりつけ医)などを招集し，各々の立場から意見を述べサービスを検討する会議のこと．

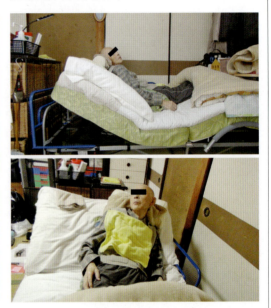

図5. 自宅で接訓練を行う際の指導書を写真入りで作成する．

人利用中の様子なども食の支援を実施する際に貴重な情報となる．在宅では行いにくい体重測定を依頼することもしばしばである．我々は，医師や訪問看護師に対する診療情報提供書の他に，家族や介護関係者に診療内容や指導内容を簡単にチェックしてもらうことを目的に，写真入りの指導書(図5)や毎回記載する診療報告書を患者宅に置いていくことにしている(図6).

ICTを利用した連携の試み

現在在宅医療では，ICTを利用した連携の構築に力が注がれている．我々のクリニックの立地する東京都北多摩地区では，各医師会を中心としたICTを利用した在宅ネットワークが広がりつつある．多くの医師会で同一のシステムの利用が進んでおり，地域を越えた連携も実現している．我々

摂食機能療法報告書

年　　月　　日

ID ＿＿＿＿＿＿＿　　　＿＿＿＿＿＿＿＿＿＿＿＿＿＿＿＿＿＿ 様＿＿＿

【今回の評価結果まとめ】

嚥下機能評価　　（藤島の摂食・嚥下能力のグレード）

Ⅰ	重症 経口不可	1	嚥下困難または不能、嚥下訓練適応なし
		2	基礎的嚥下訓練のみの適応あり
		3	条件が整えば誤嚥は減り、摂食訓練が可能
Ⅱ	中等症 経口と補助栄養	4	楽しみとしての摂食は可能
		5	一部(1〜2食)経口摂取が可能
		6	3食経口摂取が可能だが代替栄養が必要
Ⅲ	軽度 経口のみ	7-2	補食を利用して、3食の嚥下食を経口摂取可能
		7-1	嚥下食で3食とも経口摂取可能
		8	特別嚥下しにくい食品を除き、3食経口摂取可能
		9	常食の経口摂取可能、臨床的観察と指導要する
Ⅳ	正常	10	正常の摂食・嚥下能力

お勧めの食形態

主食：□米飯　□軟飯　□全粥　□ペースト　□その他（　　　　）

副食：□常食　□軟食　□キザミ食　□ソフト食　□ペースト食　□その他（　　　　）

水分とろみ剤　□不要　□要（　薄い　・　中間　・　強い　）

食形態(コード分類)

UDF区分：

嚥下調整食(コード)：

スマイルケア食分類：

お勧めの食べ方

食事時間　＿＿＿＿＿＿＿＿＿分程度まで

姿勢　　　□座位　　　　　　□ギャッジアップ（　　　度）

介助　　　□不要　　　　　　□要（　一部　・　全　）

一口量　　□普通のスプーン　□小さじスプーン

摂食方法（テクニック）

□嚥下の意識化：意識して嚥下することで、誤嚥を防ぐ方法

□複数回嚥下：一口につき2回以上嚥下することで、のどに残った食べ物を除去する方法

□交互嚥下：固形物と流動物を交互に嚥下することで、口やのどに残った食べ物を除去する方法

□顎引き嚥下：顎を引いて嚥下することで、のどに食べ物が残留しないようにする方法

□横向き嚥下（　左　・　右　）：のどの機能の悪い側に首を回旋して嚥下する方法

□その他（　　　　　　　　　　　　　　　　　　　　　　　　　　　　　　　　）

訓練内容・コメント

次回訪問予定日　　　年　　　月　　　日（　　）　　　：

日本歯科大学　口腔リハビリテーション多摩クリニック
東京都小金井市東町4-44-19　　　Tel 042-361-6211

担当歯科医師名 ＿＿＿＿＿＿＿＿＿＿　　担当歯科衛生士名 ＿＿＿＿＿＿＿＿＿＿

図 6. 診察の結果やリハの方法など患者宅にファイリングしている診療報告書
他の職種が訪問した際にも参考になるようにしている.

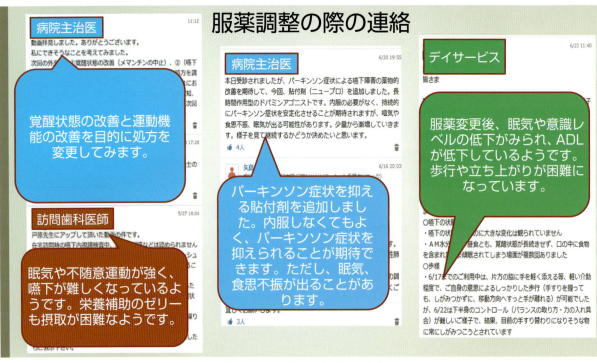

図 7. ICT を利用した連携の実際
85 歳,女性.パーキンソン病の例,在宅で療養していたが,肺炎にて近隣病院に入院.当クリニックによって入院中に嚥下評価が行われ,経口摂取再開した.
自宅退院後も当クリニックにて嚥下評価をしながら,主治医,デイサービスの職員などと連携を行った症例.嚥下評価の際に行った嚥下内視鏡検査や嚥下造影検査の動画を所見とともにこの画面上で閲覧できる.

のクリニックでは,多職種多事業所間で同じシステムを導入することで連携をはかっている.通常の情報提供に基づく場合には,そのやり取りが1対1となる.これにより,多職種が同時に情報を共有することが困難であり,日々変化する患者の変化やケアの情報が同時に共有できない.このシステム(MCS;Medical Care Station®,日本エンブレース社)では,タイムライン上に情報が時系列に表示されるために,多職種が同時に情報を共有することが可能である.さらに,当クリニックではこのシステムに加えて,嚥下造影検査や嚥下内視鏡検査の動画,経口摂取の状況,口腔ケアの方法などを動画で共有する目的でクラウド型映像配信サービスであるクラストリーム®((株)アイ・ビー・エル)を使用し,MCS上で動画を共有できるようにした.これまでは,これら画像の共有に関しては録画したDVDを郵送することで行っていた.しかし,動画の形式などの問題で閲覧できないという意見が寄せられることも多く労を要した.パソコンやスマートフォンで利用できるこのシステムの利用機会を働きかけ,患者情報の共有を促進したいと思っている(図7).

在宅における要介護高齢者に対する介入効果

摂食状況の低下を示した要介護高齢者における口腔機能低下者への介入効果を提示する.当クリニックが実施した居宅への訪問診療において,口腔機能の評価に加えて上記の生活機能,食環境,介護力などの評価を踏まえて,推奨した摂食レベルを設定した.我々の診断の,どの程度食べることができるかといった摂食嚥下の推奨レベルは,藤島の摂食嚥下障害レベルで評価した[4].これは,いわゆる"できるADL"を表している.一方,実際に患者が在宅で行っているレベルは藤島の摂食嚥下状況スケール(food intake level scale)で評価した[4].これは,いわば"しているADL"を示している.在宅においては,この推奨レベルと実際に患者が行っているレベルにしばしば大きな乖離

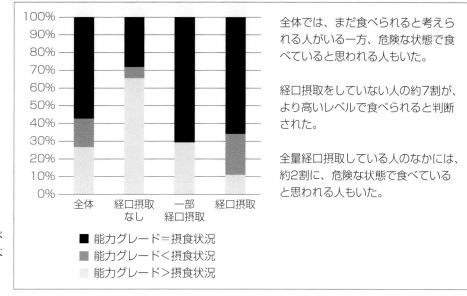

図 8.
摂食嚥下機能の推奨レベルと摂食状況の間には大きな乖離がみられる.

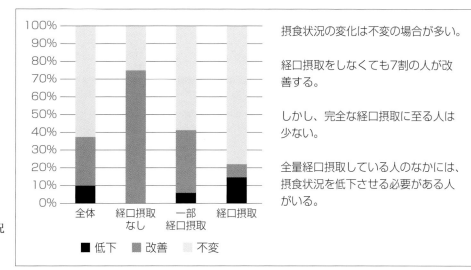

図 9.
介入による摂食状況（FILS）の変化

がみられる（図8）．特に，摂食状況の低い者において乖離が認められる．推奨レベルに対して実際の摂食状況が低かった原因として，専門家による評価が行われていないためにリスク管理の観点から食べていない場合と，本人の能力に合わせた食形態の調整や姿勢の調整といった環境調整ができていない場合などが考えられる．一方で，このことは上記の内容が解決されれば，摂食状況が改善される可能性があることを示している．実際に約3か月後においてこれらの患者の多くが改善を示すことがわかる．一方で，比較的摂食状況が高いレベルの患者については，むしろ，摂食状況が低下する傾向にある（図9）．本人の能力を超えた摂食状況に対し，安全に食物を摂取することを目的とした食の環境整備が進み，摂食状況としては低下を示したためである．

食支援を目的としたウェブサイトの構築

摂食嚥下機能が低下すると，低栄養のリスクに加え，上記で紹介した窒息や誤嚥のリスクも高まる．さらに，食べることが楽しいと感じなくなる．一方，食事の形態を工夫することでおいしく安全に食べ続けることができるのも事実である．摂食嚥下障害をもった人に適した食事は医療の場面では"嚥下調整食"と呼び，介護や実生活の場面では"介護食"などと呼ばれる．地域で暮らし続け

図 10. 食形態の連携を推進するためのツール
日本摂食嚥下リハビリテーション学会嚥下調整食学会分類 2013 に基づく食事の分類を形態の
説明や，写真，他の分類との対応を示すことで理解を促す効果を狙っている．

るためには，自宅や病院，施設など，どこにいても本人の食べる機能に合った食事をとり続けることができるようにすることが重要である．当クリニックの立地する東京都北多摩南部医療圏で実施した病院，施設，通所施設を対象とした調査では，嚥下調整食の基準，名称は"独自のもの"と答えた施設が 6 割を超え，統一基準である"日本摂食・嚥下リハビリテーション学会嚥下調整食分類 2013"[5] を利用していた施設は 15% にしか過ぎなかった．これにより，それぞれの病院，施設より患者や利用者が移動する際の情報提供について問うたところ，同様に約 6 割の施設が各施設の独自名称を用い情報提供をしていることがわかった．さらに驚くべきことに，情報提供していない施設も 23% 存在した[3]．このような状況においては地域での連携，情報の共有は難しい．農林水産省は，この介護食の形態を"学会分類 2013"と合わせることで，"そしゃく配慮食品"として，JAS 規格としての登録と市販の介護食品などにマークの貼付を推進している．これらの基準を用いることで，地域での連携が可能になる（図 10, 11）．さらには，地域の病院や介護施設で提供される嚥下調整食の種類や有無，介護食を購入することが可能なドラッグストア，スーパーやコンビニなどの情報が地域で共有されていない実態もある．つまり，どこの介護施設なら，どこの店舗なら自分に相応しい食事を安心して食すことができ，入手することができるかという情報である．そこで，嚥下調整食のものさしであるコードの使用を勧奨するとともに，嚥下調整食の食分類コードと地域（住所）を入力することで，この食事が提供可能な施設や購入可能な店舗を検索できるウェブサイトを作成し（http://www.shokushien.net/），情報の登録を広く呼びかけている．また，本ウェブサイトでは，自宅で調理が可能な嚥下調整食のレシピも公開されている．地域における連携ツールとして活用さ

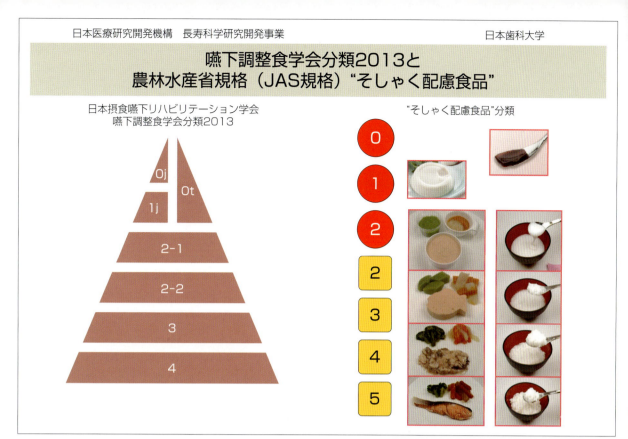

図 11. 嚥下調整食学会分類2013と農林水産省規格（JAS規格）"そしゃく配慮食品"

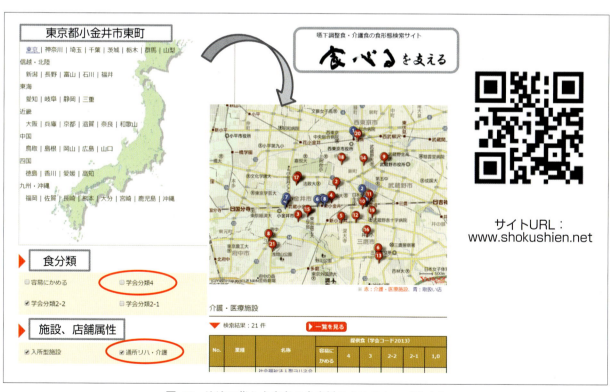

図 12. 地域で暮らす患者の食支援のためのウェブサイト
患者の居住地域（住所）と食分類コードを入力すると地域でこの食事が提供可能な施設や購入可能な店舗を検索できる．

れることを期待している(図12).本ウェブサイトは,日本医療研究開発機構長寿科学研究開発事業「地域包括ケアにおける摂食嚥下および栄養支援のための評価ツールの開発とその有用性に関する検討(主任研究者　菊谷　武)」の成果の一部として公表している.

さいごに

ひとにとって食べることが何よりの楽しみであることに異論はない.一方で,これら在宅に住まう要介護状態の高齢者においては,食べることが精いっぱいであったり,食べることが苦痛であったりする場合も多く存在する.摂食嚥下障害をもつ患者は,病院,施設,在宅など地域に広く生活の場をもつ.すなわち,これらの患者には地域における一貫した支援が必要となるといえる.個々の患者の機能や環境に考慮した「何を,どう食べるか」といった情報が地域で共有され,実践される必要があるといえる.今後,地域を挙げての取り組みも必要と考える.

文　献

1) 総務省:人口動態統計,2014.
2) Kikutani T, et al:Tooth loss as risk factor for foreign-body asphyxiation in nursing-home patients. *Arch Gerontol Geriatr*, 54(3):e431-e435, 2012.
3) 日本医療研究開発機構:平成27年度日本医療研究開発機構長寿科学研究開発事業「地域包括ケアにおける摂食嚥下および栄養支援のための評価ツールの開発とその有用性に関する検討(主任研究者 菊谷　武)」報告書,2016.
4) Kunieda K, et al:Reliability and validity of a tool to measure the severity of dysphagia:the Food Intake LEVEL Scale.*J Pain Symptom Manage*, 46(2):201-206, 2013.
5) 日本摂食・嚥下リハビリテーション学会医療検討委員会:日本摂食・嚥下リハビリテーション学会嚥下調整食分類2013.日摂食嚥下リハ会誌,17(3):255-267,2013.

特集:摂食嚥下障害リハビリテーション ABC

Ⅰ. 総 論

4. 診療報酬と介護報酬

小野木啓子*

Abstract 診療報酬は2年ごとに,介護報酬は3年ごとに改定される.ここ数年の間の改定で摂食嚥下リハビリテーション(以下,リハ)に関連する算定項目は増加している.診療報酬での算定項目には,摂食機能療法,経口摂取回復促進加算,間歇的経管栄養法加算などがあり,また,胃瘻造設時嚥下機能評価加算が設けられ,胃瘻造設前の適切な嚥下機能評価の必要性が重視されている.介護報酬では,口から食べる楽しみの支援の充実が強調され,経口移行加算,経口維持加算,栄養マネジメント加算などが設けられている.ただし,いずれも算定するための条件を満たしていることが必要である.診療報酬・介護報酬は国の社会保障政策に影響を受けるので,今後の動向を見据えながら,摂食嚥下リハに期待される成果を示していくことが重要である.

Key words 医療保険(medical insurance),介護保険(long-term care insurance),摂食嚥下障害(dysphagia),リハビリテーション(rehabilitation)

はじめに

我が国の医療保険制度は国民皆保険制度を基盤としている[1)2)].国民はいずれかの公的社会保険制度に加入して保険料を納め,一定の自己負担で必要な医療を受けることができる.公的社会保険の保険者から医療機関に支払われる医療行為の対価が診療報酬である.診療報酬は医科と歯科に分けられ,それぞれの診療報酬点数表に基づいて計算される.保険診療機関は実施した診療内容等に基づき,診療報酬明細書(レセプト)を作成し,社会保険診療報酬支払基金や国民健康保険団体連合会に請求する.明細書の各項目は点数で表示され,1点は10円である.診療報酬は2年ごとに改定される.

一方,介護保険制度は国民全員が40歳になった月から加入して保険料金を支払い,介護が必要な状態になったときに介護サービスを受けられる制度であり,2000(平成12)年4月から開始された.介護報酬とは事業者が利用者(要介護者または要支援者)に介護サービスを提供した場合に,その対価として事業者に支払われる費用をいう.介護報酬はサービスごとに設定されており,基本的なサービス提供に係る費用に加えて,各事業所のサービス提供体制や利用者の状況等に応じて加算・減算される仕組みになっている.単価は「単位」で表示され,1単位は約10円である.介護報酬は3年ごとに改定される.

本稿では摂食嚥下リハビリテーション(以下,リハ)にかかわる医科の診療報酬,介護報酬について概説する.

診療報酬

1. リハビリテーション料

診療報酬点数表の通則において,リハ医療は「基本的動作能力の回復等を目的とする理学療法や,応用的動作能力,社会的適応能力の回復等を目的とした作業療法,言語聴覚能力の回復等を目的と

---

* Keiko ONOGI, 〒470-1192 愛知県豊明市沓掛町田楽ヶ窪1-98 藤田保健衛生大学医療科学部リハビリテーション学科,准教授

表 1. 疾患別リハビリテーション料

	心大血管疾患	脳血管疾患等	廃用症候群	運動器	呼吸器
施設基準(Ⅰ)*	205 点	245 点	180 点	185 点	175 点
施設基準(Ⅱ)*	125 点	200 点	146 点	170 点	85 点
施設基準(Ⅲ)*	―	100 点	77 点	85 点	―
標準的算定日数	150 日	180 日	120 日	150 日	90 日

リハビリテーション料 1 単位を表示(平成 28 年度改定)
*リハビリテーション料は施設基準によって(Ⅰ), (Ⅱ), (Ⅲ)に分けられる.

表 2. 維持期の疾患別リハビリテーション料

	脳血管疾患等	廃用症候群	運動器	心大血管疾患	呼吸器
施設基準(Ⅰ)	147 点	108 点	111 点	205 点	175 点
施設基準(Ⅱ)	120 点	88 点	102 点	125 点	85 点
施設基準(Ⅲ)	60 点	46 点	51 点	―	―

リハビリテーション料 1 単位を表示(平成 28 年度改定)
入院中の患者以外の要介護被保険者等において, 算定期間を超えた維持期の脳血管疾患等リハビリテーション料, 廃用症候群リハビリテーション料, 運動器リハビリテーション料は減算された. 心大血管疾患・呼吸器リハビリテーション料は減算されない.

表 3. 障害児(者)リハビリテーション料

6 歳未満の患者の場合	225 点(1 単位)
6 歳以上 18 歳未満の患者の場合	195 点
18 歳以上の患者の場合	155 点

対象患者
脳性麻痺
胎生期もしくは乳幼児期に生じた脳または脊髄の奇形および障害
顎・口腔の先天異常
先天性の体幹四肢の奇形または変形
先天性神経代謝異常症, 大脳白質変性症
先天性または進行性の神経筋疾患
神経障害による麻痺および後遺症
言語障害, 聴覚障害または認知障害を伴う自閉症等の発達障害

した言語聴覚療法等の治療法により構成され, いずれも実用的な日常生活における諸活動の実現を目的として行われる」と説明されている[3].

リハビリテーション料は 2006(平成 18)年度の改定以降, 「心大血管疾患リハビリテーション料」「脳血管疾患等リハビリテーション料」「運動器リハビリテーション料」「呼吸器リハビリテーション料」の 4 つの疾患群別に算定されるようになった. 2010(平成 22)年には「がん患者リハビリテーション料」が新設され, 2016(平成 28)年度改定では, それまで脳血管疾患等に含まれていた廃用症候群が「廃用症候群リハビリテーション料」として新設された(表 1).

また, 算定期間を超えた場合の要介護被保険者に対するリハビリテーション料は減算されること

になった(表 2)[4][5].

摂食嚥下リハを臨床で担当することが多い言語聴覚士は, 脳血管疾患等リハビリテーション料, 廃用症候群リハビリテーション料, がんリハビリテーション料で算定できる. ただし, がん患者リハビリテーション料を算定するためにはがんのリハビリテーション研修を修了していることが必要である.

小児のリハにおいて, 厚生労働大臣が定める施設基準に適合しているものとして地方厚生(支)局長に届出を行った保険医療機関では, 障害児(者)リハビリテーション料を算定できる. 対象患者は表 3 に示した通りである.

2. 摂食機能療法[6][7]

1994(平成 6)年の診療報酬改定において, 医科と歯科の両者に「摂食機能療法」が新設され, 発達遅滞, 顎切除および舌切除の手術または脳血管疾患等による後遺症により摂食機能に障害がある患者に対して算定可能になった. 新設時は 1 日につき 185 点, 月 4 回までの算定制限が設けられていたが, 2006(平成 18)年の改定で治療開始から 3 か月間連続で算定可能となり, 現在は 3 か月を超えると月 4 回までの算定が可能である.

摂食機能療法は個々の患者の症状に対応した診療計画書に基づき, 医師または歯科医師もしくは医師または歯科医師の指示の下に言語聴覚士, 看

表 4. 経口摂取回復促進加算 1 と 2 の施設基準の違い

【経口摂取回復促進加算 1】
● 胃瘻造設されている新規の紹介患者または当該保険医療機関で新たに胃瘻造設された患者が年間 2 名以上
● 経口摂取以外の栄養方法を使用している患者であって，以下のアまたはイに該当する患者（転院または退院した患者を含む）の合計数の 3 割 5 分以上について，1 年以内に栄養方法が経口摂取のみの状態へ回復させていること．
　　ア　新規に受け入れた患者で鼻腔栄養または胃瘻を使用している患者
　　イ　当該保険医療機関で新たに鼻腔栄養または胃瘻を導入した患者

【経口摂取回復促進加算 2】
過去 3 か月間に摂食機能療法を開始した入院患者で，摂食機能療法開始時に胃瘻を有し，胃瘻の造設後摂食機能療法開始までの間または摂食機能療法開始前 1 か月以上の間経口摂取を行っていなかった者（対象外を除いた 10 例以上の場合に限る）の 3 割以上について，摂食機能療法を開始してから 3 か月以内に栄養方法が経口摂取のみである状態に回復させていること．

護師，准看護師，歯科衛生士，理学療法士，作業療法士が 1 回につき 30 分以上訓練指導を行った場合に限り算定する．実施にあたっては，実施計画を作成し，医師は定期的な摂食機能検査をもとに，その効果判定を行う必要がある．

摂食機能療法の対象患者は，新設時には「発達遅滞，顎切除及び舌切除の手術又は脳血管疾患等による後遺症により摂食機能に障害があるもの」とされていたが，2016（平成 28）年度診療報酬改定において，「内視鏡下嚥下機能検査・嚥下造影で他覚的に嚥下機能低下が確認でき，医学的に摂食機能療法の有効性が期待できる患者」が加わり，対象者が拡大された．

3．経口摂取回復促進加算

2014（平成 26）年度診療報酬改定にて，厚生労働大臣が定める施設基準に適合しているものとして地方厚生局長等に届け出た保険医療機関において，経口摂取回復促進加算が新設された．これは，鼻腔栄養または胃瘻の状態の患者に対して治療開始日から起算して 6 か月以内に限り現行の摂食機能療法に 185 点を加算できるものである．算定留意事項として，月に 1 回以上嚥下造影または内視鏡下嚥下機能検査を実施し，当該検査結果を踏まえて多職種でカンファレンスを行い，その結果を診療録に記載すること，カンファレンス結果に基づきリハ計画や食事形態を見直すことなどが挙げられている．なお，実施した嚥下造影または内視鏡下嚥下機能評価検査の費用は所定点数に含まれる．

2016（平成 28）年度改定では経口摂取回復促進加算 2 が新設された．施設基準を短期のアウトカム基準を満たすことで届け出できる区分として設

表 5. 嚥下機能手術

1	輪状咽頭筋切断術	18,810 点
2	喉頭挙上術	18,370 点
3	喉頭気管分離術	28,210 点
4	喉頭全摘術	28,210 点

けられたもので，20 点加算できる（表 4）．

どちらの加算にも摂食機能療法に専従する言語聴覚士が 1 名以上配置されていることが条件であるが，2016 年にその基準が緩和された．

4．嚥下造影検査と嚥下内視鏡検査

摂食嚥下リハで行う検査の代表的なものである嚥下造影検査は過去に食道造影で算定されていたが，2010（平成 22）年度診療報酬改定から造影剤注入手技として嚥下造影 240 点を算定できるようになった．嚥下内視鏡検査も「内視鏡嚥下機能検査」として正式に保険収載され，600 点算定できる．

5．嚥下障害に関連する手術

2010（平成 22）年度診療報酬改定にて嚥下機能手術が新設された．2016（平成 28）年度の診療報酬に収載されている手術術式は表 5 の通りである．

6．栄養管理

2001（平成 13）年には日本静脈経腸栄養学会（Japanese Society for Parenteral & Enteral Nutrition；JSPEN）にて NST（nutrition support team）プロジェクトが発足し，摂食嚥下障害を有する患者の栄養管理が NST でも対応されるようになり，2010（平成 22）年度診療報酬改定では栄養サポートチーム加算が新設された[8]．2016（平成 28 年）度の診療報酬改定では，経管栄養法に間歇的経管栄養法加算（1 日 60 点）が認められた．また，栄養管理実施加算の指導対象患者に，がん患

表 6. 中重度の要介護者や認知症高齢者への対応のさらなる強化

(1) 中重度の要介護者等を支援するための重点的な対応
- 24 時間 365 日の在宅生活を支援する定期巡回・随時対応型サービスをはじめとした「短時間・一日複数回訪問」や「通い・訪問・泊まり」といったサービスの組み合わせを一体的に提供する包括報酬サービスの機能強化と普及に向けた基準緩和
- リハ専門職の配置等を踏まえた介護老人保健施設における在宅復帰支援機能のさらなる強化

(2) 活動と参加に焦点を当てたリハの推進
- リハの理念を踏まえた「心身機能」「活動」「参加」の要素にバランスよく働きかける効果的なサービス提供を推進するための理念の明確化と，「活動」「参加」に焦点を当てた新たな報酬体系の導入

(3) 看取り期における対応の充実
- 本人および家族の意向に基づくその人らしさを尊重したケアの実現を推進するため，本人・家族とサービス提供者の十分な意思疎通を促進する取り組みを評価

(4) 口腔・栄養管理に係る取組の充実
- 施設等入所者が認知機能や摂食嚥下機能の低下等により食事の経口摂取が困難となっても，自分の口から食べる楽しみを得られるよう，多職種による支援を充実

(文献 12 より)

者，摂食機能もしくは嚥下機能が低下した患者または低栄養の患者が加えられ，対象が拡大した．

7．胃瘻造設時嚥下機能評価加算

2014(平成 26)年度の診療報酬改定では，経口摂取困難な患者に対する胃瘻造設術の適応が問題提起され，一定の条件下において胃瘻造設術前に嚥下造影(または内視鏡嚥下機能検査)による嚥下機能評価を行った場合，胃瘻造設時嚥下機能評価加算 2,500 点の算定が可能となり，胃瘻造設前の嚥下機能評価が重視されるようになった．

8．その他

2016(平成 28)年度の改定(歯科)により舌圧検査(1 回につき 140 点)が月 2 回まで算定可能になった．この場合の舌圧検査とは，舌接触補助床を装着した患者または装着を予定する患者に対して，舌の運動機能を評価する目的で，舌を口蓋部に押し上げるときの圧力を舌圧計を用いて測定するものである．

介護報酬

1．介護保険でのリハ

介護保険で提供されるリハには，通所または訪問リハ，介護療養病床入院中や介護老人保健施設入所中(短期入所を含む)のリハが挙げられる．介護保険では疾患群別の概念を導入していない．

2000(平成 12)年から開始された介護保険でのリハは医療保険でのリハほど普及せず，2006(平成 18)年には，医療保険では急性期・回復期のリハを行い，介護保険では生活期(維持期)のリハを担うという役割分担と連携が推奨された．2013(平成 25)年には，地域における医療と介護の一体的提供が必要とされ，「病院病床機能の分化・連携」「地域包括ケアシステムの推進」の 2 つが国家施策として推進されることになった[9]．

2015(平成 27)年度の介護報酬改定では，医療・介護・予防・住まい・生活支援が包括的に確保される「地域包括ケアシステム」の構築を実現していくため，① 中等度の要介護者や認定証高齢者への対応のさらなる強化，② 介護人材確保対策の推進，③ サービス評価の適正化と効率的サービス提供体制の構築といった基本的な考え方が示された．特に ① に関しては表 6 に示した 4 項目が挙げられた．また，外来要介護認定者等に対する診療報酬の疾患別リハが算定不可になることを受け，リハビリテーションマネジメント加算が強化され，生活行為向上リハビリテーション実施加算が新設された[10)11]．

2．口腔・栄養管理にかかる取り組み

前述の 2015(平成 27)年度介護報酬改定において，口から食べる楽しみの支援の充実が強調された．支援の具体的な内容として，「咀嚼・嚥下能力に応じた食形態・水分量の工夫」「認知機能に応じた食事介助の工夫」「食べるときの姿勢の工夫(机や椅子の高さ・硬さ，ベッドの角度，食具など)」「嚥下の意識化，声かけ，食欲増進のための嗜好，温度等への配慮」等が提示されている[12]．次に摂食嚥下

表 7. 経口維持加算（Ⅰ：400 単位／月，Ⅱ：100 単位／月）

- 経口維持加算（Ⅰ）については，現に経口により食事を摂取する者であって，摂食機能障害や誤嚥を有する入所者に対して，医師または歯科医師の指示に基づき，医師，歯科医師，管理栄養士，看護師，介護支援専門員その他の職種の者が共同して，食事の観察および会議等を行い，入所者ごとに経口維持計画を作成している場合であって，医師または歯科医師の指示（歯科医師が指示を行う場合にあたっては,当該指示を受ける管理栄養士等が医師の指導を受けている場合に限る）に基づき，管理栄養士等が栄養管理を行った場合，1 月に算定
- 経口維持加算（Ⅱ）については，当該施設が協力歯科医療機関を定めている場合であり，経口維持加算（Ⅰ）において行う食事の観察および会議等に，医師（人員基準に規定する医師を除く），歯科医師，歯科衛生士または言語聴覚士が加わった場合，経口維持加算（Ⅰ）に加えて 1 月に算定
- 経口維持加算（Ⅰ）は，栄養マネジメント加算を算定していない場合は算定しない．経口維持加算（Ⅱ）は経口維持加算（Ⅰ）を算定していない場合は算定しない．

表 8. 経口移行加算（28 単位／日）

- 現に経管により食事を摂取している者であって，経口による食事の摂取を進めるための栄養管理が必要であるとして，医師の指示を受けた者を対象とする．
- 医師，歯科医師，管理栄養士，看護師，介護支援専門員その他の職種が共同して経口による食事の摂取を進めるための栄養管理の方法等を示した経口移行計画を作成する．

算定期間は，経口からの食事の摂取が可能となり経管による食事の摂取を終了した日までの期間とするが，その期間は入所者またはその家族の同意を得た日から起算して 180 日以内の期間に限る．

表 9. 口腔機能向上加算（150 単位／回）

- 言語聴覚士，歯科衛生士または看護職員を 1 名以上配置して行う．
- 口腔機能の低下しているまたはそのおそれのある利用者に対し，関係職種が共同して利用者の口腔機能改善のための計画を作成し，これに基づく適切なサービスの実施，定期的な評価と計画の見直し等の一連のプロセスを実施した場合に加算する．
- サービス内容は個別的に実施される口腔清掃の指導もしくは実施，または摂食嚥下機能に関する訓練の指導もしくは実施である．
- 要介護の場合は月 2 回まで，要支援の場合は月 1 回算定可能である．

リハに関係のある加算を説明する[13]．なお，1），2），3）は介護保険三施設（介護老人福祉施設,介護老人保健施設,介護療養型医療施設）が対象である．

1）経口維持加算

摂食嚥下障害を有する入所者や食事摂取に関する認知機能の低下が著しい入所者の経口維持支援を充実させる観点から，2015（平成 27）年度の改定では，それまでのスクリーニング手法別の評価区分を廃止し，多職種による食事の観察（ミールラウンド）やカンファレンス等の取り組みのプロセスおよび咀嚼能力等の口腔機能を踏まえた経口維持のための支援を評価するために加算が見直された（表 7）．

2）経口移行加算

経管栄養により栄養を摂取している入所者が経口移行するための取り組みとして，現行の栄養管理に加え，経口移行計画に基づき，摂食嚥下機能面に関する支援をあわせて実施する（表 8）．

3）栄養マネジメント加算

常勤の管理栄養士が入所（入院）者の栄養状態を入所（入院）時に把握し，関連職種が共同して，入所者ごとの摂食嚥下機能等へも配慮した栄養ケア計画を作成し，当該計画に従い栄養管理を行うとともに栄養状態の記録を行い，必要に応じて当該計画を見直すものであり，14 単位／日加算できる．

3．その他

摂食嚥下リハにかかわる内容として，歯科領域では口腔機能向上加算（表 9），口腔衛生管理体制加算，口腔衛生管理加算などが算定できる[14]．

まとめ

本稿では 2016（平成 28）年度までの改定で公示された摂食嚥下リハに関係のある項目を説明した．2018（平成 30）年には診療報酬と介護報酬が同時に改定される．診療報酬，介護報酬は国の社会報酬政策に影響されるので，今後の動向を見据えつつ，摂食嚥下障害への対応，栄養状態の評価など，摂食嚥下リハに期待される成果を示していくことが肝要である．

文　献

1) 厚生労働省：平成 19 年度版 厚生労働白書, 2007.
   〔http://www.mhlw.go.jp/wp/hakusyo/kousei/07/dl/0101.pdf〕
   〈Summary〉厚生労働白書は毎年作成されている. 平成 19 年度版では我が国の保険診療の歴史と問題点がよく理解できる.

2) 菊地臣一：診療報酬制度にみられる矛盾と課題—臨床家はどう向き合うのか—. 日整会誌, 91：36-42, 2017.

3) 医科点数表の解釈, 社会保険研究所, 2016.

4) 石川　誠ほか：平成 28 年度リハビリテーション医学に関連する社会保険診療報酬改定における重要変更項目. *Jpn J Rehabil Med*, 53；650-653, 2016.

5) 厚生労働省：平成 28 年度診療報酬改定における主要改定項目, 2016.〔http://www.mhlw.go.jp/file/06-Seisakujouhou-12400000-Hokenkyoku/0000114740.pdf〕

6) 才藤栄一：ヒストリカルレビュー　リハビリテーション医学領域. 日摂食嚥下リハ会誌, 9：3-11. 2005.

7) 馬場　尊：オーバービュー. 摂食機能療法のいま—標準化を目指し実態に学ぶ. 臨床リハ, 20：114-120, 2011.

8) 東口髙志：栄養サポートチーム加算新設に至った経緯とその意味するもの. 静脈経腸栄養, 25：1167-1170, 2010.

9) 石川　誠. リハビリテーションの成果がきびしく問われる時代が続く. 保険診療, 71：17-20, 2016.

10) 石川　誠. 介護報酬改定(1). *Jpn J Rehabil Med*, 53；99-101, 2016.

11) 石川　誠. 介護報酬改定(2). *Jpn J Rehabil Med*, 53；172-175, 2016.
   〈Summary〉リハに関連する介護報酬改定内容がわかりやすく説明されている.

12) 厚生労働省：平成 27 年度介護報酬改定の骨子, 2015.〔http://www.mhlw.go.jp/file/06-Seisakujouhou-12300000-Roukenkyoku/0000081007.pdf〕

13) 宮坂佳紀：医療関係者として知っておきたい 2015 年度介護報酬改定概要. *Clinic Magazin*, 42；9-14, 2015.

14) 植田耕一郎：摂食・嚥下リハビリテーションにかかわる介護報酬. 日本摂食嚥下リハビリテーション学会(編), 摂食嚥下リハビリテーションの前提 ver. 2, pp. 67-75, 医歯薬出版, 2015.
   〈Summary〉介護保険での摂食嚥下リハに関する項目がわかりやすく説明されている.

特集：摂食嚥下障害リハビリテーションABC

I. 総論
5. 評価

1) 患者診察のポイント

國枝顕二郎[*1]　藤島一郎[*2]

Abstract 嚥下障害患者の早期発見のために様々なスクリーニング法や評価方法が開発されてきたが，摂食場面の臨床的な観察が最も大切である．嚥下障害を疑う症状は様々であり，むせは代表的な症状であるが，むせのない不顕性誤嚥もあり注意が必要である．聖隷式嚥下質問紙を用いると，効率よく嚥下障害の症状をチェックできる．スクリーニングには水飲みテストやRSSTなどがあるが，これらを組み合わせて行うことで嚥下障害をより正確に検出できるようになる．KTバランスチャートは，経口摂取への移行や維持を支援するための13項目からなる包括的評価ツールである．MASAは信頼性妥当性が検証された嚥下の臨床評価法で，臨床場面で観察すべき項目を整理した24項目からなり，基準値との比較により嚥下障害と誤嚥の重症度を判定できる．嚥下造影などの検査に頼ることなく，あくまで臨床評価が患者の全体像をとらえる一番最適な方法であることを忘れてはならない．

Key words スクリーニング(screening)，症状(symptom)，問診(history taking)，身体所見(physical findings)，臨床評価(clinical evaluation)

はじめに

摂食嚥下障害患者の早期発見のために様々なスクリーニング法や評価方法が開発されてきたが，最も大切なことは摂食場面の臨床的な観察である．嚥下障害の評価は，図1に示すようにスクリーニングと精査からなるが，本稿では嚥下障害の評価のなかでも患者診察に焦点を当てて概説する．

嚥下障害の症状

嚥下障害を疑う症状を表1に示す．むせは嚥下と同期して起こる咳のことであり，嚥下障害の症状としてよく知られている．例えば「水分だけがむせを起こす」「水やお茶ではむせるが牛乳ではむせない」といった訴えは，嚥下反射のタイミングのずれ，喉頭閉鎖不良，口腔内の食塊保持不良などが考えられる．「食事の途中からむせる」場合は，嚥下筋の易疲労性，筋力低下が疑われる．また「続けて飲み込もうとするとむせる」といった症状は咽頭の食物残留，嚥下反射の減弱などが疑われる．また，むせと誤嚥は必ずしも一緒ではなく，むせない誤嚥は注意が必要である．むせや呼吸苦，声の変化など他覚的に誤嚥の徴候がとらえられない誤嚥を不顕性誤嚥（無症候性誤嚥：silent aspiration）と呼び，「むせない誤嚥」とほぼ同義である．また，夜間の唾液や胃食道逆流物を無症候性に誤嚥すること（nocturnal microaspiration）が嚥下性肺炎の原因として注目されているが，これもsilent aspirationと呼ばれることがある．

咳も嚥下障害の症状として重要である．食事中から食後にかけて集中して咳がでる場合は嚥下障害を疑う．食道に消化液が逆流して起こる食道誘

[*1] Kenjiro KUNIEDA，〒430-8511 静岡県浜松市中区和合北1-6-1 浜松市リハビリテーション病院リハビリテーション科
[*2] Ichiro FUJISHIMA，同病院，院長

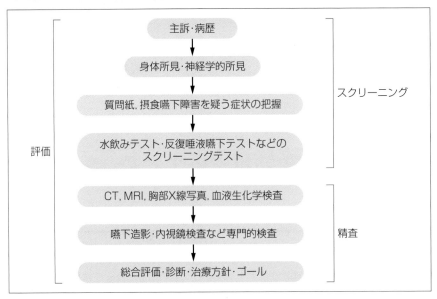

図 1. 嚥下障害の診断・評価の流れ

表 1. 嚥下障害を疑う症状

むせ	どういう食品を食べたときにむせるか
咳	食事中や食後の咳は多くないか，夜間の咳はないか
痰の性状・量	食物残渣はないか，食事を開始してから量は多くないか
咽頭異常感，食物残留感	部位はどこか
嚥下困難感	食品による差異はあるか
声	食後に声の変化はないか，がらがら声ではないか
食欲低下	むせたり，苦しいから食べないなど嚥下障害が原因のことがある
食事内容の変化	飲み込みやすい物だけを選んでいないか
食事時間の延長	口の中にいつまでも食べ物をためている，なかなか飲み込まない
食べ方の変化	上を向いて食べる，汁物と交互に食べている，口からこぼれる
食事中の疲労	食事に伴う低酸素血症がないか
口腔内の汚れ	歯垢，食物残渣，口臭がないか

（文献1より）

表 2. 病歴

脳卒中の既往
肺炎およびその他の呼吸器疾患の既往
放射線治療，手術（頭頸部，食道）の既往
その他の基礎疾患（神経筋疾患，糖尿病）
生活様式
食生活，食嗜好およびその変化
家族歴

（文献1より）

発性の咳や，咽頭まで逆流しさらに気道に流入して咳が誘発される場合もある．夜間の咳により不眠を訴える場合も嚥下障害を疑う[1]．

痰の性状や量も重要である．痰のなかの食物残渣の有無や，食事開始後に量が多くないかなどに注意する必要がある．

咽頭異常感，食物残留感もよく聞かれる症状で，その部位や程度に注意する．種々の咽頭期障害，腫瘍，異物などによるが，悪性腫瘍は見逃してはならない．

嚥下困難感は嚥下障害そのものの訴えであるが，口腔期，咽頭期，食道期のどこに問題があるかを調べる必要がある．食事の後半や夕食時に出現する嚥下困難感は，神経筋疾患（特に重症筋無力症）など疲労に伴う嚥下力の低下を考慮する．

声の変化も重要で，食後の声の変化，湿性のがらがら声が続く場合は咽頭残留，誤嚥，咽頭・喉頭の唾液貯留などを示唆している．

食欲低下は，むせたり苦しいから食べないなど嚥下障害が原因となっていることがある．食事内容の変化，食事時間の延長，食べ方の変化なども

摂食嚥下に関する質問紙

氏名　　　　　　　　　　　年齢　　　歳　　　平成　　　年　　　月　　　日

回答者：本人・配偶者・（　　　　　　）

　あなたの嚥下（飲み込み，食べ物を口から食べて胃まで運ぶこと）の状態についていくつかの質問をいたします．ここ2，3年からごく最近のことについてお答え下さい．

　いずれも大切な症状ですので，よく読んでA，B，Cのいずれかに丸をつけて下さい．

1．肺炎と診断されたことがありますか？	A．繰り返す	B．一度だけ	C．なし
2．やせてきましたか？	A．明らかに	B．わずかに	C．なし
3．物が飲み込みにくいと感じることがありますか？	A．しばしば	B．ときどき	C．なし
4．食事中にむせることがありますか？	A．しばしば	B．ときどき	C．なし
5．お茶を飲むときにむせることがありますか？	A．しばしば	B．ときどき	C．なし
6．食事中や食後，それ以外の時にものどがゴロゴロ（痰がからんだ感じ）することがありますか？	A．しばしば	B．ときどき	C．なし
7．のどに食べ物が残る感じがすることがありますか？	A．しばしば	B．ときどき	C．なし
8．食べるのが遅くなりましたか？	A．たいへん	B．わずかに	C．なし
9．硬いものが食べにくくなりましたか？	A．たいへん	B．わずかに	C．なし
10．口から食べ物がこぼれることがありますか？	A．しばしば	B．ときどき	C．なし
11．口の中に食べ物が残ることがありますか？	A．しばしば	B．ときどき	C．なし
12．食物や酸っぱい液が胃からのどに戻ってくることがありますか？	A．しばしば	B．ときどき	C．なし
13．胸に食べ物が残ったり，つまった感じがすることがありますか？	A．しばしば	B．ときどき	C．なし
14．夜，咳で眠れなかったり目覚めることがありますか？	A．しばしば	B．ときどき	C．なし
15．声がかすれてきましたか？（がらがら声，かすれ声など）	A．たいへん	B．わずかに	C．なし

図 2. 聖隷式嚥下質問紙（一部改変）

嚥下障害が原因となって生じることも多い．食事中の慢性的な誤嚥による低酸素血症が原因となることもある．単に義歯や歯などの問題と片付けず，詳細な分析を行うと病態が判明して対策や治療に繋がることがある．

　口腔内の汚染，歯垢，食物残渣や口臭は口腔期の問題と関連があり，さらに口腔内残留が多ければ咽頭残留も多いと考えられる．

問　診

　病歴で嚥下障害と関連する大切なポイントを表2にまとめた．病歴では脳卒中や肺炎の既往を忘れずに聞くことが重要である．効率よく症状をチェックするために，我々が使用している質問紙を図2に示した[3]．15項目からなり，構造は肺炎の既往，栄養状態，咽頭期，口腔期，食道期，声門防御機構などが反映されるようになっている．

　Aに1つでも回答があったものを「嚥下障害あ

表 3. 身体所見

栄養状態，脱水
呼吸状態(呼吸数，咳，喀痰，聴診所見)
発熱
循環動態(血圧，心拍数およびその変化)
胃腸症状(食欲，下痢，便秘)
口腔・咽頭粘膜の状態(汚れ，乾燥，潰瘍，炎症など)，口臭
歯(義歯の有無と適合，齲歯)，歯肉(腫脹，出血など)

(文献1より)

表 4. 一般臨床検査

胸部X線，心電図
頭部CT・MRI
血液検査(CRP，白血球数，分画，貧血，アルブミンなど)

(文献1より)

表 5. 神経学的所見

意識レベル
　高次脳機能：認知症，失語，失認，失行
　脳神経
　　三叉神経：咬筋，口腔・舌(前2/3)の知覚
　　顔面神経：口唇の運動，味覚(舌の2/3)
　　舌咽・迷走神経：咽頭・軟口蓋の運動，後頭挙上，発声
　　　　　　　　　　舌(後1/3)の味覚・知覚，咽頭の知覚

構音障害
　口腔・咽頭の反射：異常反射(下顎反射，口とがらせ反射，吸啜反射など)
　　　　　　　　　　咽頭反射(gag reflex)，口蓋反射
　頭部・体幹の可動域と動きの制御(麻痺，失行)
　呼吸のコントロール(息止め，随意的な咳)
　麻痺(片麻痺，両側片麻痺)，失調，不随意運動
　知覚障害
　筋力・筋萎縮

(文献1より)

り」と判定し，Bにはいくつ回答ありでも「嚥下障害疑い」ないし「臨床上問題ないレベル」と判断する．信頼性(Cronbachのアルファ係数)0.847，特異度(90.1%)，感度(92%)であり，嚥下障害のスクリーニング，経過観察や指導の効果を評価するときにも使用できる．忙しい外来や人手の少ない施設などで指導するべき摂食嚥下障害をスクリーニングする際に役立つ．

身体所見

　身体所見，一般臨床検査，神経学的所見それぞれのポイントを表3〜5にまとめた．身体所見では誤嚥性肺炎，脱水，栄養障害の徴候を見逃さないようする．嚥下障害が疑われたときは，胸部X線写真や血液検査，経皮的血中酸素飽和度測定(呼吸状態が悪いときは血液ガス)を施行する．脳卒中の既往がなくても，頭部CTやMRIにより無症候性の多発脳梗塞や微小出血が見つかることもしばしば経験する．

　神経学的所見は極めて重要である．認知症の有無，呼吸のコントロールが摂食嚥下訓練の成功の鍵を握るので，特に注意が必要である．ADLの自立度は嚥下障害と密接な関係がある．例外もあるが，歩行能力やADL自立度が高ければ嚥下能力も高く，誤嚥性肺炎のリスクも少なくなる[4]．随意的な咳ができるかどうかも嚥下訓練を進めるうえで大切な要素である．

スクリーニング

　食事は日常的な行為であり，患者本人ならびに

表 6. 嚥下障害のスクリーニング法

●反復唾液飲みテスト(repetitive saliva swallowing test;RSST):口腔内を湿らせた後に,空嚥下を 30 秒間繰り返す(「できるだけ何回もごっくんと唾液を飲み込むことを繰り返して下さい」と説明する).2 回／30 秒以下で異常とし,誤嚥との相関がある.

●水飲みテスト:2, 3 ml で様子をみて,安全を確認した後 30 ml の水を嚥下.5 秒以内にむせなく飲めれば正常.それ以外は嚥下障害疑いあるいは異常とする.口への水の取り込み,咽頭への送り込み,誤嚥の有無を評価する.

●改訂水飲みテスト(modified water swallow test;MWST):冷水 3 ml を嚥下.むせや呼吸切迫,湿性嗄声などを異常と判断.30 ml の水では誤嚥が多く危険と判断される症例に対しても安全に実施できる.3 ml 冷水の嚥下が可能な場合には,さらに 2 回の嚥下運動を追加して評価する.評点が 4 点以上の場合は最大 3 回まで施行し最も悪い評点を記載する.カットオフ値を 3 点とすると,誤嚥有無判別の感度は 0.70,特異度は 0.88 とされる.
MWST で評価不能となった場合は,その旨をその他の欄に記載する.
評点　1点　　嚥下なし,むせまたは呼吸変化を伴う
　　　2点　　嚥下あり,呼吸変化を伴う
　　　3点　　嚥下あり,呼吸変化はないが,むせあるいは湿性嗄声を伴う
　　　4点　　嚥下あり,呼吸変化なし,むせ,湿性嗄声なし
　　　5点　　4 点に加え,追加嚥下運動(空嚥下)が 30 秒以内に 2 回以上可能
判定不能　　口から出す,無反応

●パルスオキシメーター:水飲みテストや摂食場面で併用する.SpO₂ 90％以下あるいは初期値より 1 分間の平均が 3％以上低下した場合,嚥下障害ありと判断.

●頸部聴診:輪状軟骨の側方に聴診器を当てて,嚥下音および呼吸音を聴取.嚥下前後で呼吸音の変化があれば,誤嚥および咽頭残留ありと判断.摂食場面で用いたり,前述の水飲みテストに併用するとよい.

表 7. 簡易嚥下テストの検出率

名　称	感度(%)	特異度(%)
① 反復唾液飲みテスト(RSST)	80〜98	39〜87
② 水飲みテスト	27〜85	50〜88
③ SpO₂＞2％以上の低下	56〜87	39〜97
④ ② 水飲みテスト＋③ SpO₂	73〜98	63〜76

(文献 6 より)

患者の日常生活を知る家族,ヘルパー,施設職員,看護師などからの情報は重要であるが,表 1 にも示したような重要な観察項目を簡便に評価できる形にしたものが,スクリーニング法である.代表的なものを表 6 に示す.スクリーニング法の誤嚥検出における感度・特異度には,表 7 に示す通り限界もあるが,これらを組み合わせることで嚥下障害をより正確に検出できるようになる[6].嚥下障害のスクリーニングを行う場合に大切なことは,病状と摂食状況を軽症,中等症,重症に層別化して考え,その目的を明確にもつことである.脳卒中や頭部外傷,肺炎などの急性期に経口摂取を開始したい場合,慢性期患者で経管栄養や胃瘻を使用している患者で経口摂取が可能かどうか知りたい場合,現在経口摂取をしている患者で何ら

かの症状がある場合にその問題点を知りたい場合など,状況に応じてスクリーニングの目的をはっきりさせておくことが重要である.

これまで様々な嚥下スクリーニングが開発されてきたが,我々の施設(例:聖隷浜松病院)では看護師が水飲みテストを行っている(図 3).水飲みテストは 30°および 60°リクライニング位で行い※,モニター上 SpO₂ の低下の有無も参考になるが,

---

※体幹角度調整(リクライニング位)
　嚥下障害患者に対する摂食時の体位の調整法として,体幹角度調整(リクライニング位)がよく行われる.床面に対する体幹の角度を調整することにより,① 食塊を送り込みやすくし,② 誤嚥を軽減ないし防止する方法で,解剖学的に気管が前,食道は後ろに位置しているため,リクライニング位をとると食道が下になり,誤嚥は起こりにくくなる.我々は,検査やベッドサイドでは 30°,45°,60°座位といった体幹角度調整をよく行っている.枕を用いて頸部をしっかり前屈させることも重要である.

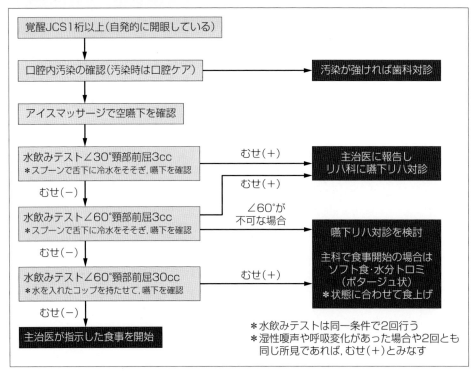

図3. 水飲みテストによる嚥下スクリーニング

むせなどがあれば主治医に報告し,嚥下チームに嚥下機能評価の依頼を行うこともある.嚥下スクリーニングをクリアしたら,食事の開始を検討する.

評価ツール

1. 口から食べる(KT)バランスチャート

KTバランスチャートは,経口摂取への移行と維持を支援するための包括的評価ツールである[7].図4に示すように,①心身の医学的視点,②摂食嚥下の機能的視点,③姿勢・活動的視点,④摂食状況・食物形態・栄養的視点の側面に分類された13項目それぞれを1〜5点でスコア化する.13項目をレーダーチャートでグラフ化することで,能力や介入が必要な側面を可視化することができる.評価点が低い項目について,その状況で必要なケアの充実をはかり1点ずつでもステップアップできる方法を多職種で検討したり,評価点の高い項目は,その能力の維持や強化を意図してケアやリハビリテーション(以下,リハ)を継続し,摂食嚥下障害患者のQOLを勘案した食支援を行う.医療施設や福祉施設,在宅などどこでも包括的・簡易的に評価でき,介入前後の変化を多職種間で共有することができる.信頼性・妥当性も検証されており,KTバランスチャートを用いたエビデンスの構築が期待される[8].当院でも,嚥下障害患者に対して看護師がKTバランスチャートを用いた評価を行っている.

2. The Mann Assessment of Swallowing Ability(MASA)

MASAは,信頼性妥当性が検証された優れた嚥下の臨床評価法である[9].臨床場面で観察すべき項目を整理した24項目からなり,各項目が3〜5段階でスコア化されている.合計200点のスケールとなっており,点数を基準値と比較することで嚥下障害と誤嚥の重症度を判定することができる.特殊な機器を用いることもなく,どのような環境下でも慣れれば10数分で評価が完了する.嚥下障害のスクリーニングや嚥下リハの定量的効果判定が可能で,国際論文でも多数引用されている.2014年にはMASAの日本語版が発刊された[10].また,簡略化された修正MASA(MMASA:12項目)はほぼ5分程度の短時間で実施できる優れたスクリーニング法として注目される[11].

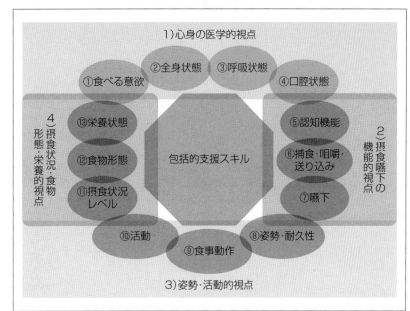
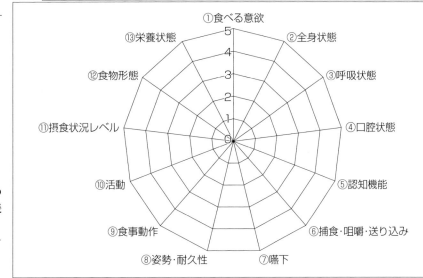

図 4.
a：口から食べるための包括的評価視点と支援スキルの要素
b：13項目のレーダーチャート

おわりに

嚥下障害患者の診察のポイントについて概説した．丁寧な患者診察による臨床評価とスクリーニング検査が施行できれば，ハイリスク患者を効率的に精密検査に繋げることができる．また，スクリーニング検査は経過中の患者評価や訓練効果の確認にも使える．嚥下内視鏡や嚥下造影などの検査だけに頼ることなく，あくまでも臨床評価が患者の全体像をとらえる一番最適な方法であることを忘れてはならない．

文　献

1) 藤島一郎（編著）：よくわかる嚥下障害　第3版，pp. 91-107，永井書店，2012.
   〈Summary〉臨床場面すぐに役立つ知識や技術を整理した教科書的な本．具体的な症例も多く，臨床現場でどう活かされているか大変理解しやすい．
2) 板橋　繁，佐々木英忠：高齢者の肺炎．呼吸，19(4)：363-373，2000.
3) 大熊るりほか：摂食・嚥下障害スクリーニングのための質問紙の開発．日摂食嚥下リハ会誌，6：3-8，2002.
4) 大熊るり，藤島一郎：重度の摂食嚥下障害に対する対策．総合リハ，25(10)：1185-1190，1997.

5) 神津　玲ほか：嚥下障害を合併する肺炎患者の臨床的特徴と嚥下障害リハビリテーションの成績. 日本呼吸管理学会誌, 9(3)：293-298, 2000.

6) Bours GJ, et al：Bedside screening tests vs. videofluoroscopy or fibreoptic endoscopicevaluation of swallowing to detect dysphagia in patients with neurological disorders；systematic review. *J Advan Nursing*, 65：477-493, 2009.

7) 小山珠美(編)：口から食べる幸せをサポートする包括的スキル　KT バランスチャートの活用と支援, 医学書院, 2015.
〈Summary〉 KT バランスチャートでの包括的な評価をもとにした食支援技術がわかりやすく解説してある.

8) Maeda K, et al：Reliability and validity of a simplified comprehensive assessment tool for feeding support：Kuchi-Kara Taberu Index. *J Am Geriatr Soc*, e248-e252, 2016.

9) Mann G：The Mann assessment of swallowing ability, Delmar Cengage Learning, 2002.

10) Mann G(著), 藤島一郎(監訳)：MASA 日本語版嚥下障害アセスメント, 医歯薬出版, 2014.
〈Summary〉 MASA は臨床評価により嚥下障害と誤嚥を効率よくスクリーニングできる優れた評価ツールで, それを日本語に翻訳したもの.

11) Antonios N, et al：Analysis of a physician tool for evaluating dysphagia on an inpatient stroke unit：the modified Mann Assessment of Swallowing Ability. *J Stroke Cerebrovasc Dis*, 19：49-57, 2010.

特集:摂食嚥下障害リハビリテーションABC

I. 総 論
5. 評 価

2）スクリーニング検査

中山渕利*

Abstract 摂食嚥下障害の確定診断として用いられるVFやVEには，専門的な技術や設備が必要とされるため，実施できない医療機関も多い．そのような環境においても実施できるのがスクリーニング検査である．スクリーニング検査は，摂食嚥下機能を細かく診断することはできないが，その症状をおおまかに把握することで，摂食嚥下障害の可能性について判定することができる．これまでに数多くの摂食嚥下障害のスクリーニング検査法が開発され，その有効性について検証されてきた．本稿では，実際の臨床で使いやすいスクリーニング検査法として，質問紙を用いた方法，反復唾液嚥下テスト，水飲みテスト，フードテスト，咳テストについて紹介する．

Key words 摂食嚥下障害(dysphagia)，診断法(diagnostics)，スクリーニング検査(screening test)

はじめに

通常，摂食嚥下障害の確定診断を行うためには，嚥下造影検査(videofluoroscopic examination of swallowing；VF)や嚥下内視鏡検査(video endoscopic examination of swallowing；VE)が必要とされているが，これらを実施する必要性を検討するため，スクリーニング検査が行われている．スクリーニング検査では摂食嚥下機能を細かく診断することはできないが，必要な設備がない等でVFやVEを実施できない場合，スクリーニング検査の結果から摂食嚥下障害の可能性を判定することがある．さらに，スクリーニング検査はVFやVEの診断を補助する役目もある．摂食嚥下障害は，先行期，準備期，口腔期，咽頭期，食道期のどの時期に障害があるかによって病態は様々であり，そのうえ食事形態や嚥下姿勢，食事環境等に影響を受けるため，1回のVFやVEのみでは食事中の問題点を抽出しきれないことも多い．そこで，VFやVEを行う前に，情報収集とともにスクリーニング検査を行い，食事中の問題点や病態についてある程度の検討をつけておくと，的を絞った効率的な検査が行える．

摂食嚥下障害のスクリーニング検査の診断精度を評価する指標として，感度，特異度がある．誤嚥に対するスクリーニング検査の場合，感度はスクリーニング検査で異常あり(陽性)と判定された患者のうち，VFやVEにより誤嚥を認めた患者の割合を示す．一方で，特異度はスクリーニング検査で異常なし(陰性)と判定された患者のうち，VFやVEでは誤嚥を認めなかった患者の割合を示している．臨床的には少なくとも感度70％以上，特異度60％以上であることが望ましいとされている[1]．また，検査の特性上，侵襲性がなく，特別な器材を使わずに，専門家でなくても簡便に判定できる方法が望ましい．本稿ではこれまで有効性が確認されている摂食嚥下障害のスクリーニング検査法のうち，実際の臨床の現場で使用しやすい検査法について紹介する．

* Enri NAKAYAMA，〒101-8310 東京都千代田区神田駿河台1-8-13 日本大学歯学部摂食機能療法学講座，助教・医局長

表 1. 聖隷式嚥下質問紙

あなたの嚥下(飲み込み,食べ物を口から食べて胃まで運ぶこと)の状態についていくつかの質問をいたします. ここ 2,3 年のことについてお答え下さい. いずれも大切な症状ですので,よく読んで A,B,C のいずれかに丸をつけて下さい.			
1. 肺炎と診断されたことがありますか?	A. 繰り返す	B. 一度だけ	C. なし
2. やせてきましたか?	A. 明らかに	B. わずかに	C. なし
3. 物が飲み込みにくいと感じることがありますか?	A. しばしば	B. ときどき	C. なし
4. 食事中にむせることがありますか?	A. しばしば	B. ときどき	C. なし
5. お茶を飲むときにむせることがありますか?	A. しばしば	B. ときどき	C. なし
6. 食事中や食後,それ以外の時にものどがゴロゴロ(痰がからんだ感じ)することがありますか?	A. しばしば	B. ときどき	C. なし
7. のどに食べ物が残る感じがすることがありますか?	A. しばしば	B. ときどき	C. なし
8. 食べるのが遅くなりましたか?	A. たいへん	B. わずかに	C. なし
9. 硬いものが食べにくくなりましたか?	A. たいへん	B. わずかに	C. なし
10. 口から食べ物がこぼれることがありますか?	A. しばしば	B. ときどき	C. なし
11. 口の中に食べ物が残ることがありますか?	A. しばしば	B. ときどき	C. なし
12. 食物や酸っぱい液が胃からのどに戻ってくることがありますか?	A. しばしば	B. ときどき	C. なし
13. 胸に食べ物が残ったり,つまった感じがすることがありますか?	A. しばしば	B. ときどき	C. なし
14. 夜,咳で眠れなかったり目覚めることがありますか?	A. しばしば	B. ときどき	C. なし
15. 声がかすれてきましたか?(がらがら声,かすれ声など)	A. たいへん	B. わずかに	C. なし

(文献 2 より)

スクリーニング検査法

1. 質問紙を用いた方法

質問紙を用いたスクリーニング検査法は,患者が特定の質問に対して順に回答していくことで,検査者に専門的な知識や技術がなくても容易に診断することができる.また,単に摂食嚥下障害の有無を判定するだけでなく,質問に回答してもらうことで普段の食事中の様子や具体的な症状を知ることができるため,その後の VF や VE で注目すべきポイントを絞るのに有効である.ただし,ここで紹介する 3 つの質問紙は,いずれも経口摂取を日常的に行っている摂食嚥下障害患者を対象としており,経口摂取を行っていない患者には適さない.また,認知機能の低下している者では,質問に対して的確に答えられない場合もあるため,実施する前に回答者の認知機能について留意する必要がある.

1) 聖隷式嚥下質問紙

聖隷式嚥下質問紙(表 1)は,ここ 2,3 年の摂食嚥下の状態(症状)について当てはまるものに患者自身がチェックする様式である[2].問 1 は肺炎の既往,問 2 は栄養状態,問 3~7 は咽頭機能,問 8~11 は口腔機能,問 12~14 は食道機能,問 15 は声門防御機構について反映した質問項目となっ

ている.A の回答が 1 つでもあれば,摂食嚥下障害ありと判定する.嚥下障害患者を感度 92%,特異度 90.1%の確率で判別できたと報告されている[2].

2) 嚥下障害リスク評価尺度改訂版

嚥下障害リスク評価尺度改訂版(表 2)は,ここ 3 か月くらいの食事中の自覚症状の出現頻度について質問を行う[3].準備・口腔期の嚥下障害 7 項目(O1~7),咽頭期の嚥下障害 7 項目(P1~7),誤嚥 5 項目(A1~5),食道期の嚥下障害 3 項目(E1~3),全体 1 項目(T1),合計 23 項目となっている.評点は「いつもある」が 3 点,「時々ある」が 2 点,「まれにある」が 1 点,「ほとんどない」が 0 点で,合計得点が 6 点以上を「嚥下障害リスクあり」と判定する.嚥下障害者を感度 57.1%,特異度 56.0%の確率で判別できたと報告されている[3].さらに,この質問紙は O1,O2,O5,O6,P2,P7,A1,A2,A3,A4,A5,T1 の 12 項目を使用して,嚥下障害リスク他者評価尺度としても利用できる[4].その場合は患者の食事中の他覚症状について家族等が質問に回答し,合計得点が 3 点以上を「嚥下障害リスクあり」と判定する.そのときの感度は 58.3%,特異度は 50.0%と報告されている[4].

3) Eating Assessment Tool-10(EAT-10)

Eating Assessment Tool-10(EAT-10)は,摂食嚥下障害に関連する自覚症状についての 10 項目

表 2. 嚥下障害リスク評価尺度改訂版, 嚥下障害リスク他者評価尺度

質問項目		3点	2点	1点	0点
O1	噛むことが困難である	いつもある	時々ある	まれにある	ほとんどない
O2	硬い食べ物を避け, 軟らかい食べ物ばかり食べる	いつもある	時々ある	まれにある	ほとんどない
O3	口がパサパサしていると感じる	いつもある	時々ある	まれにある	ほとんどない
O4	パサパサ, モサモサした食べ物は飲み込みにくい	いつもある	時々ある	まれにある	ほとんどない
O5	口から食べ物がこぼれる	いつもある	時々ある	まれにある	ほとんどない
O6	ことばが明瞭でない	いつもある	時々ある	まれにある	ほとんどない
O7	食べ物を飲み込んだ後に舌の上に食べ物が残る	いつもある	時々ある	まれにある	ほとんどない
P1	水分や食べ物が鼻にあがる	いつもある	時々ある	まれにある	ほとんどない
P2	食べ物をいつまでも飲み込まずに噛んでいる	いつもある	時々ある	まれにある	ほとんどない
P3	水分が飲み込みにくい	いつもある	時々ある	まれにある	ほとんどない
P4	ご飯が飲み込みにくい	いつもある	時々ある	まれにある	ほとんどない
P5	食べ物がのどにひっかかる感じがする	いつもある	時々ある	まれにある	ほとんどない
P6	食べ物がのどに残る感じがする	いつもある	時々ある	まれにある	ほとんどない
P7	食事中や食後に濁った声に変わる	いつもある	時々ある	まれにある	ほとんどない
A1	水分や食べ物が口に入ったとたんにむせたりせきこんだりする	いつもある	時々ある	まれにある	ほとんどない
A2	水分や食べ物を飲み込むときにむせたりせきこんだりする	いつもある	時々ある	まれにある	ほとんどない
A3	水分や食べ物を飲み込んだ後にむせたりせきこんだりする	いつもある	時々ある	まれにある	ほとんどない
A4	水分を飲み込むときにむせる	いつもある	時々ある	まれにある	ほとんどない
A5	ご飯を飲み込むときにむせる	いつもある	時々ある	まれにある	ほとんどない
E1	食べ物や酸っぱい液が胃からのどに戻ってくる	いつもある	時々ある	まれにある	ほとんどない
E2	食べ物が胸につかえる感じがする	いつもある	時々ある	まれにある	ほとんどない
E3	胸やけがする	いつもある	時々ある	まれにある	ほとんどない
T1	食べるのが遅くなる	いつもある	時々ある	まれにある	ほとんどない

ここ3か月くらいの食事中の自覚症状について23項目の質問を行う
□で囲った12項目は, 嚥下障害リスク他者評価尺度として使用する項目

(文献 3, 4 より)

表 3. EAT-10(イート・テン)

問い：以下の問題について, あなたはどの程度経験されていますか？

質問項目	問題なし				ひどく問題
質問1：飲み込みの問題が原因で, 体重が減少した	0	1	2	3	4
質問2：飲み込みの問題が外食に行くための障害になっている	0	1	2	3	4
質問3：液体を飲み込む時に, 余分な努力が必要だ	0	1	2	3	4
質問4：固形物を飲み込む時に, 余分な努力が必要だ	0	1	2	3	4
質問5：錠剤を飲み込む時に, 余分な努力が必要だ	0	1	2	3	4
質問6：飲み込むことが苦痛だ	0	1	2	3	4
質問7：食べる喜びが飲み込みによって影響を受けている	0	1	2	3	4
質問8：飲み込む時に食べ物がのどに引っかかる	0	1	2	3	4
質問9：食べる時に咳が出る	0	1	2	3	4
質問10：飲み込むことはストレスが多い	0	1	2	3	4

(文献 6 より)

の質問で構成されている. 各質問に対する程度について, 0点(問題ない)～4点(ひどく問題)までの点数をつけ, その合計得点が3点以上の場合を摂食嚥下障害の疑いありと判定する. 原版は2008年にBelafskyら[5]によって発表された. その後, 若林ら[6]によって, その日本語版EAT-10(イート・テン)(表3)が発表され, 信頼性と妥当性について検証されている. Rofesら[7]の報告には, 嚥下障害患者を感度85％, 特異度82％で判別できたと記されている.

2. 反復唾液嚥下テスト(RSST)

反復唾液嚥下テスト(the repetitive saliva swallowing test；RSST)[8)9)]は, 被検者を背もたれのない椅子に座らせ, 頸部位置を特に制限せずにリラックスさせた状態にし, 検査者は患者の舌骨および喉頭隆起に第2指(人差し指)と第3指(中指)

表 4. 水飲みテスト(窪田らの方法)

手技
常温の水 30 ml を注いだ薬杯を，座位の状態にある患者の健手に渡し，"この水をいつものように飲んでください"という．
水を飲み終えるまでの時間を測定，プロフィール，エピソードを観察し，評価する．

プロフィール
1：1 回でむせることなく飲むことができる
2：2 回以上に分けるが，むせることなく飲むことができる
3：1 回で飲むことができるが，むせることがある
4：2 回以上に分けて飲むにもかかわらず，むせることがある
5：むせることがしばしばで，全量飲むことが困難である

(文献 11 より)

の指腹を軽くあて，30 秒間になるべく多く空嚥下するよう指示する．喉頭隆起(喉仏)が指を十分に乗り越えて挙上した場合を 1 回とカウントし，30 秒間に 3 回未満を陽性と判断する．RSST の結果を VF 所見と比較したところ，誤嚥に対しては感度 98.1％，特異度 65.8％であったと報告されている[3]．ただし，口腔乾燥や認知機能の低下によって RSST の回数は影響される．口腔乾燥については，検査前に患者の口腔内を観察し，口腔乾燥がある場合には口腔ケアを行うか，人工唾液を噴霧するなど口腔乾燥の影響を除外することが必要である．また，舌骨や喉頭隆起に飲もうとする動きが全く感じられない場合には，検査者の指示が患者に十分理解されていない可能性がある．そのような患者は RSST の適用外である．また，嚥下回数の数え間違いにも注意が必要である．間違えやすい例として，喉頭隆起が十分に移動しないまま(嚥下を完遂できず)下降したときをカウントしてしまう例[9]や喉頭隆起の動きを確認しづらく嚥下を見落とす例がある．特に後者は喉頭隆起の小さい女性や頸部皮下脂肪の厚い患者，皮膚のたるみがある患者で起こりやすい[10]．そのため，検査中は喉頭隆起の動きをみるだけでなく，手指で触知しながら嚥下回数を測定することが重要である．

3．水飲みテスト

水飲みテストは，被検者に飲水させ嚥下機能を評価するスクリーニング検査である．我が国では，30 ml の水を使った窪田らの方法[11]が用いられてきた(表 4)．一方，欧米では DePippo らによって 3oz(約 90 ml)の水を用いたスクリーニング検査(3oz water swallow test)が紹介され，その有用性

についていくつかの論文で報告されている[12)〜15)]．

3oz water swallow test は，3oz の水の入ったコップを被検者に中断することなく飲むよう指示し，嚥下中あるいは飲みきって 1 分以内のむせ，もしくは嚥下後の湿性嗄声を認めた場合を陽性と判断する．DePippo らが脳卒中後の嚥下障害患者に対してこのテストを行ったところ，VF 中に誤嚥を認めた患者を感度 76％，特異度 59％で言い当てることができたと報告している[12)]．また，Suiter らは様々な疾患をもった患者 3,000 人を対象とした大規模な調査において，感度 96.5％，特異度 48.7％にて VE 中の誤嚥を予見できたと報告している[15)]．そのうえで，彼らは 3oz water swallow test は感度が高く，特異度の低い検査法であるため，このテストで異常がなかった場合には経口摂取を推奨し，異常が検出されたとしても他の検査で確かめる必要性があると述べている．しかし，多量の水分を用いたスクリーニング検査では，多量に誤嚥した場合に誤嚥性肺炎を発症する危険性がある．そのため，明らかに誤嚥する危険性が高い患者に用いることは控えたほうがよい．

少量の水分で嚥下機能を評価する方法として，改訂水飲みテスト(modified water swallow test；MWST)がある(図 1)[17)]．手順は，3 ml の冷水を口腔底に入れ，嚥下するよう指示する．その際，舌上に注いで咽頭へ直接流れ込まないように留意する．嚥下状態によって 5 段階で評価し，異常所見を認めない場合には反復嚥下を 2 回行うよう促す．評点が 4 点以上の場合には，さらに最大で 2 施行繰り返し行い，そのなかで最も悪い点を評点とする．3 点以下を異常とした場合，VF で誤嚥を認めた患者を感度 70％，特異度 88％で判定できたと報告されている[17)]．その他に，30 ml の水のうち，はじめに 5 ml をスプーンで 2 度飲ませ，異常がなければ残りを嚥下させる方法(感度 72％，特異度 67％)[18)]や 5 ml，10 ml，20 ml を 2 回ずつ飲ませる方法(感度 92.3％，特異度 66.7％)[19)]もある．

いずれの水飲みテストも感度，特異度に大きな差はないが，水分量の多い検査法ほど難易度が高

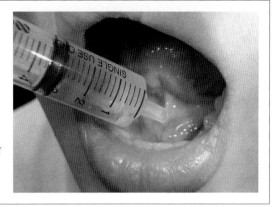

手技
① 冷水 3 mlを口腔底に注ぎ嚥下を指示する.
② 嚥下後,反復嚥下を 2 回行わせる.
③ 評価基準が 4 点以上なら最大 2 施行繰り返す.
④ 最低点を評点とする.

評価基準
1：嚥下なし,むせる and/or 呼吸切迫
2：嚥下あり,呼吸切迫（不顕性誤嚥の疑い）
3：嚥下あり,呼吸良好,むせる and/or 湿性嗄声
4：嚥下あり,呼吸良好,むせない
5：4 に加え,反復嚥下が 30 秒以内に 2 回可能

図 1. 改訂水飲みテスト（modified water swallow test）
（文献 17 より）

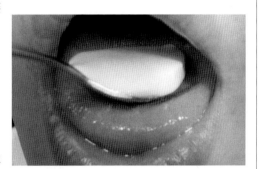

手技
① プリン茶さじ一杯（約 4 g）を舌背前部に置き嚥下を指示する.
② 嚥下後,反復嚥下を 2 回行わせる.
③ 評価基準が 4 点以上なら最大 2 施行繰り返す.
④ 最低点を評点とする.

評価基準
1：嚥下なし,むせる and/or 呼吸切迫
2：嚥下あり,呼吸切迫（不顕性誤嚥の疑い）
3：嚥下あり,呼吸良好,むせる and/or 湿性嗄声,口腔内残留中等度
4：嚥下あり,呼吸良好,むせない,口腔内残留ほぼなし.
5：4 に加え,反復嚥下が 30 秒以内に 2 回可能

図 2. フードテスト（food test）
（文献 17,29,30 より）

く,誤嚥する患者が多くなる[20]. そのため,もし使い分けるならば,直接訓練の開始を検討するような場面では改訂水飲みテストを行い,すでに経口摂取を行っている患者に対しては 3oz water swallow test 等の水分量の多い検査法を用いるとよいかもしれない.

これまでに紹介した水飲みテストは,嚥下時のむせや湿性嗄声の有無を指標としているが,誤嚥しているか否かの判定に湿性嗄声を用いることについてはそれほど有効ではないという意見もある[21)22]. 特に安静時より唾液が気管内に流入している症例では,嚥下後の湿性嗄声が水分誤嚥によるものなのか,唾液の流入によるものなのか判断に迷う場合も少なくない. むせや湿性嗄声以外に,SpO_2 の 2% 以上の低下を誤嚥の判定基準に用いた水飲みテストもいくつか報告されている[23)〜25].

Lim ら[24]によると,50 ml の水飲みテストでむせや湿性嗄声を異常所見とした場合では感度 84.6%,特異度 75.0% であったが,嚥下後 2 分以内に SpO_2 が 2% 以上低下した場合も陽性に含めると感度 100%,特異度 70.8% であったと報告している. しかしながら,誤嚥と SpO_2 との関連について調べた研究では,誤嚥により SpO_2 が低下したという報告[26]がある一方,検査上で認める少量の誤嚥では SpO_2 に有意な変化はないという報告[27)28]もあるため,SpO_2 の低下のみで誤嚥の有無を判別するべきではない.

4. フードテスト

フードテスト（food test；FT）は,ティースプーン 1 杯量（約 4 g）のプリンを舌背前部に置き,食させて評価する検査法である[29)30]（図 2）. 評価手順は改訂水飲みテストとほぼ同じだが,口腔内残

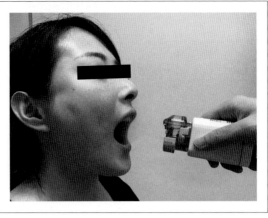

図 3. 咳テスト(simplified cough test)

(文献 41 より)

留の判定を評価基準の 3 点に加えられている．口腔内残留は，舌側縁や臼歯部歯槽堤舌側に微量残留した状態は残留とはせず[30]，舌背や口腔底などに 25％ 以上残留した状態[17]を 3 点とする．3 点以下を陽性としたときの誤嚥に対する感度は 72％，特異度は 62％ と報告されている[17]．原法では，均一で付着性が少なく，食塊形成や食塊移送が容易に行える形態としてゼラチンプリンを用いている[29)30)]が，近年では同様の物性をもった嚥下練習用のゼリーを用いて行うことが多い．また，プリン，粥，液状食品と段階的に負荷を上げるといった方法も報告されている[31]．ゼリーと粥を用いたフードテストについて検証した論文では，誤嚥に対する感度，特異度はそれぞれ 80％ と 83％，41％ と 26％ であったと報告されている[32]．フードテストは水飲みテストと異なり，口腔内残留を評価点に加えていることから，口腔相の機能も評価できるスクリーニング検査法といえる．

5．咳テスト

咳テスト (cough test；CT) は，霧化した咳誘発物質を吸入させ，咳嗽反射の有無や回数を評価する検査法である．これまで紹介したスクリーニング検査は，嚥下障害の有無や誤嚥の有無を診断するための検査法であったのに対して，咳テストは喉頭・気管の刺激に対する反応性，すなわち不顕性誤嚥の危険性を診断するスクリーニング検査法である．不顕性誤嚥のある患者では，むせが誤嚥の指標とはならないため，一見して問題なく食べられていても注意が必要である．特に，脳血管疾患[33]やパーキンソン病[34]，ALS[35]，反復性肺炎[36]の既往のある患者，頭頸部腫瘍により放射線治療を受けた患者[37]，喫煙を行っていた患者[38]では咳嗽反射が低下している可能性があり，不顕性誤嚥の危険性があるため咳テストが有用である．2008 年に Wakasugi らが発表した方法では，クエン酸生理食塩水溶液(クエン酸一水和物を生理食塩水に 1.0 重量％ 溶解したもの)を超音波式ネブライザで霧化したものを口から吸入させ，1 分間で咳嗽反射が 5 回未満の者を陽性(異常あり)とした場合，感度 87％，特異度 89％ で不顕性誤嚥患者を判別できたと報告している[39]．また，ハンディタイプのメッシュ式ネブライザを用いた場合には，感度 86％，特異度 71％ と報告されている[40]．さらに，2012 年に Sato らが発表した simplified cough test (図 3) では，メッシュ式ネブライザを用いて 30 秒間に 1 回も咳嗽反射が認められない場合を陽性とする方法により，感度 92％，特異度 94％ で不顕性誤嚥患者を判別できたと報告されている[41]．

6．スクリーニング検査を組み合わせた方法

スクリーニング検査は，患者の摂食嚥下障害の特性や認知機能，環境などによって，結果が異なる場合をしばしば経験する．例えば，RSST で陽性であっても，MWST や FT で陰性となることもある．そのため，1 つのスクリーニング検査のみで判定せず，複数のテストの結果から総合的に判断することが重要である．

Tohara らは MWST と FT を組み合わせ，合計得点が 8 点未満を異常とした場合，誤嚥に対して

感度 90％，特異度 56％であったと報告している[17]．また，スクリーニング検査の方法は異なるが，Schultheiss らは水飲みテストと唾液の嚥下テストを組み合わせて，感度 61％，特異度 90％，ゼリーを用いたテストと唾液の嚥下テストを組み合わせて，感度 90％，特異度 73％であったことを報告している[42]．

これらスクリーニング検査を誤嚥の有無を検知する以外に，経口摂取を確立できるか否かの予測にも有効だとする報告がある．急性期病院の摂食嚥下障害患者を対象に，ST リハビリテーション開始時に RSST と MWST を行い，経口摂取の確立に対して RSST 3 回，MWST 4 点をカットオフ値にすると，それぞれ感度 89％，70％，特異度 42％，60％で予測できたとしている．さらに，RSST 3 回以上かつ MWST 3 点以上の患者の 87.9％が経口摂取を確立することができたと報告している[43]．

まとめ

これまで紹介したスクリーニング検査法は多種多様であるが，各検査法の特徴を理解したうえで，目的に合った検査法を選択することが重要である．また，複数の検査法を組み合わせて用いることで，診断精度が増すうえに，患者の症状を的確にとらえることができる．ただし，スクリーニング検査の結果が偽陽性もしくは偽陰性の場合もあるため，検査結果に疑義がある場合には VF や VE などを行う必要がある．

文 献

1) Bours GJ, et al：Bedside screening tests vs. videofluoroscopy or fibreoptic endoscopic evaluation of swallowing to detect dysphagia in patients with neurological disorders：systematic review. *J Adv Nurs*, 65(3)：477-493, 2009.
2) 大熊るりほか：摂食・嚥下障害スクリーニングのための質問紙の開発. 日摂食嚥下リハ会誌, 6(1)：3-8, 2002.
3) 深田順子ほか：高齢者における嚥下障害リスクに対するスクリーニングシステムに関する研究. 日摂食嚥下リハ会誌, 10(1)：31-42, 2006.
4) 深田順子ほか：高齢者における嚥下障害リスクに対する他者評価尺度に関する研究. 日摂食嚥下リハ会誌, 10(3)：220-230, 2006.
5) Belafsky PC, et al：Validity and reliability of the Eating Assessment Tool (EAT-10). *Ann Otol Rhinol Laryngol*, 117(12)：919-924, 2008.
6) 若林秀隆, 栢下 淳：摂食嚥下障害スクリーニング質問紙票 EAT-10 の日本語版作成と信頼性・妥当性の検証. 静脈経腸栄養, 29(3)：871-876, 2014.
7) Rofes L, et al：Sensitivity and specificity of the Eating Assessment Tool and the Volume-Viscosity Swallow Test for clinical evaluation of oropharyngeal dysphagia. *Neurogastroenterol Motil*, 26(9)：1256-1265, 2014.
8) 小口和代ほか：機能的嚥下障害スクリーニング検査「反復唾液嚥下テスト」(the Repetitive Saliva Swallowing Test：RSST)の検討(1)正常値の検討. *Jpn J Rehabil Med*, 37(6)：375-382, 2000.
9) 小口和代ほか：機能的嚥下障害スクリーニング検査「反復唾液嚥下テスト」(the Repetitive Saliva Swallowing Test：RSST)の検討(2)妥当性の検討. *Jpn J Rehabil Med*, 37(6)：383-388, 2000.
10) 池野雅裕, 熊倉勇美：反復唾液嚥下テストにおける舌骨上筋群触診併用の有用性について. 日摂食嚥下リハ会誌, 16(2)：148-154, 2012.
11) 窪田俊夫ほか：脳血管障害における麻痺性嚥下障害―スクリーニングテストとその臨床応用について. 総合リハ, 10(2)：271-276, 1982.
12) DePippo KL, et al：Validation of the 3-oz water swallow test for aspiration following stroke. *Arch Neurol*, 49(12)：1259-1261, 1992.
13) Garon BR, et al：Reliability of the 3-Oz water swallow test utilizing cough reflex as sole indicator of aspiration. *Neurorehabil Neural Repair*, 9：139-143, 1995.
14) Mari F, et al：Predictive value of clinical indices in detecting aspiration in patients with neurological disorders. *J Neurol Neurosurg Psychiatry*, 63：456-460, 1997.
15) Suiter DM, Leder SB：Clinical Utility of the 3-ounce Water Swallow Test. *Dysphagia*, 23(3)：244-250, 2008.
16) 才藤栄一：平成 11 年度長寿科学総合研究事業報告書, pp.1-7, 2000.

17) Tohara H, et al：Three tests for predicting aspiration without videofluorography. *Dysphagia*, 18(2)：126-134, 2003.

18) Nishiwaki K, et al：Identification of a simple screening tool for dysphagia in patients with stroke using factor analysis of multiple dysphagia variables. *J Rehabil Med*, 37：247-251, 2005.

19) Daniels SK, et al：Clinical assessment of swallowing and prediction of dysphagia severity. *Am J Speech Lang Pathol*, 6：17-24, 1997.

20) Osawa A, et al：Water-swallowing test：screening for aspiration in stroke patients. *Cerebrovasc Dis*, 35(3)：276-281, 2013.

21) Warms T, Richards J："Wet Voice" as a predictor of penetration and aspiration in oropharyngeal dysphagia. *Dysphagia*, 15(2)：84-88, 2000.

22) Sampaio M, et al：Wet voice as a sign of penetration/aspiration in Parkinson's disease：does testing material matter？ *Dysphagia*, 29(5)：610-615, 2014.

23) Smith HA, et al：The combination of bedside swallowing assessment and oxygen saturation monitoring of swallowing in acute stroke：a safe and humane screening tool. *Age Ageing*, 29(6)：495-499, 2000.

24) Lim SH, et al：Accuracy of bedside clinical methods compared with fiberoptic endoscopic examination of swallowing (FEES) in determining the risk of aspiration in acute stroke patients. *Dysphagia*, 16(1)：1-6, 2001.

25) Chong MS, et al：Bedside clinical methods useful as screening test for aspiration in elderly patients with recent and previous strokes. *Ann Acad Med Singapore*, 32(6)：790-794, 2003.

26) Collins MJ, Bakheit AM：Does pulse oximetry reliably detect aspiration in dysphagic stroke patients？ *Stroke*, 28(9)：1773-1775, 1997.

27) Wang TG, et al.：Pulse oximetry does not reliably detect aspiration on videofluoroscopic swallowing study. *Arch Phys Med Rehabil*, 86(4)：730-734, 2005.

28) Leder SB：Use of arterial oxygen saturation, heart rate, and blood pressure as indirect objective physiologic markers to predict aspiration. *Dysphagia*, 15(4)：201-205, 2000.

29) 向井美惠：フードテストおよび咬合状態とVF検査結果との関連（才藤栄一　主任研究者）．平成10年度厚生省・老人福祉に関する調査研究等事業報告書，pp. 66-76，1999.

30) 向井美惠：非VF系評価法（フードテスト）の基準化（才藤栄一　主任研究者）．平成11年度長寿科学総合研究事業報告書，pp. 43-50，2000.

31) 石田　瞭，向井美惠：嚥下障害の診断Update新しい検査法Ⅱ段階的フードテスト．臨床リハ，11(9)：820-824，2002.

32) 大沢愛子ほか：脳卒中患者における食物嚥下と液体嚥下—フードテストと改訂水飲みテストを用いた臨床所見と嚥下造影検査の検討．*Jpn J Rehabil Med*，49(11)：838-845，2012.

33) Horner J, Massey E：Silent aspiration following stroke. *Neurology*, 38：317-319, 1988.

34) Ebihara S, et al：Impaired efficacy of cough in patients with Parkinson disease. *Chest*, 124(3)：1009-1015, 2003.

35) Ruoppolo G, et al：Dysphagia in amyotrophic lateral sclerosis：prevalence and clinical findings. *Acta Neurol Scand*, 128(6)：397-401, 2013.

36) Niimi A, et al：Impaired cough reflex in patients with recurrent pneumonia. *Thorax*, 58(2)：152-153, 2003.

37) Nguyen NP, et al：Effectiveness of the cough reflex in patients with aspiration following radiation for head and neck cancer. *Lung*, 185(5)：243-248, 2007.

38) Dicpinigaitis PV：Cough reflex sensitivity in cigarette smokers. *Chest*, 123(3)：685-688, 2003.

39) Wakasugi Y, et al：Screening test for silent aspiration at the bedside. *Dysphagia*, 23：364-370, 2008.

40) Wakasugi Y, et al：Usefulness of a handheld nebulizer in cough test to screen for silent aspiration. *Odontology*, 102(1)：76-80, 2014.

41) Sato M, et al：Simplified cough test for screening silent aspiration. *Arch Phys Med Rehabil*, 93(11)：1982-1986, 2012.

42) Schultheiss C, et al：The semisolid bolus swallow test for clinical diagnosis of oropharyngeal dysphagia：a prospective randomised study. *Eur Arch Otorhinolaryngol*, 268(12)：1837-1844, 2011.

43) 前田葉子ほか：急性期病院における嚥下障害患者の予後予測．日摂食嚥下リハ会誌，14(3)：191-200，2010.

特集：摂食嚥下障害リハビリテーションABC

I．総　論
5．評　価
3）重症度分類の使い分け

大野友久*

Abstract 摂食嚥下障害の重症度分類は様々なものがあるが，本邦でよく使用されるのは摂食嚥下障害患者における摂食状況のレベル，摂食嚥下能力のグレード，臨床的重症度分類などである．海外に通用する分類としては，前述の摂食状況のレベルを英文化した food intake level scale，アメリカで開発された functional oral intake scale が挙げられる．それぞれ，摂食状況をそのまま評価する，いわゆる「している」状況を評価するものと，検査を実施して能力を評価する，いわゆる「できる」能力を評価するものがある．必要に応じて使い分けることや，同時に評価してその乖離をみるなどすると，職種間で連携する際の簡便な共通言語としてより利用しやすいであろう．

Key words 重症度分類（severity scale），摂食嚥下障害患者における摂食状況のレベル（food intake level scale），摂食嚥下能力のグレード（swallowing function grade），臨床的重症度分類（dysphagia severity scale），functional oral intake scale

はじめに

摂食嚥下障害の重症度分類は，患者の現在の状態やリハビリテーション（以下，リハ）のゴール設定などの情報を，チーム内や他医療機関と共有するときに有用である．医療者間連携における共通言語として重要なツールになる．ただし，共通言語として成立するには，誰でも評価・理解できる簡便性が要求される．また，治療やリハの効果を判定する指標にもなるため，評価尺度としての信頼性・妥当性も要求される．摂食嚥下障害の重症度分類はこれまでにいくつか考案されているが，簡便性と信頼性・妥当性を兼ね備えた評価尺度は意外と少ない．ここでは本邦で広く用いられている分類と，英文論文などで使用されている信頼性・妥当性の検証がなされている重症度分類を紹介する．

1．摂食嚥下障害患者における摂食状況のレベル[1]（表1）

摂食嚥下障害患者における摂食状況のレベル（以下，レベル）は10段階の順序尺度（等間隔ではないが順序のある尺度のこと．つまり1と2の差「1」は，2と3の差「1」と等量ではない）である．摂食場面や1日の摂食状況を確認して判断できるので，誰でも簡便に評価が可能である．実際に「している」状況をそのまま判断するため，嚥下造影検査や嚥下内視鏡検査などの検査を必要としない．レベル1が最重症でレベル10が正常という評価である．レベル1～3はすべて食事としての経口摂取は行っていないが，基礎訓練（間接訓練）や摂食訓練（直接訓練）を実施しているかどうかで評価を分ける．レベル4～6は，経口摂取しているが十分な摂取量が得られないために，胃瘻，経鼻経管栄養や点滴などの代替栄養が必要な状況である．そのなかで，経口摂取量の大小で評価を分ける．レベル7以上では3食経口摂取しており代替栄養は不要の状態である．そのなかで摂取している食物の状態によって評価を分ける．例えば，ミキサー

---

* Tomohisa OHNO，〒474-8511　愛知県大府市森岡町7-430　国立長寿医療研究センター歯科口腔先進医療開発センター歯科口腔先端診療開発部在宅・口腔ケア開発室，室長

表 1. 摂食嚥下障害患者における摂食状況のレベル

摂食嚥下障害を示唆する何らかの問題あり	経口摂取なし	Lv. 1	嚥下訓練*を行っていない
		Lv. 2	食物を用いない嚥下訓練を行っている
		Lv. 3	ごく少量の食物を用いた嚥下訓練を行っている
	経口摂取と代替栄養	Lv. 4	1 食分未満の嚥下食*を経口摂取しているが代替栄養*が主体（楽しみレベル）
		Lv. 5	1〜2 食の嚥下食を経口摂取しているが代替栄養が主体
		Lv. 6	3 食の嚥下食経口摂取が主体で不足分の代替栄養を行っている
	経口のみ摂取	Lv. 7	3 食の嚥下食を経口摂取している．代替栄養は行っていない
		Lv. 8	特別食べにくいもの*を除いて 3 食経口摂取している
		Lv. 9	食物の制限はなく，3 食を経口摂取している
		Lv. 10	摂食嚥下障害に関する問題なし（正常）

*
摂食嚥下障害を示唆する何らかの問題：覚醒不良，口からのこぼれ，口腔内残留，咽頭残留感，ムセなど
嚥下訓練：専門家，またはよく指導された介護者，本人が嚥下機能を改善させるために行う訓練
嚥下食：ゼラチン寄せ，ミキサー食など，食塊形成しやすく嚥下しやすいように調整した食品
代替栄養：経管栄養，点滴など非経口の栄養法
特別食べにくいもの：パサつくもの，堅いもの，水など

（文献 1 より）

表 2. Food intake level scale；FILS

No oral intake
　Level 1：No swallowing training is performed except for oral care
　Level 2：Swallowing training not using food is performed
　Level 3：Swallowing training using a small quantity of food is performed

Oral intake and alternative nutrition
　Level 4：Easy-to-swallow food less than the quantity of a meal(enjoyment level)is ingested orally
　Level 5：Easy-to-swallow food is orally ingested in one to two meals, but alternative nutrition is also given
　Level 6：The patient is supported primarily by ingestion of easy-to-swallow food in three meals, but alternative nutrition is used as a complement

Oral intake alone
　Level 7：Easy-to-swallow food is orally ingested in three meals. No alternative nutrition is given.
　Level 8：The patient eats three meals by excluding food that is particularly difficult to swallow
　Level 9：There is no dietary restriction, and the patient ingests three meals orally, but medical considerations are given.
　Level 10：There is no dietary restriction, and the patient ingests three meals orally(normal).

Swallowing training：Training conducted by an expert, well-instructed caregiver, or the patient himself/herself to improve the swallowing function.
Easy-to-swallow food：Food that is prepared so that it is easy to swallow even without mastication, for example, meat and vegetables are gelatinized or homogenized in a mixer.
Alternative nutrition：Non-oral nutrition such as tube feeding and drip infusion.
Food that is particularly difficult to eat：dry and brittle food, hard food, water, and so on.
Medical considerations：guidance, tests, examinations, and so on, for symptoms suggestive of swallowing disorders such as choking and the feeling of food remaining in the pharynx.

食などの嚥下食を摂取していればレベル 7 となる．また，摂食介助が必要なときは A(assist の意味)をつけて，例えば7A のように表示する．

2．Food intake level scale；FILS[2]（表 2）
　FILS は前述したレベルの英語版である．しかし，ただ単に英文に翻訳したわけではなく，デルファイ法やダブルバックトランスレーション，重

表 3. 摂食嚥下能力のグレード

I 経口不可 重症	Gr. 1	嚥下困難または不能. 嚥下訓練適応なし
	Gr. 2	基礎的嚥下訓練のみの適応あり
	Gr. 3	条件が整えば誤嚥は減り, 摂食訓練が可能
II 経口と代替栄養 中等症	Gr. 4	楽しみとしての摂食は可能
	Gr. 5	一部(1～2食)経口摂取が可能
	Gr. 6	3食経口摂取が可能だが代替栄養が必要
III 経口のみ 軽症	Gr. 7	嚥下食で3食とも経口摂取可能
	Gr. 8	特別嚥下しにくい食品を除き3食経口摂取可能
	Gr. 9	常食の経口摂取可能. 臨床的観察と指導を要する
IV 正常	Gr. 10	正常の摂食嚥下能力

み付けκ係数などの方法を使用して, 信頼性・妥当性の検証を実施した評価尺度である. 十分な信頼性・妥当性が得られている. 英文論文を書く予定がある場合は, レベルではなく FILS を予め使用するとよいだろう.

3. 摂食嚥下能力のグレード[3](表 3)

摂食嚥下能力のグレード(以下, グレード)は, 患者の摂食嚥下の「できる」能力を評価する. したがって厳密に書くと, 嚥下造影や嚥下内視鏡などで嚥下機能を評価して初めて分類可能となる. レベル同様, 10段階の順序尺度であり, 各グレードの評価基準は同じ数値のレベル評価基準と, 表現はやや異なるものの, ほぼ同一の内容にしてある. したがって, レベルの「している」状況とグレードの「できる」能力を比較して, その乖離を見つけることができる. 例えば, グレードよりレベルが低い場合は, 原因として介護力の問題がある可能性がある. またグレードよりレベルが高い場合は, 誤嚥性肺炎や窒息のリスクが高いという判断につながる. グレードとレベルを比較することで, その原因検索や対応方法の検討につなげることができる. なお, グレードの判断においても, 摂食介助が必要なときは A をつけて 7A のように表示する.

4. 臨床的重症度分類[4](表 4)

臨床的重症度分類は dysphagia severity scale;

DSS と略され, リハの現場でよく用いられる functional independence measure；FIM と同様の7段階の順序尺度である. DSS は臨床的に重症度判定を行うため, 嚥下造影検査や嚥下内視鏡検査が行えない医療機関でも判定可能である. DSS は1が最重症, 7が正常範囲である. 分類のポイントは誤嚥の有無であり, 臨床的に誤嚥のあるものは1～4の4段階に, 誤嚥のないものは5～7の3段階に分けられる. 先行期, 準備期, 口腔期中心の障害は DSS 5 となる. 固形物と液体の混合物で誤嚥が疑われるのは DSS 4, 水分のみの摂取で誤嚥が疑われる場合は DSS 3 となる. DSS 1 と2では固形食でも誤嚥を認めるが, DSS 2 では医学的には安定している状態である. DSS 1 は常に唾液を誤嚥し, 医学的にも安定していない状態である. 表4に示す通り, DSS が決まれば, 可能な食形態, 経管栄養の要否, 摂食嚥下訓練の必要性などの対応方法を把握することができる.

5. Functional oral intake scale；FOIS[5]
（表 5, 6）

Crary と Groher らによって考案されたスケールである. レベルや FILS と同様に, 摂食嚥下機能ではなく実際の摂食場面, している状況を判断する7段階の順序尺度である. 信頼性・妥当性の検証も実施済みであり, 海外文献でもよく使用されている. ここには原文の基準とその和訳を掲載

表 4. 臨床的重症度分類

分 類		定 義	解 説	対 処 法	直接訓練[*1]
誤嚥なし	7 正常範囲	臨床的に問題なし	治療の必要なし	必要なし	必要なし
	6 軽度問題	主観的問題を含め，何らかの軽度の問題がある．	主訴を含め，臨床的な何らかの原因により摂食嚥下が困難である．	簡単な訓練，食事の工夫，義歯調整などを必要とする．	症例によっては施行
	5 口腔問題	誤嚥はないが，主として口腔期障害により摂食に問題がある．	先行期・準備期も含め，口腔期中心に問題があり，脱水や低栄養の危険を有する．	口腔問題の評価に基づき，訓練，食物形態・食事法の工夫，食事中の監視が必要である．	一般医療機関や在宅で施行可能
誤嚥あり	4 機会誤嚥	ときどき誤嚥する，もしくは咽頭残留が著明で臨床上誤嚥が疑われる．	咽頭残留著明，もしくはときに誤嚥を認める．また，食事場面で誤嚥が疑われる．	上記の対処法に加え，咽頭問題の評価，咀嚼の影響の検討が必要である．	一般医療機関や在宅で施行可能
	3 水分誤嚥	水分は誤嚥するが，工夫した食物は誤嚥しない．	水分で誤嚥を認め，誤嚥・咽頭残留防止手段の効果は不十分だが，調整食など食形態効果を十分認める．	上記の対処法に加え，水分摂取の際に間欠的経管栄養法を適応する場合がある．	一般医療機関で施行可能
	2 食物誤嚥	あらゆるものを誤嚥し嚥下できないが，呼吸状態は安定．	水分，半固形，固形食で誤嚥を認め，食形態効果が不十分である．	経口摂取は不可能で経管栄養が基本となる．	専門医療機関で施行可能[*2]
	1 唾液誤嚥	唾液を含めてすべてを誤嚥し，呼吸状態が不良．あるいは，嚥下反射が全く惹起されず，呼吸状態が不良．	常に唾液も誤嚥していると考えられる状態で，医学的な安定が保てない．	医学的安定を目指した対応法が基本となり，持続的な経管栄養法を要する．	困難

[*1]間接訓練は 6 以下のどのレベルにも適応があるが，在宅で施行する場合，訓練施行者に適切な指導をすることが必要である．
[*2]慎重に行う必要がある．

(文献 4 より)

表 5. FOIS

Level 1：Nothing by mouth.
Level 2：Tube dependent with minimal attempts of food or liquid.
Level 3：Tube dependent with consistent oral intake of food or liquid.
Level 4：Total oral diet of a single consistency.
Level 5：Total oral diet with multiple consistencies, but requiring special preparation or compensations.
Level 6：Total oral diet with multiple consistencies without special preparation, but with specific food limitations.
Level 7：Total oral diet with no restrictions.

表 6. FOIS（筆者訳）

Level 1：経口摂取なし
Level 2：経管栄養とごく少量の経口摂取
Level 3：経管栄養と一定量の経口摂取
Level 4：すべて経口摂取だが，一物性の食品のみ
Level 5：複数物性ですべて経口摂取だが，摂食に特別な準備や代償法を必要とする
Level 6：複数物性ですべて経口摂取．摂食に特別な準備や代償法を必要としない．ただし食形態に制限あり
Level 7：特に制限なくすべて経口摂取

した．しかし本来，評価尺度を和文翻訳するにあたってはしかるべき手続きを踏む必要性があるため，あくまで筆者が私的に翻訳し参考として掲載したに過ぎない．もし使用するのであれば原文を使用していただきたい．

文 献

1) 藤島一郎ほか：「摂食・嚥下状況のレベル評価」簡単な摂食・嚥下評価尺度の開発. *Jpn J Rehabil Med*, 43：S249, 2006.
2) Kunieda K, et al：Reliability and Validity of a Tool to Measure the Severity of Dysphagia：The Food Intake LEVEL Scale. *J Pain Symptom Manage*, 46(2)：201-206, 2013.

〈Summary〉FILS の信頼性・妥当性を検証した論文で，十分な信頼性・妥当性があることが示された．

3) 藤島一郎ほか：摂食訓練の展開. 総合リハ, 32(3)：257-260, 2004.
4) 加賀谷 斉：重症度分類. 才藤栄一ほか(編), 摂食嚥下リハビリテーション 第 3 版, pp.179-180, 医歯薬出版, 2016.
5) Crary MA, et al：Initial psychometric assessment of a functional oral intake scale for dysphagia in stroke patients. *Arch Phys Med Rehabil*, 86(8)：1516-1520, 2005.

〈Summary〉FOIS の信頼性・妥当性および感度について脳卒中患者を対象として検証した論文で，いずれにおいても十分な結果が示された．

特集：摂食嚥下障害リハビリテーション ABC

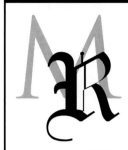

I. 総　論
6. 検　査

1）VF の標準的手段と観察のポイント

柴田斉子*

Abstract 摂食嚥下機能評価のゴールドスタンダードである嚥下造影検査（videofluoroscopic examination of swallowing；VF）を行う際の必要事項をまとめた．VF は診断と治療という 2 つの目的を念頭に置いて実施する．誤嚥や咽頭残留などの異常所見が何に由来するものなのか，原因となる要素が改善可能なものか，永続的あるいは進行性のものなのかを判断し，異常所見を改善するための代償手段を検査のなかで試す．さらに，機能の改善をはかるための訓練を決定することが必要である．
　検査のなかで評価する代償手段としては，食形態による調整と姿勢による調整がある．嚥下内視鏡検査と異なり VF では造影剤を必要とするため，通常の食事でそのまま評価することはできない．評価の信頼性を担保するために，VF に用いる検査食はできるだけ規格化されたものを用いて，病院食の段階との一致をはかるように工夫が必要である．また，機能改善に伴う食形態および姿勢調整の変更を見据えて，現時点でぎりぎり安全な直接訓練の設定を行い，再評価の適切な時期を判断することがよい結果を導く評価のコツである．

Key words 嚥下造影検査（videofluoroscopic examination of swallowing；VF），診断（diagnosis），治療（treatment），食物物性（food texture），姿勢調整（posture control）

検査の目的

　嚥下造影検査（videofluoroscopic examination of swallowing；VF）は摂食嚥下リハビリテーション（以下，リハ）に不可欠な検査であり，ゴールドスタンダードとなっている．嚥下は口唇，頰，舌，咽頭，喉頭，食道などの嚥下関連器官の運動によって行われるが，その運動の大部分と食塊の動きは外から観察することができない．したがって，飲み込みの際に何が起こっているかを知り，対策を立てるためには画像検査を用いなければならない．嚥下画像検査は，「診断のための検査」と「治療のための検査」という 2 つの目的をもつ．
　診断の目的では，形態学的異常や機能的異常，誤嚥・残留の有無を明らかにし，病態との関係を明らかにする．治療の目的では，誤嚥や残留などの問題を解決できる手段を検討し，安全な範囲内の摂食条件を判断すること，訓練に必要な要素，適切な難易度を判定する．
　VF は口腔から食道まですべてを観察できる点で嚥下内視鏡検査（videoendoscopic examination of swallowing；VE）に勝るが，放射線を使用するため被曝の問題を考慮しなければならない．したがって，透視時間にも留意し，検査を施行する際には医師および歯科医師が主となり実施する．

VF に使用する機器

　必要な装置を表 1 に示す．X 線透視装置は，消化管造影などに使用される一般的なものを使用するが，VF 検査の際にはリクライニング位をとっても撮影できるほど十分に管球が下に移動できる

---

* Seiko SHIBATA，〒 470-1192 愛知県豊明市沓掛町田楽ヶ窪 1-98　藤田保健衛生大学医学部リハビリテーション医学 I 講座，講師

表 1. VF 検査に必要な設備

機器	X線透視装置, ビデオ記録装置, ビデオタイマー, マイクシステム, 嚥下検査用車いす, 頭位調整枕, 吸引, EMG, SpO_2モニター, 酸素
検査食	造影剤濃度：30～40%（重量%） 形態：ゼリー, とろみ液, 液体, 粥, 固形物
その他	ティースプーン, Kスプーン, 10 m*l* シリンジ, ストロー, 舌圧子, 紙コップ, TTS用綿棒, エプロン, 吸引チューブ

こと，正面像の撮影のために管球と撮影台の距離が十分にとれることが必要である．

録画機器は静止画像やスロー再生，コマ送り，巻き戻し再生などに対応した高性能なものが適する．また，1/100秒表示のデジタルビデオタイマーを併置し，時間を記録しておくと再生の際に便利である．記録装置の音声入力端子に市販の会議用集音マイクなどを接続し，検査中の音声を画像と同時に記録する．使用した模擬食品の形態，量や体位などの情報，被検者の声や咳などの反応を音声で記録しておくと，後でビデオを再生して評価する場合に非常に役に立つ．記録媒体として最近はDVD，ブルーレイ，ハードディスク，メモリースティックなどが使用される．

検査用いすはVFに必要な装置のなかで最も本質的な機能を要求される重要なものである．容易に側面と正面に向きを変えることができる，座面の昇降機能を有する，体位調整のためのリクライニング機能を有することなどが必須条件となる．X線透視装置の管球の可動範囲が狭く，いすに昇降機能がない場合には照射野を確保するために，検査いすを乗せる台の作製が必要となる．姿勢調整に特化した車いすとしてSwallowChair（東名ブレース（株））も販売されている（図1）．このいすは昇降機能をもたないが，座面の30～90°回転，背面のチルトリクライニングができ，体幹回旋位での摂食姿勢を容易に再現することができる[1]．検査の場で確認した姿勢をそのまま日頃の摂食訓練に導入することが可能であり，摂食嚥下リハを進めるうえで有用な機器である．

VFに使用する造影剤

日本ではVF用造影剤として定められたものは市販されていない．通常は硫酸バリウムを使用す

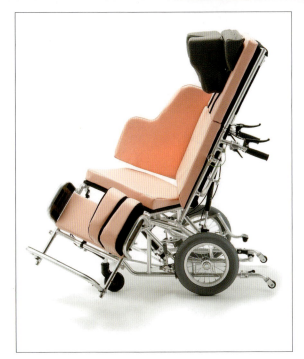

図 1. SwallowChair

る．ガストログラフィン®は誤嚥した場合の肺毒性が報告されているため使用しない．

製剤として入手できる硫酸バリウムはパウダーや懸濁液である．これらを重量％で30～40％の範囲に調整して使用する．硫酸バリウムは比較的安全な製剤であるが，消化管内に停留することにより，稀に消化管穿孔を起こすことが報告されており，普段から便秘気味の症例，高齢者，あるいは多量に硫酸バリウムを使用した場合には緩下剤の服用を促す．また，硫酸バリウムが組織内に停留した場合，肉芽腫を形成することがあるとの報告があり[2]，大量に誤嚥することのないように慎重に検査を進める必要がある．

この他に，低浸透圧性非イオン性ヨード系造影剤は，比較的肺毒性が少ないと考えられており，誤嚥のハイリスク例や小児の検査に用いる場合がある．使用の際にはヨードアレルギーの有無に注意が必要である．また，保険適応外で高価である．ビジパーク®（第一三共（株））は味が甘く，小児の検査にも適している．その他には，イオパミロン（バイエル薬品（株）），オムニパーク（第一三共（株））などが用いられる．

表 2. VF 検査食

形態	品名	バリウム濃度	物性
液体	液体	50% w/v	16 mPa・s
	薄いとろみ		140 mPa・s
	濃いとろみ		467 mPa・s [50 sec^{-1}, 20℃]
ゼリー	ソフトゼリー (許可基準 I)	40% w/v	かたさ:1,700 N/m^3 凝集性:0.5 付着性:40 J/m^2
	ハードゼリー (許可基準Ⅲ)	40% w/v	かたさ:17,000 N/m^3 凝集性:0.3 付着性:195 J/m^2
半固形	粥	50% w/v バリウムと混和	かたさ:5,100 N/m^3 凝集性:0.7 付着性:1,500 J/m^2
	コンビーフ	50% w/v バリウムと混和	かたさ:24,000 N/m^3 凝集性:0.5 付着性:3,600 J/m^2
固形	クッキー	50% w/v バリウムで被覆	

VF 検査食

VF で用いるためにバリウムを添加して調整した食品を「VF 検査食」とここでは定義する. 検査結果の再現性を高め, 多数のデータの比較が可能となるように, 同一施設内では常に同じ内容の VF 検査食を用いることを推奨する. 食事そのものにバリウムをふりかけて検査を行う場合があるが, バリウムを付加すると粘稠性, 付着性が変化すること[3)4)], 多様性の大きい食事では定性的な比較が困難であることを念頭に置く必要がある. 我々の施設で準備している VF 検査食を表 2 に示す.

VF 検査食は, 病院で提供する嚥下調整食の段階に対応していることが望ましい. 嚥下調整食の基準として, 消費者庁の特別用途食品／えんげ困難者用食品, 日本摂食・嚥下リハビリテーション学会嚥下調整食分類 2013, ユニバーサルデザインフードの基準等が発表されているので, その分類に沿って病院食を構成し, VF 検査食を準備するとよい. 嚥下障害が重度な場合, 直接訓練開始にはゼリーを用いることが多い. VF で評価するためのバリウムゼリーを簡単に, 常に一定の物性で調整可能な増粘剤, ソフティア TesCup(ニュートリー(株))が発売されている. ソフティア Tes-Cup は加熱の必要がなく, 配合を変えることで様々なかたさのゼリーを調整可能である. 我々の施設では, 消費者庁の特別用途食品／えんげ困難者用食品の許可基準 I とⅢに相当するゼリーを作製し, I のゼリーで重症患者の直接訓練の可否判断を, Ⅲのゼリーで咀嚼および食塊形成の能力を評価している.

VF の実際

1. 検査開始前の準備

検査を行う前に, 対象の基本情報や検査の目的, また摂食状況や全身状態を把握し, 口腔内や咽頭腔内の観察を可能な限り行う. 特に経鼻経管栄養例には注意が必要で, 咽頭腔内でチューブがとぐろを巻いている, 粘稠な痰が口腔内および咽頭内に付着している, 食物残渣が咽頭内に貯留していることは稀ではない. これらは嚥下を妨げ, 誤嚥性肺炎のリスクを高めるため, 我々の施設ではVF 検査開始前に喉頭内視鏡で咽頭腔内の観察を行い, 問題があれば是正してから VF を行うようにしている. 経鼻経管栄養を行っている対象者のチューブを抜いて検査するか否かは病態によるが, 経管栄養を併用しながらの直接訓練を想定しているなら, チューブが喉頭蓋の運動を妨げない位置にあることを喉頭内視鏡で確認後, チューブ

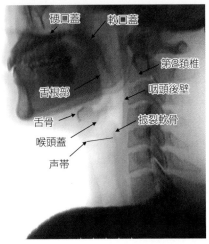
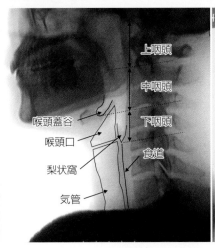

a．側面像における解剖学的構造　　b．側面像における咽頭腔および気道　　c．正面像における解剖学的構造

図 2．VF 照射野と観察できる解剖学的構造

照射野は，口腔，咽頭，喉頭領域すべて，および食道上部を含むように設定する．各マージンは下記の通りである．

【側面像】前方：口唇，後方：頚椎を含む範囲，上方：硬口蓋より上，下方：肩のライン
【正面像】側方：両顎関節を含む範囲，上方：口腔外より上，下方：食道上部を含む範囲

頭頚部がん取り扱い規約による咽頭腔の境界
上咽頭：硬口蓋，軟口蓋の移行部から頭蓋底までの領域で，軟口蓋上面から上
中咽頭：硬口蓋，軟口蓋の移行部（軟口蓋下面）から舌骨上縁（または喉頭蓋谷底部）の高さまで．
下咽頭：舌骨上縁（または喉頭蓋谷底部）の高さから輪状軟骨下縁の高さまで．

を留置したままの評価を行う．

2．適切な観察範囲と照射タイミング

被写体と管球との距離，拡大率を調整し，口唇を含む口腔領域，咽頭・喉頭領域および上部食道の一部を含む範囲が観察できるよう照射野を設定する（図2）．

X線照射のタイミングは捕食時から開始し，嚥下終了を確認するまでが基本である．しかし，被曝量をできるだけ少なくする配慮が必要なため，嚥下が非常に起こりにくいとき，咀嚼に過剰に時間を要するときはこの限りではない．誤嚥が少量の場合は，嚥下の瞬間には誤嚥の同定が難しい場合があり，嚥下後一旦X線照射を止め，30秒～1分後に再度照射すると気道に流れ込んだバリウムが確認できることがある．

3．検査のプロトコール

VFでは被曝量を考えながら，その患者がもつ機能的制限と安全域を十分に評価しなければならない．そのためには，用いる検査食の内容と順番，姿勢等をある程度考えて検査に臨む必要がある．検査の基本は易しいものから段階的に難しくする

ことであり，少量から多量へ，とろみありからなしへ，一口嚥下から咀嚼嚥下へと変えていく．筆者の施設でのプロトコールを図3に示す．姿勢は対象者の普段の食事姿勢から開始して，必要に応じて背上げ角度を変更する．検査まで絶飲食で管理されている場合には仰角45°または30°で検査を開始し，嚥下諸器官の運動が良好で誤嚥の危険がなければ，角度を上げて検査する．

1）一口嚥下と咀嚼嚥下

ヒトは，2つの嚥下様式をもつ．1つは一口嚥下（discrete swallow）であり，液体の指示嚥下においてみられる．もう1つは咀嚼嚥下（chew swallow）で，固形物などを自由に咀嚼しているときに起こる嚥下である．この2つの嚥下では，嚥下反射開始時の食塊到達位置が大きく異なり[5]，誤嚥のメカニズムが異なることが指摘されている．特に水分を多く含む固形物（二相性食品）では，咀嚼中に液体成分が先に下咽頭に流れ込み，誤嚥を誘発することがある．VFの場でも二相性食品を評価することにより，液体の一口嚥下では誤嚥しないが，咀嚼嚥下では誤嚥を認めるような不一致例

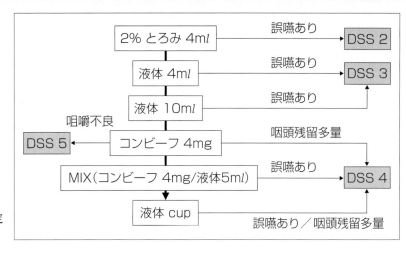

図 3.
VF プロトコールと重症度判定

を同定でき，より臨床に即した評価が可能となる．

2）液体連続嚥下

液体造影剤をコップやストローから嚥下させる評価も重要である．一口に含む量や口腔保持能力，食塊の送り込みと喉頭閉鎖，喉頭挙上のタイミングを評価する．複数回連続で嚥下するときの様式は，一嚥下ごとに喉頭を上下させる様式と，喉頭挙上を持続したまま嚥下する様式が知られている．前者のほうが多い[6]が（約60％），後者はより気道防御に有用な嚥下様式と考えられる．

VFの所見

VFでは嚥下関連器官の動き，食塊の動きを空間的，時間的に検討し，喉頭侵入，誤嚥，咽頭残留などの異常所見の成因を考える．すなわち，嚥下関連器官については，運動の範囲，強弱，速度，左右差などに問題がないかを評価し，食塊先端，後端位置との相対タイミングを評価する．このためには，VF画像を何度も繰り返し観察すること，スローモーションで観察することが必要である．日本摂食嚥下リハビリテーション学会から，VFの検査法（詳細版）2014版[7]が発表されているので，参考にするとよい．

1．準備期から口腔期

食品の口腔への取り込み，口腔保持，咀嚼・食塊形成，咽頭への送り込みの状態をみる．口腔への取り込み時に液体が口唇から漏れる，スプーンから食品を取り込めないなどがあれば口輪筋の機能不全を考える．口腔保持，咀嚼・食塊形成，咽頭への送り込みの異常では，舌および頬の筋力低下，巧緻性の低下を考える．

2．咽頭期

1）嚥下反射開始のタイミング

舌骨が素早く前上方へ移動を開始する時点を嚥下反射開始とすることが多い．液体の命令嚥下の場合は，VF側面像で食塊先端が下顎下縁のラインを越えてから嚥下反射開始までが2秒以上のとき[8]あるいは3秒以上のときに嚥下反射惹起の遅延と定義[9]されてきた．しかし，前述したように咀嚼嚥下や液体の連続嚥下では，この考えは適応されない．

2）喉頭侵入・誤嚥

食品が気道に侵入する状態を指し，その重症度の違いから喉頭侵入と誤嚥を区別する．食品が気道に流入するが声帯上までにとどまる場合を喉頭侵入，声帯を越えて気管に流入する場合を誤嚥と定義する．

喉頭侵入と誤嚥の分類には，侵入の深さおよび喀出の有無による分類として penetration-aspiration scale[10]（表3）がある．また，嚥下反射に対する誤嚥のタイミングによる分類として Logemann の分類[8]（表4）がある．

3）咽頭残留

嚥下後に口腔内，咽頭内に造影剤が残留した所見である．口腔内では，舌の機能不全により口腔底，口腔前庭，舌背上に残留を認める．咽頭では喉頭挙上の低下，舌および咽頭収縮筋の機能不全，食道入口部開大不全などにより喉頭蓋谷，梨状窩

表 3. Penetration-aspiration scale

1	喉頭に侵入しない
2	喉頭侵入があるが，声門に達せずに排出される
3	喉頭侵入があるが，声門に達せず，排出もされない
4	声門に達する喉頭侵入があるが，喉頭から完全に排出される
5	声門に達する喉頭侵入があるが，喉頭から排出されない（声門上からは喀出されるが，喉頭内に残る場合を含む）
6	声門下まで食塊が入り（誤嚥），声門下から喉頭に排出される（あるいは完全に喉頭からも排出される）
7	声門下まで食塊が入り（誤嚥），咳嗽しても声門下から排出されない
8	声門下まで食塊が入り（誤嚥），排出しようとする動作がみられない（不顕性誤嚥）

表 4. 誤嚥分類

分類	定義	主となる病態
嚥下前誤嚥	食塊のコントロールができずに，嚥下反射が起こる前，あるいは喉頭挙上閉鎖前に誤嚥する	嚥下反射惹起障害
嚥下中誤嚥	嚥下反射開始から終了までの間の誤嚥	喉頭挙上閉鎖不全 喉頭挙上の低下
嚥下後誤嚥	嚥下後に咽頭残留が気道内に流れ込むことにより生じる誤嚥	上部食道括約筋の機能不全，咽頭収縮力低下による食塊の咽頭残留

に残留を認める.

4）食道入口部

食道入口部は下咽頭収縮筋の一部と輪状咽頭筋で構成される. 嚥下時には輪状咽頭筋の弛緩，喉頭挙上によるスペースの確保と送り込まれる食塊の圧によって食道入口部が十分開大し，食塊は滞りなく食道に進入する. 脳幹障害などで輪状咽頭筋の弛緩が不十分であると cricopharyngeal bar を形成し，食道入口部の狭窄として観察される.

3．食道期

食道の異常が嚥下障害の原因となっていることもあるので，VF では必ず食道の通過状況も確認する. 正面像で嚥下するときに，食塊を口腔から下部食道まで追跡し，食道蠕動による食塊の通過状況を観察し，食道内での食塊の停滞や逆流がないかを確認する. 停滞があるときには空嚥下を指示し，食道の二次蠕動で食塊が進行するかどうかをみる. 一旦透視を中断し，30 秒後に再度確認しても残留している場合には食蠕動の低下と判断して，逆流による誤嚥を防ぐために患者には食後すぐに横にならないように指導する. 食道通過不良

の原因として食道憩室や静脈瘤，腫瘍などが疑われる場合には専門科に紹介する.

異常所見への対応

VF で誤嚥や残留などの異常所見がある場合には，それを防止・軽減する手法を検査内で実施し，効果があるものを実際の訓練や食事に導入する. 機能的限界を同定し，ぎりぎり安全な難易度で，できる限り直接訓練を実施するための工夫が必要である.

1．食物物性での調整

一般的に液体にとろみを付加する，一口量を少なめに調整する，咀嚼の負荷が少ない柔らかい食物に制限する，均一な食品に制限するなどが試される. とろみの程度は喉頭進入・誤嚥を防ぐこと，残留を減少させることを両立する最小の濃度を選択する.

2．姿勢での調整

重力の影響を用いて食塊の流れをコントロールする手段として，リクライニング位がある. リクライニング位をとることによって，食塊が口腔か

ら咽頭後壁を伝って食道入口部へ安全に到達するかを確認する.

空間をコントロールする手段として,頭部回旋がある.頭部回旋には2つの戦略があり,1つは残留を防ぐ手法として捕食時から頭部を回旋し,回旋によって広がった非回旋側の咽頭に食塊を誘導し,梨状窩残留や誤嚥を軽減させる方法である.もう1つは嚥下後の残留除去を目的として,嚥下後に残留側と反対側に頭部回旋し,追加嚥下を行う方法である.

リクライニングと頭部回旋を組み合わせて行う際には注意が必要である.リクライニング位では重力の影響により,意図しない頭部回旋側に食塊が流れてしまうことがある.この場合には食塊通過側が下となるよう体幹回旋を加えることによって食塊の流れをコントロールする.Wallenberg症候群などで咽頭収縮および食道入口部開大に左右差がある場合に推奨される姿勢である.

3.嚥下手技の導入

嚥下手技は,誤嚥や咽頭残留を軽減させることを目的として,嚥下中の運動を随意的にコントロールするようにデザインされた手技である.手技の有効性をVFで確認し,訓練に導入する.

VFの限界

組織の陰影と重なると,ごくわずかな喉頭進入や誤嚥は見落とされる場合がある.臨床症状と照らし合わせて誤嚥を疑う場合には,VEを併用し,誤嚥の有無を確認するとよい.また,被曝逓減を考慮して限られた施行での評価であるため,必ずしも対象者の嚥下機能すべてを評価できるわけではないことに留意する必要がある.

文 献

1) Inamoto Y, et al：Effectiveness and applicability of a specialized evaluation exercise-chair in posture adjustment for swallowing. *Jpn J Compr Rehabil Sci*, 5：33-39, 2013.
   〈Summary〉摂食嚥下障害治療時の姿勢調整を目的として開発された訓練用椅子の使用方法が書かれている.
2) Fite F：Granuloma of lung due to radiographic contrast medium. *Arch Path*, 59：673-676, 1955.
3) 山縣誉志江ほか：段階的な嚥下食の物性に適した嚥下造影検査食の検討.日摂食嚥下リハ会誌, 12：31-39, 2008.
4) 山縣誉志江ほか：段階的な嚥下機能評価のための検査食の検討.栄養-評価と治療, 25：519-523, 2008.
5) Saitoh E, et al：Chewing and food consistency：effects on bolus transport and swallow initiation. *Dysphagia*, 22：100-107, 2007.
   〈Summary〉プロセスモデルに基づいて,咀嚼による嚥下反射開始時の食塊の到達位置の違いを報告し,二相性食品が嚥下開始前に梨状窩に達することを示した.
6) Susa C, et al：Classification of sequential swallowing types using videoendoscopy with high reproducibility and reliability. *Am J Phys Med Rehabil*, 94：38-43, 2015.
7) 日本摂食嚥下リハビリテーション学会医療検討委員会：嚥下造影の検査法(詳細版)日本摂食嚥下リハビリテーション学会医療検討委員会2014年度版.日摂食嚥下リハ会誌, 18：166-186, 2014.
8) Logemann JA：Evaluation and treatment of swallowing disorders, 2nd ed, p. 96, Pro-Ed, 1998.
9) Perlman A, et al：Videofluoroscopic predictors of aspiration in patients with oropharyngeal dysphagia. *Dysphagia*, 9：90-95, 1994.
10) Rosenbek JC, et al：A penetration-aspiration scale. *Dysphagia*, 11：93-98, 1996.
    〈Summary〉喉頭挙上侵入と誤嚥を,食塊の深達度によって分類する方法.

Monthly Book MEDICAL REHABILITATION No. 203

2016年11月 増刊号

リハビリテーションに役立つ！
睡眠障害・睡眠呼吸障害の知識

編集企画　近藤国嗣（東京湾岸リハビリテーション病院院長）

目次

睡眠障害の疫学……井谷　修ほか	睡眠呼吸障害と日中の眠気……栁原万里子
睡眠障害のメカニズム……田ヶ谷浩邦ほか	睡眠呼吸障害と認知機能……近藤　哲理ほか
せん妄と睡眠障害……先崎　章	睡眠呼吸障害と肥満……半田早希子ほか
脳卒中と睡眠障害……下田　健吾ほか	睡眠呼吸障害と血圧……星出　聡
睡眠障害と認知症……小鳥居　望ほか	睡眠呼吸障害と糖代謝異常……本庶　祥子
睡眠障害と骨折……橋爪　祐二	睡眠関連呼吸障害群と脳卒中……塚原　由佳ほか
睡眠障害と生活習慣病……古川　智一	睡眠呼吸障害と心疾患……高田　佳史
加齢と睡眠障害……宮崎総一郎ほか	睡眠呼吸障害と脊髄損傷……鈴木　涼平ほか
パーキンソン病と睡眠障害……野村　哲志	睡眠呼吸障害と排尿障害……木内　寛
睡眠薬をどう使うか，どう止めるか……三島　和夫	睡眠呼吸障害に対するCPAP療法……赤柴　恒人
睡眠障害と身体活動・運動療法……北畠　義典	睡眠呼吸障害と歯科とのかかわり……有坂　岳大
睡眠障害の認知行動療法……岡島　義	睡眠呼吸障害と口腔内装置……佐藤　一道ほか
レストレスレッグス症候群と周期性四肢運動障害……鈴木　圭輔ほか	睡眠呼吸障害と外科治療……酒井　あやほか
睡眠呼吸障害の疫学……和田　裕雄ほか	回復期における脳卒中患者の睡眠呼吸障害……松浦　大輔ほか
睡眠呼吸障害のメカニズム……陳　和夫	睡眠呼吸障害と肥満・減量療法……竹上　未紗
睡眠呼吸障害の検査と診断……谷津翔一朗ほか	睡眠呼吸障害と自動車運転……篠田　千恵

リハビリテーションにおける睡眠障害・睡眠呼吸障害の最前線を網羅。
1冊丸ごと役に立つこと間違いなし！

（株）全日本病院出版会

〒113-0033　東京都文京区本郷3-16-4　電話(03)5689-5989　FAX(03)5689-8030

各誌目次がご覧いただけます！
http://www.zenniti.com

特集：摂食嚥下障害リハビリテーション ABC

Ⅰ．総　論
6．検　査

2）VEの標準的手順と観察のポイント

太田喜久夫[*1]　尾﨑研一郎[*2]

Abstract 嚥下内視鏡検査（VE）の概要を解説した．本稿では，初心者でも理解しやすいように，スコープの操作法に重点を置いた．患者にとって不快な検査では，自然な嚥下や best swallow を評価できなくなるためである．観察項目は多岐にわたるが，まず，正常の嚥下動態を把握することが重要である．健常者の解剖的構造に則して，観察ポイントを鼻腔・咽頭・喉頭前庭／喉頭器官の 3 点に分けて解説し，VE で評価可能な嚥下動態を写真で示した．また，咀嚼運動に伴う stage Ⅱ transport について VF/VE 同期画像で解説した．さらに嚥下障害患者の特徴的な写真をもとに，誤嚥や嚥下時の姿勢が食塊の輸送経路に及ぼす影響について解説した．その他，嚥下内視鏡を用いた嚥下訓練法や嚥下治療法について言及するとともに，リスクについても解説した．このように嚥下動態の把握には，VF とともに VE はなくてはならない評価法となっている．さらに，広く嚥下リハビリテーションの分野で VE が活用されることを期待する．

Key words 嚥下内視鏡検査（videoendoscopic evaluation of swallowing；VE），嚥下リハビリテーション（swallowing rehabilitation）

はじめに：嚥下内視鏡検査の歴史

嚥下内視鏡検査（videoendoscopic evaluation of swallowing；VE）は，米国の SLP である Langmore らによって 1988 年に紹介された FEESS（fiberoptic endoscopic examination of swallowing safety）が基礎になっているといえる[1]．1997 年には嚥下機能の客観的評価法として FEES®を紹介している[2]．その他，米国の耳鼻科医である Bastian は，1991 年に VEED（video endoscopic evaluation of dysphagia）として報告している[3]．現在では VE はビデオ画像による撮像が一般化しており，嚥下機能評価法として急性期か

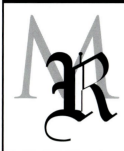

図 1．ベッドサイドでの多職種による嚥下回診の様子

ら生活期まで多様な臨床場面で活用されるようになっている．

急性期の病院ではベッドサイドで評価することが多く，嚥下回診（図 1）として摂食嚥下認定看護師，言語聴覚士，歯科衛生士，管理栄養士などの

[*1] Kikuo OTA，〒 329-2763　栃木県那須塩原市井口 537-3　国際医療福祉大学病院リハビリテーション科，教授・部長
[*2] Kenichiro OZAKI，足利赤十字病院リハビリテーション科

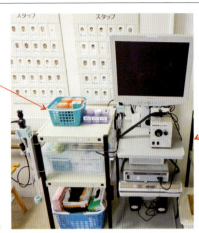

診察時の準備
検査食・コップ
スプーン・ストロー
手袋、ティッシュなど

吸引機器
救急カート
　アドレナリン
　挿管セット
　点滴セットなど

※迷走神経反射、
　喉頭痙攣
　鼻出血
　等のリスクに対処
　できる準備を行う。

内視鏡検査機器一式
診察室だけでなく、ベッドサイドで行えるようにコンパクトなトロリーが適している。

図2. VEに必要な検査機器・準備品

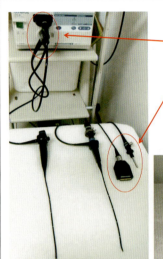
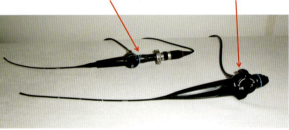

電子スコープとファイバースコープのCCDカメラとのコネクターおよび光源の接続部分は同じであり、同じビデオ機器を共有できる。

ファイバースコープ＋CCDカメラ　電子スコープ

図3. 電子スコープとCCDカメラを装着したファイバースコープ
(太田喜久夫：嚥下内視鏡検査(VE). 才藤栄一ほか(監), 摂食嚥下リハビリテーション 第3版, pp.134-143, 医歯薬出版, 2016より)

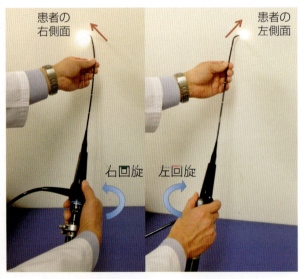

患者の右側面　　患者の左側面
右回旋　　左回旋

図4. 側方観察のためのスコープ回旋操作法

多職種が参加して実施されるようになってきている．また，携帯型の内視鏡機器を用いれば，施設や在宅での評価が可能であり，地域での摂食嚥下リハビリテーション（以下，リハ）が安全に進められる体制ができつつある．また，2014年度からPEGを造設する前後にVEやVFを実施するように勧告され，研修を受けた医師がPEG造設前後でVEを実施する機会も増えてきている．

日本摂食嚥下リハビリテーション学会医療検討委員会では，ホームページから「嚥下内視鏡検査の手順2012改訂（修正版）」[4]をダウンロードできるようにしている．また，日本摂食嚥下リハビリテーション学会認定士の学習用にe-learningを受講できるようになっているが，会員であれば

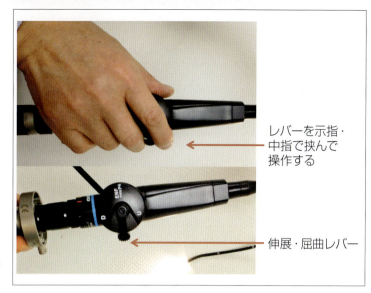

図 5.
スコープレバー操作法(釣り竿式把持法)

VE の評価などを視聴できる．解説書[5]も刊行されており，参考にしていただければ幸いである．

VE の目的

VE の目的は，嚥下機能の評価，器質性病変の評価，誤嚥の評価，経口摂取の可能性判定，嚥下障害に対する代償法の決定，嚥下機能回復訓練法の決定，バイオフィードバック法による嚥下法の練習，本人および家族へ病状説明に用いることなどである．

検査機器の説明

VE システム：現在国内で VE として用いられている内視鏡は，ファイバースコープによるものと電子スコープによるものに分けられる．機種により様々なものが市販されるようになったが，システム構成そのものは変わっていない．代表的な VE システムと準備する物品などを紹介する(図2)．ベッドサイドで実施するときに小回りの利く専用カートを利用すると便利である．また，ファイバースコープと電子スコープを使い分けることができる VE システムもある(図3)．在宅や施設等で使用しやすいタイプとしては，iPad に画像を転送してモニターや画像記録に利用できるものや，直接ビデオカメラと接続するタイプなどがある．

電子スコープシステムでは，スコープの先端にカメラが装着されている．ファイバースコープでは画素数がファイバーの数で規定されるが，電子スコープの画素数はカメラの機能向上によって増加し，飛躍的に画質は向上した．また，操作する手元に CCD カメラがないので軽くて扱いやすく，ピント調整も不要という利点がある．さらに，ファイバーは折れると画像として黒点が出現する欠点があり，持ち運びや操作時に過度にファイバー部を屈曲しない配慮が必要である．

内視鏡検査機器の操作法

スコープの持ち方：モニター画面をみながら嚥下動態の観察をするため，多くは利き手で釣り竿式に把持して操作することが多い．電子スコープもファイバースコープも先端から約2 cm の弯曲部が手元のレバーで屈曲もしくは伸展するだけなので，側方をみるときは先端を屈曲させながら手元でスコープを回旋させる．右回旋(前腕回外)させることで患者の咽頭・喉頭の右側を観察できるようになる．同様に左回旋(前腕回内)で左側を観察できる(図4)．スコープ先端は最大130°屈曲するが，実際の観察場面では数度変化させるだけである．筆者は示指と中指でレバーを挟むことで繊細な伸展・屈曲の動きを操作している(図5)．このように伸展・屈曲，左右回旋，1 cm 程度の抜き差しを複合的に実施し，観察点に光が当たるようにスコープ先端の方向を調整することがよい画像を得るコツである．

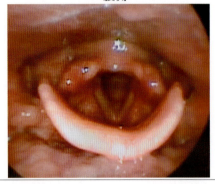

右図のように、
上部が背側、下部が腹側
左が患者の右、右が患者の
左となる。

この場合、舌根部や喉頭蓋
は下方に位置する。

カメラの設定によって上下
左右反転する画像で観察
する場合もある。

図 6.
内視鏡画像のオリエンテーション
(太田喜久夫：嚥下内視鏡検査
(VE). 才藤栄一ほか(監)，摂食嚥
下リハビリテーション 第 3 版,
pp. 134-143, 医歯薬出版, 2016 より)

VE の実際

1．検査の目的を明確にすること

患者や家族には、有害事象や危険性とともに検査の目的を丁寧に説明し、不安を減らすように配慮して検査を実施する。検査の目的に合わせて検査食を用意する。また、患者にモニター画像をみせながら評価する場合には、モニター等の検査機器の位置を工夫する。ベッドサイドでの機器の配置は、術者の姿勢を考慮して患者の顔とモニター画像が同時にみえるようにするとよい(図 1)。

2．内視鏡画像のオリエンテーション

モニター画面の上方が背側、向かって左の画面が患者の右側になるように CCD カメラの接続部分を調整する(図 6)．各施設によって上下左右が逆となっている場合もあるので注意が必要である。

3．挿入法

挿入前には十分に検査法を説明し、患者を精神的にリラックスさせることが必要である。まず、鼻腔を観察し、鼻垢や異物の有無を観察し、濡らした綿棒等で除去する。ファイバーの先端に潤滑用のゼリーを少量塗る。モニターで下鼻甲介下方の総鼻道底を確認する(図 7)．比較的初心者でも確認しやすいので、そこから挿入を試みる。その後、下鼻甲介上方の総鼻道を通過させることで挿入の苦痛を少なくすることができる。慣れてきたら最初から下鼻甲介上方の総鼻道から挿入する(図 8)．咽頭後壁に接触しないように観察位置を確認し、上咽頭腔と軟口蓋の動きを観察する。

VE での主な観察項目

VE では、評価の目的によってどの部分を重点的に観察するかが異なる。ここでは、一般的なスクリーニングとして評価すべき観察項目と、それを観察する内視鏡の位置について説明する。スコープの先端が咽頭壁に近づくとオリエンテーションがつかなくなる。その場合は、スコープを引いてどの観察点にスコープの先端があるのかを再確認するとよい。

1．観察点 1：スコープ先端は鼻腔内；鼻腔閉鎖機能の評価を主に行う(図 9)

軟口蓋の挙上と咽頭筋の収縮による鼻腔閉鎖機能を発声や唾液嚥下で評価する。発声時は、特に「カ、カ、カ」などの軟口蓋破裂音で軟口蓋挙上が著明となる。嚥下時には咽頭壁の収縮が強くなり、後壁が前方にせり出し、側壁は内方に収縮し(medialization of the lateral pharyngeal walls)、強固な鼻腔閉鎖を形成する。

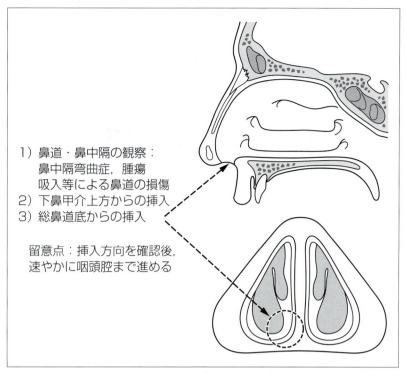

図 7．VE の実際—鼻腔への内視鏡挿入
(太田喜久夫：嚥下内視鏡検査(VE)．才藤栄一ほか(監)，摂食嚥下リハビリテーション 第3版，pp. 134-143，医歯薬出版，2016 より)

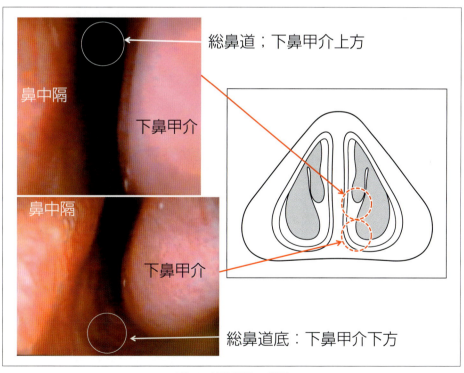

図 8．挿入経路の確認
(太田喜久夫：嚥下内視鏡検査(VE)．才藤栄一ほか(監)，摂食嚥下リハビリテーション 第3版，pp. 134-143，医歯薬出版，2016 より)

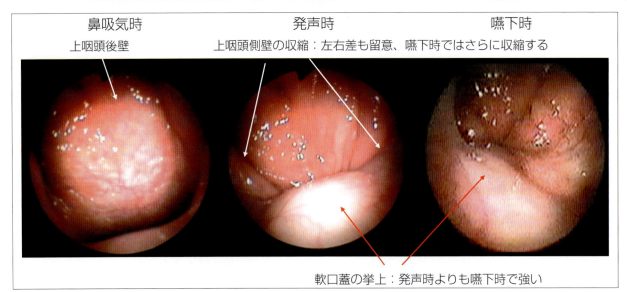

図 9. 観察点1：上咽頭・鼻腔閉鎖機能の観察
軟口蓋挙上・上咽頭筋収縮による鼻腔閉鎖機能：発声時，嚥下時で評価する．
(太田喜久夫：嚥下内視鏡検査(VE)．才藤栄一ほか(監)，摂食嚥下リハビリテーション 第3版, pp.134-143, 医歯薬出版, 2016 より)

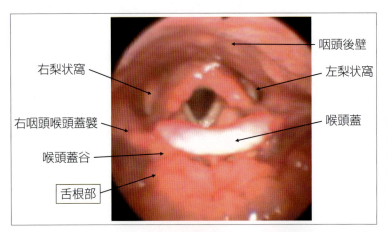

図 10.
観察点2：咽頭・喉頭蓋の観察
発赤・腫脹(炎症)，浮腫，腫瘍の有無，粘膜の性状(貧血色など)食物残渣の程度，唾液・分泌物の量と性状，貯留部位を観察する．

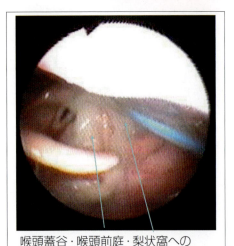

図 11. 咽頭残留物の評価
(太田喜久夫：嚥下内視鏡検査(VE)．才藤栄一ほか(監)，摂食嚥下リハビリテーション 第3版, pp.134-143, 医歯薬出版, 2016 より)

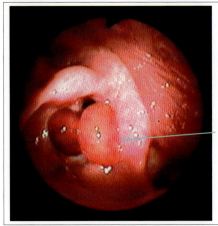

図 12. 器質的疾患の評価

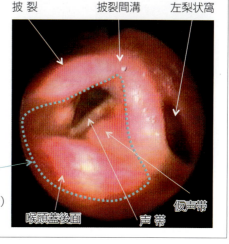

1) 喉頭内（喉頭前庭）の観察
    分泌物の性状と貯留の程度
    分泌物の喉頭内侵入・気管内誤嚥の有無

2) 喉頭蓋、披裂、仮声帯、声帯
    構造、色調、浮腫の有無

3) 声帯・披裂の動き（麻痺の有無）
    発声時の声帯の動き
    息こらえによる喉頭閉鎖能力の観察
    痰の喀出能力の評価

★喉頭前庭（点線内）
    → 喉頭内侵入（penetration）
★声帯を越える → 気管内誤嚥（aspiration）

図 13. 観察点3：喉頭前庭・声帯の観察
（太田喜久夫：嚥下内視鏡検査（VE）．才藤栄一ほか（監），摂食嚥下リハビリテーション 第3版，pp. 134-143，医歯薬出版，2016より）

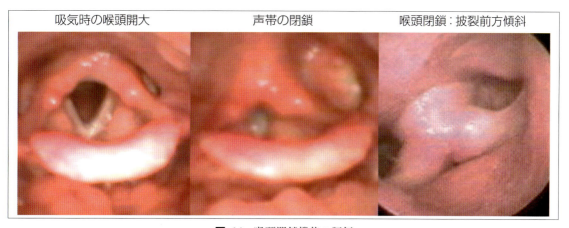

図 14. 喉頭閉鎖機能の評価
VEでは，嚥下の瞬間の観察はできないため，開口位での息こらえ時における喉頭閉鎖の機能を評価する．

2．観察点2：スコープ先端は軟口蓋を越え中咽頭腔に達する；主に咽頭の残留物の程度や腫瘍などの器質病変を評価する（図10）

咽頭・喉頭蓋・喉頭蓋谷の観察では，発赤・腫脹，浮腫，腫瘍の有無，粘膜の性状，食物残渣や唾液・分泌物の量と性状を評価する．また，それらの貯留部位（喉頭蓋谷や梨状窩など）の観察を行う．

咽頭腔の広がり程度や，挺舌動作での咽頭腔の変化，骨棘による咽頭後壁の膨隆の有無，咽頭壁・披裂・声帯でのミオクローヌスや振戦の有無，空嚥下時や「オー」などの発声時での咽頭壁や口蓋咽頭筋の収縮度を評価する．図11では，NGチューブが留置され，咽頭や喉頭前庭に分泌物が貯留している様子を観察できる．嚥下動態の評価目的でも偶然に潰瘍，真菌症，シストや肉芽腫などが観察されることがあり（図12），慎重に評価することが肝要である．

3．観察点3：スコープ先端は喉頭蓋を乗り越え喉頭前庭に達する；喉頭や声帯の機能を評価する（図13）

喉頭の観察では，声帯，仮声帯，披裂の動きを評価する．また，喉頭前庭への分泌物の侵入（penetration）や声帯を越えて誤嚥（aspiration）していないか観察する．喉頭閉鎖機能の評価は，口を開けた状態で息こらえをさせることで容易に可能となる（図14）．喉頭腫瘍にも留意する．

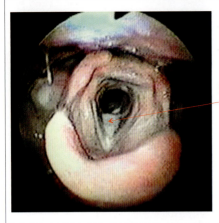

図 15. トロミ液による不顕性誤嚥
(太田喜久夫:嚥下内視鏡検査(VE). 才藤栄一ほか(監),摂食嚥下リハビリテーション 第3版, pp.134-143, 医歯薬出版, 2016 より)

食物嚥下での嚥下機能評価

VE では実際に食物を摂食させて嚥下機能を評価する.その特徴や実施法の概略を以下に記すが,詳しい評価法は文献[4]や成書[2)5)6]を参照されたい.

(1) 検査食での評価前に,咽頭や喉頭前庭における分泌物貯留の程度や喀出力の程度を評価する.

VE の評価の目的に,誤嚥性肺炎の予防がある.特に,梨状窩や喉頭前庭に分泌物が常時貯留し,呼吸に伴い誤嚥している例は,嚥下リハを実施していても,窒息や誤嚥性肺炎を引き起こす危険がある.高齢入院患者や急性期脳卒中患者の検討では,喉頭前庭に分泌物が貯留している患者は誤嚥性肺炎を引き起こす危険性が高いことが報告されている[7)8]. 喀出力の低下や汚染された咽頭分泌物の貯留が誤嚥性肺炎のリスクを高めると考えられる.

(2) 姿勢:日頃の食事時の姿勢と最適な姿勢,体位効果の組み合わせを検討する.

(3) 検査食:ケースごとに種類や量を変えて評価する.

例:トロミ液 4 ml→ゼリー→トロミ液 10 ml→お粥→固形物(クッキー)

図 15 は,ゼリーでは誤嚥しなかったが,軽度のトロミ液で誤嚥した様子を示している.

(4) 食塊通過経路の評価,嚥下反射惹起のタイミング,喉頭内侵入・気管内誤嚥,喀出力,残留部位と量,残留物のクリアランス過程,残留物への感覚の有無等を評価する.

形成された食塊の咽頭への送り込み経路は,検査食や姿勢,嚥下手技,咀嚼運動の有無などによって変化する[9]. したがって,嚥下反射開始までにどのように食塊が咽頭へ輸送されるかを観察することは,誤嚥の予防に重要な情報である.図 16 は,リクライニング座位 60°および右頭頸部回旋の複合姿勢で嚥下準備期における食塊の輸送経路を評価している様子である.右梨状窩は閉鎖され,喉頭蓋谷を経て非回旋側である左梨状窩に食塊が流

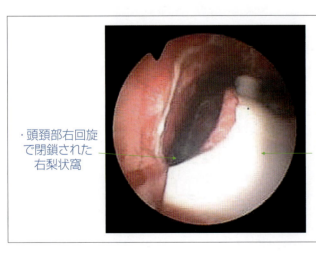

図 16.
頭頸部右回旋・リクライニング座位複合姿位での食塊輸送経路の評価

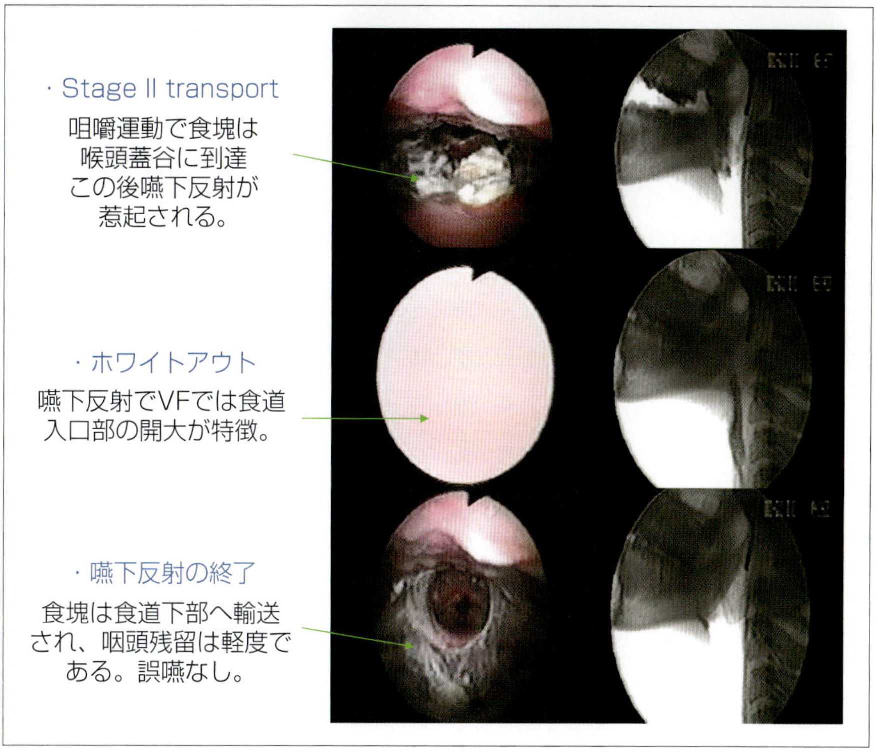

図 17.
咀嚼運動による食塊の
能動輸送（健常者）

・Stage Ⅱ transport
咀嚼運動で食塊は
喉頭蓋谷に到達
この後嚥下反射が
惹起される。

・ホワイトアウト
嚥下反射でVFでは食道
入口部の開大が特徴。

・嚥下反射の終了
食塊は食道下部へ輸送
され、咽頭残留は軽度で
ある。誤嚥なし。

れていく様子が観察される.

　また，咀嚼させながら食塊輸送の状態を評価することも重要である．咀嚼運動によって舌根部の動きは著しくなり，能動的に喉頭蓋谷に食塊が輸送される（stage Ⅱ transport）[10]．図17では，咀嚼によって喉頭蓋谷にバリウムクッキーが輸送されその後嚥下される様子を示した．液体と固形物の混合咀嚼嚥下では，咀嚼時に液体が重力の作用で梨状窩まで落下する様子を観察できる．

　また，スコープ先端が咽頭腔にあるにもかかわらず，嚥下反射時にホワイトアウトが生じないときは，咽頭収縮が不十分であることが示唆される．ただし，スコープ先端の位置や角度が咽頭壁に接触するようになっているときには咽頭収縮が不良でもホワイトアウトとなるので，その評価には注意を要する．

その他の嚥下機能評価・利用法

1．咽頭・喉頭の感覚評価
　接触法：喉頭蓋背側面や咽頭壁に軽くファイバーの先端を接触し，患者が感じる感覚を聴取する．また，咳反射・嚥下反射の誘発程度を評価す

るが，接触部位や圧力は変動するため評価は定性的なものとなる．客観的な感覚の評価法としては，Aviv が報告した FEEST[11] がある．内視鏡観察下で喉頭蓋や咽頭壁に定量的に air pulse を当てるもので，健常者では 4.0 mmHg 未満で感知できるとのことである．

2．バルーン拡張法やチューブ嚥下法の観察
　食道入口部を拡張させる目的で，バルーンカテーテルを経口的に食道へ留置し，バルーンを空気で 5〜10 ml 膨らませる治療を実施するときに，内視鏡下で行うことでカテーテルが目的とした梨状窩を通過しているか，バルーンによる膨らみの程度などを観察できる．チューブ嚥下法も同様に目的とした梨状窩を通過して嚥下できているかを観察する．

3．バイオフィードバック療法
　Super-supraglottics swallow や pushing ex. が有効に実施できているか，内視鏡を用いて喉頭閉鎖の状態を観察しながら練習することが可能である．習熟すれば患者自身で口腔から内視鏡のスコープ先端を咽頭に留置できるようになり，頻回に視覚的バイオフィードバック療法として練習できる．

有害事象とその対策

1. リドカインアレルギー

スコープを鼻腔から挿入するときには，局所麻酔薬が含まれないゼリーをスコープの外側に少量つける．鼻腔が狭く患者が局所麻酔を希望するときには，リドカイン（キシロカイン®）ゼリーを使用する場合もあるが，リドカインのアレルギーの有無を十分に聴取してから実施する．

2. 失神・血圧低下（迷走神経過緊張）

迷走神経反射刺激や精神的過緊張に伴う失神発作，血圧低下がある．内視鏡モニター画面だけでなく，常に患者の表情を確認し，声かけしながら意識状態の変化に留意するとともに，検査中はSpO$_2$モニターを装着し，酸素飽和度や脈拍数を随時確認し，迷走神経反射を可及的早期に把握できるように実施する．失神・血圧低下症状が出現したら検査を中止し，すぐに仰臥位で下肢挙上とし，静脈還流を増やすことで血圧を上げ，意識回復をはかる．重症の場合には，救急救命処置を実施する．

3. 喉頭痙攣

重篤な有害事象としては，喉頭痙攣がある．誤って声帯を越えて内視鏡を挿入し，声門下喉頭壁を刺激することで生じる危険がある．急速に吸気が困難となり，窒息状態となるため救命救急処置（気道確保，100％酸素による陽圧換気，場合によっては気管内挿管・筋弛緩薬投与など）が必要である．

4. その他

比較的多くみられる有害事象としては，鼻出血，誤嚥による気道感染の悪化，嘔吐等である．また，患者が保菌者でなくとも，院内感染を予防するためにスタンダードプレコーションに準拠して検査を実施する．保菌者の場合には，感染症に合わせて個人用防護着を着用して実施しなければならない．

その他

1. 準備するもの（図2参照）

1）検査食：透明な液体やゼリーなどは唾液等で観察しにくい．青や緑の食用着色剤を用いる．その他，評価に必要な物として，実際の直接訓練や食事に使用される食べ物を検査食として用いる．

2）直接・間接訓練に使用する物品：舌圧子，綿棒，スプーンなど．

3）吸引装置1式：手袋，吸引機，洗浄用コップ・水，吸引カテーテル（12〜14 Fr：成人）．

バイタル評価機器：聴診器，血圧計，サチュレーションモニター．

4）救命救急機器：挿管セット（喉頭鏡，挿管チューブ），静脈路確保セット，輸液セット，アドレナリン製剤，水溶性ステロイド製剤など．

2. VE洗浄法

VE実施後，まず蛋白分解作用のある洗浄薬で洗い流す．その後，各施設に常備されている洗浄機で洗浄する．種々のタイプがあり，各施設の基準に合わせて実施すればよい．

文 献

1) Langmore SE, et al：Fiberoptic endoscopic examination of swallowing safety；a new procedure. *Dysphagia*, 2(4)：216-219, 1988.
2) Langmore SE：Endoscopic Evaluation and Treatment of Swallowing Disorders, Thieme Med Pub, 2001.
3) Bastian RW：Videoendoscopic evaluation of patients with dysphagia；an adjunct to the modified barium swallow. *Otolaryngol Head Neck Surg*, 104：339-349, 1991.
4) 日本摂食・嚥下リハビリテーション学会医療検討委員会：嚥下内視鏡検査の手順2012改訂（修正版）．日摂食嚥下リハ会誌, 17(1)：87-99, 2013.
5) 日本摂食・嚥下リハビリテーション学会（編）：S9嚥下内視鏡検査．日本摂食・嚥下リハビリテーション学会eラーニング対応 第3分野 摂食・

嚥下障害の評価，pp. 32-54，医歯薬出版，2011.

6) 太田喜久夫：嚥下内視鏡検査(VE)．才藤栄一ほか(監)，摂食嚥下リハビリテーション　第3版，pp. 134-143，医歯薬出版，2016.

7) Murray J, et al：The significance of accumulated oropharyngeal secretions and swallowing frequency in predicting aspiration. *Dysphagia*, 11：99-103, 1996.

8) Ota K, et al：The secretion severity rating scale：a potentially useful tool for management of acute-phase fasting stroke patients. *J Stroke Cerebrovasc Dis*, 20(3)：183-187, 2011.

9) Ota K, et al：Effect of postural combinations—the reclined seated position combined with head rotation—on the transport of boluses and aspiration. *Jpn J Compr Rehabil*, 2：36-41, 2011.

10) Hiiemae KM, Palmer JB：Food transport and bolus formation during complete feeding sequences on foods of different initial consistency. *Dysphagia*, 4：31-42, 1999.

11) Aviv JE, et al：FEEST：a new bedside endoscopic test of the motor and sensory components of swallowing. *Ann Otol Rhinol Laryngol*, 107：378-387, 1998.

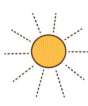

好評書籍のご案内

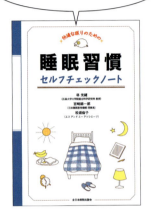

すぐできる快眠のアイデアが満載！

■A5判　■184頁
■定価1,800円+税　2015年4月発行

快適な眠りのための
睡眠習慣
セルフチェックノート

著者　林　　光緒（広島大学大学院総合科学研究科教授）
　　　　宮崎総一郎（日本睡眠教育機構理事長）
　　　　松浦　倫子（エス アンド エー アソシエーツ）

食事・運動などの生活習慣,寝具や寝室の環境,朝の過ごし方など様々なチェック項目に答えながら,一人ひとりに合った快眠のヒントを学ぶ実践書。自分の眠りを見直すだけでなく睡眠に悩む人へのアドバイスにも活かせる！

目　次　第1部 健やかな眠りのために／第2部 よく眠れていますか？／第3部 寝苦しい夜を快適に過ごすために／第4部 朝,快適に目覚めるために

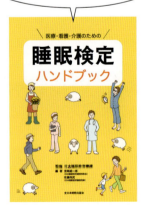

この1冊で眠りのすべてがわかる！

■B5判　■216頁
■定価3,000円+税　2013年10月発行

医療・看護・介護のための
睡眠検定
ハンドブック

監修　日本睡眠教育機構
編著　宮崎総一郎（日本睡眠教育機構理事長）
　　　　佐藤　尚武（日本睡眠教育機構理事）

睡眠について正しい知識を身につけたい！そんな声に応えてできた睡眠検定のテキスト。多彩な分野のエキスパートを執筆陣に迎え,睡眠の基礎から医療・看護・介護現場で役立つ知識まで,幅広く網羅した1冊！

目　次　第1章 睡眠の科学的基礎／第2章 睡眠知識の応用と指導／第3章 睡眠障害とその予防

 全日本病院出版会　〒113-0033 東京都文京区本郷 3-16-4　Tel：03-5689-5989
http://www.zenniti.com　Fax：03-5689-8030

お求めはお近くの書店または弊社ホームページまで！

特集：摂食嚥下障害リハビリテーションABC

Ⅰ．総　論
6．検　査

3）マノメトリーでわかること

青柳陽一郎[*1]　粟飯原けい子[*2]

Abstract　嚥下マノメトリーでは，咽頭内圧と上部食道括約筋の時間・空間的変化を記録する．最近登場した高解像度マノメトリー（high-resolution manometry；HRM）は，圧センサーが1cm間隔で搭載されており，上咽頭から食道まで連続した圧データが得られる．測定された圧データはリアルタイムでモニター上に圧トポグラフィーとして表示される．保存されたデータは，専用の解析ソフトを用いて，圧，時間，距離に関して詳細な計測が可能である．HRMは嚥下障害の診断の精度を高め，マネージメントや訓練法の選択に有用な臨床的ツールとなりつつある．咽頭収縮の障害，UES弛緩障害が疑われる症例ではHRMを行うことが望ましい．嚥下造影検査（videofluoroscopic examination of swallowing；VF）と同期して行うと，食塊通過と機能の両面から評価できるため，有用である．本稿では，嚥下障害を呈した3症例のHRMを提示し，診断方法や解釈について概説した．

Key words　高解像度マノメトリー（high resolution manometry；HRM），上部食道括約筋（upper esophageal sphincter；UES），嚥下反射（swallowing reflex），上咽頭部（upper pharynx），舌根部（tongue base）

はじめに

問診，スクリーニングで嚥下障害が疑われれば，嚥下造影検査（videofluoroscopic examination of swallowing；VF），もしくは嚥下内視鏡検査（videoendoscopic examination of swallowing；VE）を行うというのが一般的な嚥下臨床の流れである．VF，VEを用いると食塊通過の様子を観察することができ，誤嚥や咽頭残留の評価に適しているため，スタンダードな評価法として広く使用されている[1)～3)]．しかし，VF，VEは嚥下障害の原因や神経生理学的側面を評価するには必ずしも十分ではない．

嚥下障害の神経生理学的背景を評価するツールとしては，嚥下マノメトリーや筋電図検査（electromyography；EMG）がある．上部食道括約筋（upper esophageal sphincter；UES）の主な構成筋である輪状咽頭筋の嚥下反射における作用は，おおまかにいえば弛緩とそれに続く開大からなるが，マノメトリーやEMGは，輪状咽頭筋の弛緩の有無・程度や長短，嚥下関連筋の一連の協調運動を鑑別するのに役立つ[4)5)]．加えて，マノメトリーでは，上咽頭から下咽頭にかけての咽頭収縮の強度を知ることができる．

我々は臨床現場において，マノメトリーとVFを両方使用する機会が増えている．本稿では，マノメトリーの原理と適応について概説し，実際にマノメトリーを施行した3症例を提示し，その意義や有用性について論じたい．

[*1] Yoichiro AOYAGI，〒 470-1192　愛知県豊明市沓掛町田楽ヶ窪1-98　藤田保健衛生大学医学部リハビリテーション医学Ⅰ講座，准教授
[*2] Keiko AIHARA，藤田保健衛生大学病院リハビリテーション部

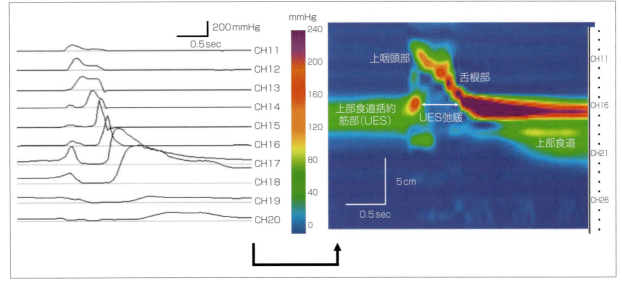

図 1. 正常嚥下時の高解像度マノメトリー（high-resolution manometry；HRM）を用いて記録されたデータ
経鼻的にセンサーカテーテルを挿入して上咽頭から食道領域をカバーするように固定し，記録する．実際のデータはスクロール状に連続して記録保存される．左は 1 cm 間隔で搭載された圧センサーから得られた圧波形，右は圧波形から構成された圧トポグラフィーを表す．モニターにはリアルタイムで圧トポグラフィーが表示されるため，視覚的に圧の経時的空間的変化を把握できる．正常嚥下では，上咽頭から下咽頭に連続的に圧が伝播し，その間 UES は弛緩する．

嚥下反射とマノメトリー

大脳皮質から随意嚥下の指令が出ると，皮質延髄路を経由して延髄の CPG（central pattern generator）に伝わる．CPG からの運動指令は種々の脳神経運動核と一部の脊髄頸部運動神経から関連する筋に送られ，嚥下反射が開始する．嚥下反射は，軟口蓋挙上，舌骨・喉頭挙上，咽頭筋収縮，UES 弛緩と続く．これら一連の動作は舌骨上筋群，咽頭収縮筋，輪状咽頭筋などの筋活動の結果生じる運動である[6)7)]．嚥下時に上咽頭から中咽頭，下咽頭，UES へと協調的かつ連続的に嚥下関連筋が活動する際に内圧が生じる．マノメトリーでは，内圧の時間的，空間的変化を記録する．従来型のマノメトリーで用いられている圧トランスデューサーには，カテーテルに数個（2〜4 個程度）の圧センサーが数 cm 間隔で搭載されており，嚥下障害の病態を簡便に定量的に評価するのに適している．しかし，1 回の嚥下運動の圧動態を詳細に評価するには，センサーの位置を少しずつ移動させて複数回の嚥下を繰り返す必要があるなど工夫が必要であった．

圧センサーが 1 cm 間隔で搭載されている高解像度マノメトリー（high-resolution manometry；HRM）を用いると，上咽頭から食道まで空間的に一度に連続したデータを得られる[8)〜10)]．HRM カテーテルから測定された圧データはリアルタイムでモニター上に圧トポグラフィーとして（図1），あるいは圧波形図モードで表示する．保存されたデータは，専用の解析ソフトを用いて，圧，時間，距離に関して詳細な計測が可能である．このように HRM は 1 回の測定で多くの情報が得られることから，我々の施設では HRM を多用している．

咽頭内圧，UES と嚥下障害

食塊輸送時の咽頭内圧の低下は，しばしば神経筋の障害に関連しており，誤嚥や喉頭侵入のリスクを見極めるのに重要な所見である．最も高い圧（最大圧）は食塊輸送終了後に記録され，それはクリアランス能力を意味する．低圧のみでなく，異常に高い圧は臨床的に重要な場合がある．タイミングも重要であり，正常嚥下では咽頭内圧の上昇にほぼ同期して輪状咽頭筋が弛緩する（図1）．すなわち UES 圧がゼロ前後まで低下する．UES 障

害(UES dysfunction)では，圧の低下が生じない，あるいは不十分である，あるいは咽頭圧上昇とUES圧低下が同期しないなどの所見がみられる．CPGおよび下部脳神経核の障害は球麻痺を引き起こす．仮性球麻痺に比べてより直接的に嚥下関連筋の協調運動不全(uncoordinated movement)やUES障害の原因となる[11]．

症　例

症例1：50代，男性

唾液の飲み込みにくさ，左半身の感覚鈍麻，ふらつきが出現し，右延髄外側梗塞の診断で入院となった(図2)．発症翌日のスクリーニングでは，軟口蓋挙上が弱く，カーテン徴候，右口角からの流涎がみられ，反復唾液嚥下テスト(RSST)は2回であった．発症7日目のVEでは，とろみ水，ゼリーが頭部右回旋位で左梨状窩から少量通過するのみであった．

発症10日目にVFとHRMを実施した．HRMではまず唾液嚥下を計測した．センサーカテーテルを左梨状窩に挿入した際の嚥下反射時の最大上咽頭部圧は119 mmHg，舌根部最大圧は62 mmHgと低かったが，UES弛緩はみられた(図3)．頭部右回旋位で最大舌根部圧は127 mmHgと上昇した．反対に，カテーテルを右梨状窩に挿

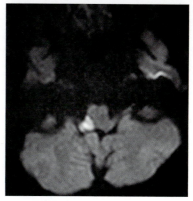

図2．頭部MRI(症例1)
拡散強調画像で右延髄外側部に高信号領域がみられる．

入した際の最大上咽頭部圧は41 mmHg，舌根部圧は23 mmHgとさらに低く，UES下部で弛緩が不十分であった．以上より，左咽頭で駆出力が高く，UES通過も左側で有利であると考えられた．

VFでは，頭部正中位で両側の梨状窩に残留が多量にみられ，とろみの濃度が薄いと声帯に達する喉頭侵入を認めた．右頭部回旋位で食塊を左梨状窩へ誘導し嚥下することで梨状窩残留は減少した．これはHRMでの右回旋位の優位性を裏付ける結果であった．

検査後，体幹左側傾，頭部右回旋の姿勢で濃いとろみとスライスゼリーから直接訓練を開始した．再評価を行いながら姿勢・食形態をアップし，3食常食・水分とろみなしでの摂取に至った．3か

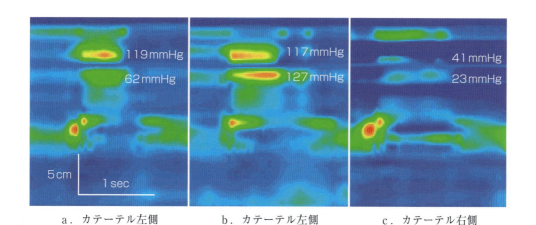

a．カテーテル左側　　b．カテーテル左側　　c．カテーテル右側
　　　　　　　　　　　(右頭部回旋位)
図3．症例1における唾液嚥下時の圧トポグラフィー

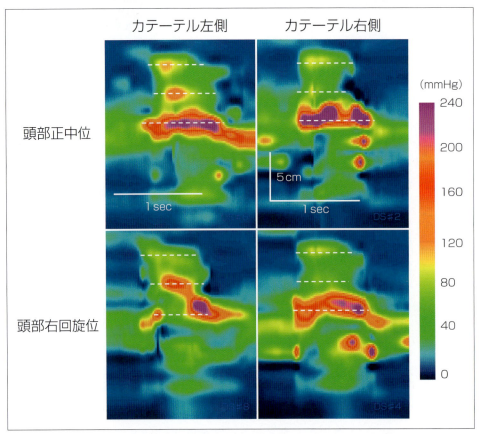

図 4. 症例 2 における発症 1 年 2 か月後の唾液嚥下時の HRM トポグラフィー

月後の再評価時には，頭部正中位の最大舌根部圧が 252 mmHg と改善を認め，VF で梨状窩残留は減少していた．

本症例は，急性期に多量の梨状窩残留を認めたが，その原因は UES 障害でなく，咽頭収縮不全であることが HRM により明らかとなった．さらに，右頭部回旋で咽頭内圧が改善することも裏付けられた．

症例 2：50 代，男性

右延髄外側・小脳梗塞を発症後，嚥下障害のため胃瘻造設され，回復期リハビリテーション病院へ転院したが誤嚥性肺炎を繰り返し，経口摂取獲得が困難であった．発症 1 年 2 か月後に紹介入院となり，VF と HRM を実施した．VF ではとろみ水がごく少量のみ UES を通過したが，梨状窩の残留物を嚥下後に不顕性誤嚥した．VF 中にバルーン拡張術を試みたところ，食塊の UES 通過量は改善したが，誤嚥解消には至らなかった．

HRM ではカテーテルを左右それぞれの梨状窩に通し，姿勢の違い（頭部正中位と右回旋位）による咽頭内圧・UES 圧を評価した．各姿勢で 3 回計測し，ほぼすべての施行で安静時に比し，嚥下反射時に UES 圧が上昇し，輪状咽頭筋弛緩障害を思わせる所見を認めた（図 4 上段）．カテーテルを左梨状窩に通し，頭部右回旋位の姿勢で一度，わずかに UES が弛緩する所見が認められた（図 4 左下のトポグラフィー）．しかし，頭部右回旋位での UES 所見は一定でなく，同条件でも UES の弛緩が得られない場合が多いことがわかった．最大上咽頭部圧，最大舌根部圧はそれぞれ 100 mmHg 程度とやや低下していた．

咽頭収縮力改善，UES 弛緩を目的に間接訓練，バルーン拡張術を実施したが，経口摂取の獲得には至らず，発症 1 年 5 か月後に輪状咽頭筋切断術および喉頭挙上術を実施した．術後の HRM では，UES 圧が低下するとともに最大上咽頭部圧 105 mmHg，舌根部圧が 131 mmHg と改善していた

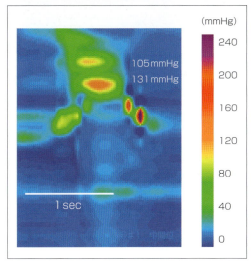

図 5. 症例2における嚥下機能改善術後の
　　HRM トポグラフィー
術後約3週間後にVFとHRMの再評価が
実施された．
UESの弛緩圧が下がりUES弛緩時間が出
現，それにより食塊通過が得られるように
なった．

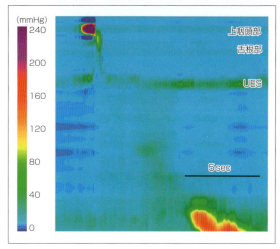

図 6. 症例3におけるとろみ水5cc摂取時の
　　圧トポグラフィー

（図5）．VFでは咽頭残留が少量になり，液体・固形物ともに誤嚥を認めず，全量経口摂取可能に至った．

症例3：60代，男性

10年来の右痙性斜頸の患者．B型ボツリヌス毒素1万単位を頸肩部に施注された．右斜角筋部にジストニア様の振戦があり，同部位に重点的に施注された．3日後に嚥下困難感が出現．水分は比較的通過するが，固形物を飲み込もうとしても飲み込みにくく，入院となった．施注1週後にVF，HRMを施行した．VFにて付着性の高い食塊は咽頭全体，特に右側に残留がみられた．HRMトポグラフィーでは，安静時のUES圧は50mmHg未満と低かった（図6）．とろみ水5cc嚥下反射時の上咽頭部最大圧は562mmHgと異常な高値で過剰収縮を示し，舌根部最大圧は51mmHgと低かった．咽頭期に続く上・中部食道の蠕動運動波形はほぼ欠損していたが，下部食道の蠕動運動波形はみられた．

B型ボツリヌス毒素による中・下咽頭収縮筋麻痺，輪状咽頭筋麻痺，上・中部食道筋麻痺が示唆

された．全粥，とろみ食とし，固形物摂取時は液体との交互嚥下を推奨した．3か月後の再検査では，舌根部圧，咽頭期に続く上・中部食道の蠕動運動はやや改善し，咽頭残留は減少した．

マノメトリーの有用性，適応と展望

マノメトリーの圧センサーは，全周を覆っている全周性（knot）のタイプと，1点から圧情報を得るポイントセンサー（point）の2タイプがある．前者は直径が12Frで経鼻的に挿入して測定するためgag reflexが強い患者には不快感を伴う．後者は6-10Frで比較的細く不快感は少ない．一方，UESは前後方向で圧が高く左右方向で圧が低い傾向があるため，ポイントセンサーの位置によってUES圧が若干変わる可能性がある．したがって，挿入に問題がなければ，全周性のタイプが望ましい．

最も頻繁に用いられる内圧パラメータとしては，最大上咽頭部圧，最大舌根部圧，UES安静時圧，UES弛緩圧（nadir pressure, residual pressure）がある．圧は使うセンサーの種類，食形態，量等によって若干左右されるため，正常値はそれらを考慮する必要がある．最大上咽頭部圧，最大舌根部圧は概ね100mmHgあれば問題ないと考えてよい[12)13)]．UESの報告はまだ少ないが，UESの正常上限はUES弛緩圧が12mmHg，安静時圧が34〜104mmHgとする報告がある[14)]．Chavezら

はUES弛緩圧が12mmHg以上の場合を弛緩障害(impaired relaxation)，安静時圧が34mmHg未満を低活動性(hypoactive)，104mmHg以上を過活動性(hyperactive)としている[14]．その他の健常成人での報告でも類似した値が示されているが，咽頭内圧は女性よりも男性のほうがやや大きい傾向がある[9][10]．

摂食嚥下臨床におけるHRMの使用は世界的に広がりつつある．KniggeらはUES機能，UES機能の障害が疑われる全例にHRMを行うことを推奨している[15]．HRMにより咽頭とUESの生理メカニズムの解釈を深めることができ，HRMは嚥下障害の診断の精度を高め，マネージメントや訓練法の選択に有用な臨床的ツールとなることが期待される[16]．嚥下障害患者のマノメトリーの解析結果は，嚥下障害の評価として用いられるだけでなく，CPGが関与する神経の障害範囲・程度，嚥下手技や嚥下機能改善術の適応の可否について手掛かりを与えてくれる．人工ニューラルネットワークを用いてHRMの時空間的なパターン認識を行うことにより，VF所見(嚥下反射遅延，喉頭挙上障害，UES弛緩障害，喉頭侵入・誤嚥)を90%以上の正確性で予測できるという報告[17]も出てきており，近い将来，HRMから嚥下障害の分類ができるようになることが期待される．

文　献

1) Logemann JA：Evaluation and treatment of swallowing disorders, Pro-Ed, 1983.
2) 才藤栄一ほか：嚥下障害のリハビリテーションにおけるvideofluorographyの応用．*Jpn J Rehabil Med*，23：121-124，1986.
3) 石井雅之：嚥下内視鏡検査による誤嚥評価　嚥下造影との比較．川崎医学会誌，27：323-330，2001.
4) 青柳陽一郎ほか：重度の嚥下障害を呈したWallenberg症候群患者の筋電図所見．耳鼻と臨床 55：S158-S163，2009.
5) 青柳陽一郎：摂食嚥下障害における神経生理学的評価　高解像度マノメトリーと筋電図検査．*Jpn J Rehabil Med*，53：479-483，2016.
6) Ertekin C, et al：An electrophysiological investigation of deglutition in man. *Muscle Nerve*, 18：1177-1186, 1995.
7) Ertekin C, Aydogdu I：Electromyography of human cricopharyngeal muscle of the upper esophageal sphincter. *Muscle Nerve*, 26：729-739, 2002.
8) McCulloch TM, et al：High-resolution manometry of pharyngeal swallow pressure events associated with head turn and chin tuck. *Ann Otol Rhinol Laryngol*, 119：369-376, 2010.
9) Takasaki K, et al：Investigation of pharyngeal swallowing function using high-resolution manometry. *Laryngoscope*, 118：1729-1732, 2008.
10) Matsubara K, et al：Swallowing pressure and pressure profiles in young healthy adults. *Laryngoscope*, 124：711-717, 2014.
11) 青柳陽一郎：球麻痺患者の評価と訓練．*MB Med Reha*, 88：39-44，2008.
12) Oh Y, et al：High Resolution Manometry Analysis of a Patient With Dysphagia After Occiput-C3/4 Posterior Fusion Operation. *Ann Rehabil Med*, 39：1028-1032, 2015.
13) Hoffman MR, et al：Pharyngeal swallow adaptations to bolus volume measured with high-resolution manometry. *Laryngoscope*, 120：2367-2373, 2010.
14) Chavez YH, et al：Upper esophageal sphincter abnormalities：frequent finding on high-resolution esophageal manometry and associated with poorer treatment response in achalasia. *J Clin Gastroenterol*, 49：17-23, 2015.
15) Knigge MA, et al：Implementation of high-resolution manometry in the clinical practice of speech language pathology. *Dysphagia*, 29：2-16, 2013.
16) Hoffman MR, et al・High-resolution manometry of pharyngeal swallow pressure events associated with effortful swallow and the Mendelsohn maneuver. *Dysphagia*, 27：418-426, 2012.
17) Hoffman MR, et al：Classification of high-resolution manometry data according to videofluoroscopic parameters using pattern recognition. *Otolaryngol Head Neck Surg*, 149：126-133, 2013.

新刊書籍

髄内釘による骨接合術

―全テクニック公開，初心者からエキスパートまで―

編集

AIM14

渡部　欣忍（帝京大学整形外科）
白濱　正博（久留米大学整形外科）
野々宮廣章（静岡赤十字病院第二整形外科）
井上　尚美（東北労災病院整形外科）
最上　敦彦（順天堂大学静岡病院整形外科）

とことん**髄内釘**にこだわった
整形外科医必携の一冊！

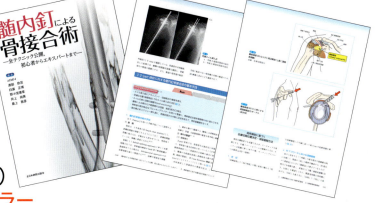

2017年5月発行
定価（本体価格 10,000 円＋税）
変形 A4 判 246 頁　オールカラー

髄内釘初心者からエキスパートまで、幅広い読者層に役立つことを想定し企画された髄内釘の新バイブル！本邦屈指のネイラーが伝授する手技やコツ、ピットフォールや合併症の対策まで、豊富な写真やイラストで丁寧に解説！

主な目次

I　総論
1. 髄内釘固定法とは

II　新鮮骨折に対する髄内釘の実践テクニック
1. 大腿骨骨折に対する髄内釘固定
2. 脛骨骨折に対する髄内釘固定
3. 上腕骨骨折に対する髄内釘固定
4. 前腕骨骨折に対する髄内釘固定
5. 鎖骨骨折に対する髄内釘固定
6. 小児下肢骨折に対する elastic nail 固定
　―小児大腿骨骨幹部骨折に対する Ender nail 法―
7. 特殊症例に対する困ったときの Ender 法
8. 手・足部の骨折に対する髄内ピン，髄内整復法
9. 開放骨折に対する髄内釘固定：治療戦略
10. 番外編　猟奇的髄内釘の数々

III　癒合不全・感染の治療：実践テクニック
1. 遷延癒合・癒合不全（偽関節）に対する治療
2. 深部感染・骨髄炎に対する治療

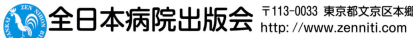

〒113-0033　東京都文京区本郷 3-16-4　Tel：03-5689-5989
http://www.zenniti.com　Fax：03-5689-8030

お求めはお近くの書店または弊社 HP まで

特集：摂食嚥下障害リハビリテーション ABC

Ⅰ．総　論
6．検　査

4）超音波検査でわかること

清水五弥子[*1]　花山耕三[*2]

Abstract　超音波断層装置を用いて，非侵襲的かつ定量的に嚥下機能評価を行うことができる．患者の姿勢が限定されず，ベッドサイドでも検査が実施できるため，急性期の嚥下障害患者に対しても適応がある．超音波検査では，筋肉の形態評価として舌や舌骨上筋群の評価が可能である．嚥下運動の評価は，嚥下時の舌運動や舌骨喉頭運動，舌骨周囲筋の収縮を評価することができる．しかし，嚥下後咽頭残留や誤嚥所見については評価が不十分であるため，VF や VE など他の検査と併用することでより詳細な評価が可能となる．

Key words　超音波検査（ultrasonography），オトガイ舌骨筋（geniohyoid muscle），舌骨（hyoid bone）

はじめに

　超音波検査による嚥下機能評価は，摂食嚥下に関連する筋肉の形態評価と嚥下運動評価に分けられる．CT（computed tomography）や MRI（magnetic resonance imaging）は，筋肉の形態評価は可能であるが嚥下運動は評価できない．VF（videofluorography）は，嚥下運動を評価することは可能であるが筋肉の形態を評価することはできない．超音波検査は，これらの評価を同時に実施できるという特徴がある．

　また，超音波検査は非侵襲的であるため，同一被検者に対して繰り返し検査を行える．さらに，姿勢が限定されずベッドサイドで検査が実施できるため，検査室に移動が困難な急性期患者に対しても適応がある．

検査方法

　前頸部の観察に用いる超音波プローブは，コンベックス型（図 1-a）とリニア型（図 1-b）が一般的である．観察する部位や範囲によってプローブを選択する．コンベックスプローブは，接触面が扇状であるため，その形状がオトガイ下の観察に適している．扇状の超音波ビームで広範囲の観察ができるという特徴がある．リニアプローブは，接触面が平らな形状をしており，主に浅い領域の観察に適している．

　現在主に用いられている描出方法は次の 3 つである．

1．オトガイ下矢状断層面（図 2）

　下顎骨オトガイ隆起と舌骨先端を結ぶ直線に沿ってコンベックスプローブを当てる．矢状断層面（B モード）で，音響陰影を伴った舌骨と下顎骨，オトガイ舌骨筋，顎舌骨筋，舌が描出できる．

2．オトガイ下冠状断層面（図 3）

　下顎骨オトガイ隆起と舌骨先端を結ぶ直線に対して垂直にリニアプローブを当てる．冠状断層面（B モード）で，オトガイ舌骨筋と顎二腹筋前腹の

[*1] Sayako SHIMIZU，〒 701-0192　岡山県倉敷市松島 577　川崎医科大学リハビリテーション医学教室，講師
[*2] Kozo HANAYAMA，同，教授

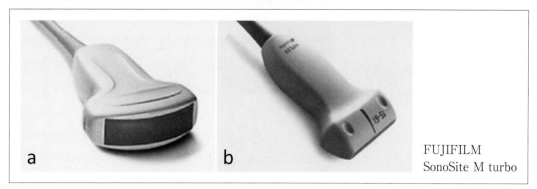

図 1. 超音波プローブの種類
 a：コンベックスプローブ
 b：リニアプローブ

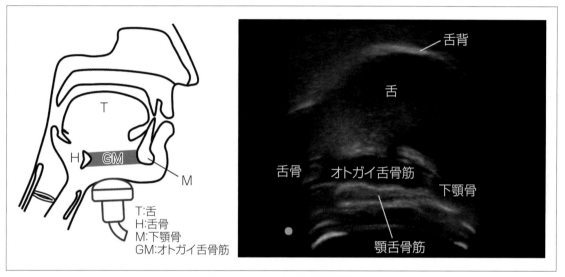

図 2. オトガイ下矢状断層面
正中矢状断層面で，音響陰影を伴った舌骨と下顎骨，それに付着する舌骨上筋(オトガイ舌骨筋，顎舌骨筋)，舌が描出できる．

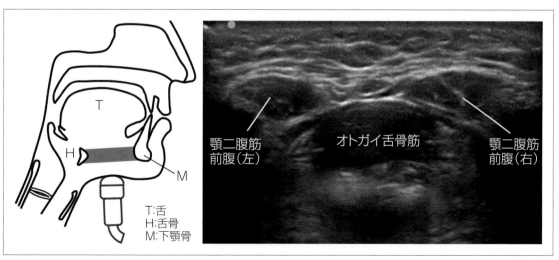

図 3. オトガイ下冠状断層面
冠状断層面で，左右の顎二腹筋前腹とオトガイ舌骨筋が描出できる．

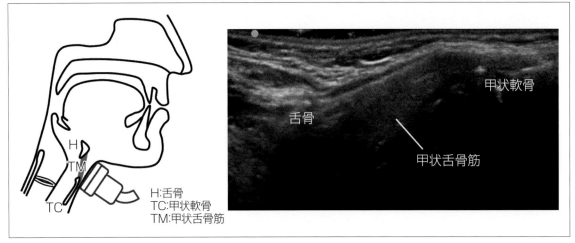

図 4. 前頸部矢状断層面
矢状断層面で，音響陰影を伴った舌骨と甲状軟骨，舌骨下筋群（甲状舌骨筋など）が描出できる．

横断面が描出できる．

3. 前頸部矢状断層面（図 4）

コンベックスプローブまたはリニアプローブを前頸部に縦に当てると，矢状断層面（B モード）で，音響陰影を伴った舌骨と甲状軟骨，甲状舌骨筋が描出できる．甲状舌骨筋は，他の舌骨下筋群との境界が不明瞭である．

検査時の注意点として，超音波プローブを強く押し当てると，筋肉の厚さや面積が変化したり，嚥下運動に支障をきたしたりする．超音波ジェルは十分な量を使用し，プローブは皮膚に軽く押し当てるようにする．検査の再現性を向上させるためには，被検者の頭頸部角度やプローブの接触角度を一定にすることが重要である．固定具を使用する方法もあるが，臨床場面では使用しづらいことや摂食嚥下運動を阻害する可能性がある．そのため，被検者の姿勢や背もたれ角度，枕の高さを一定にすること，プローブを当てる位置や角度を一定にする等の工夫が必要である．また，嚥下時の評価を行う場合は，VF など他の嚥下機能検査と同様，嚥下様式や模擬食品の種類，量を統一することが望ましい．

筋の形態評価

1. 舌

舌表面は高エコー領域として描出できる．安静時の舌厚は，矢状断層面で最も厚い部分を計測する（図 5-a）．舌厚は年齢や栄養状態と相関関係があり，サルコペニアにより減少すると報告されている[1]．

2. 舌骨上筋群

1）オトガイ舌骨筋

オトガイ下矢状断層面にて長さ（図 5-b）と縦断面積（図 5-c）が計測できる．本評価法は，検者内信頼性（再テスト法）・検者間信頼性ともに級内相関係数（intraclass correlation coefficients；ICC）0.8 以上と高い信頼性が確認されている[2]．オトガイ下冠状断層面では，横断面積を計測することができる（図 6-a）．本評価法は，信頼性や妥当性の検討がされてはいないが，オトガイ舌骨筋の横断面積と嚥下時の舌骨移動距離は正の相関を認めると報告されている[3]．この結果は，オトガイ舌骨筋の筋量と筋パフォーマンスには関連性があることを示している．

2）顎二腹筋前腹

オトガイ下冠状断層面にて横断面積を計測することができる（図 6-b）．本評価法は，信頼性の検討がされてはいないが，MRI による計測と相関性が高いこと（$r=0.909$, $p=0.001$），また MRI 画像よりも筋の境界が明瞭であり計測が容易であることが報告されている[4]．

3）顎舌骨筋

オトガイ舌骨筋の浅層に描出可能である．非常に薄いため定量的評価は困難である．

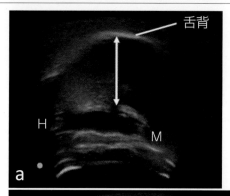
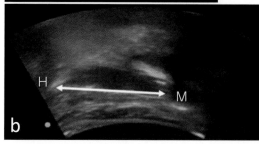
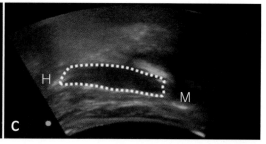

図 5. オトガイ下矢状断層面(筋の形態評価)
　a：図中の矢印の長さは舌の厚さを示す.
　b：図中の矢印の長さはオトガイ舌骨筋の長さを示す.
　c：破線で囲まれた部位はオトガイ舌骨筋の縦断層面を示す.

H：舌骨, M：下顎骨

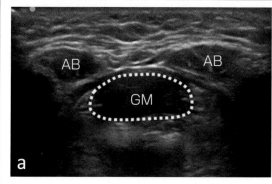
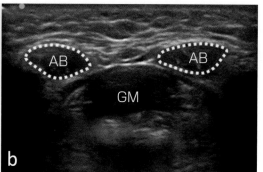

GM：オトガイ舌骨筋, AB：顎二腹筋前腹

図 6. オトガイ下冠状断層面(形態評価)
　a：破線で囲まれた部位はオトガイ舌骨筋の横断面を示す.
　b：破線で囲まれた部位は顎二腹筋前腹の横断面を示す.

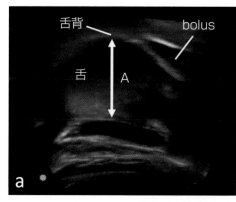
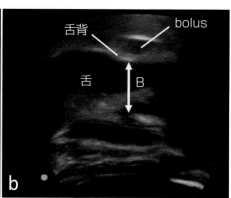

図 7. 舌運動(オトガイ下矢状断層面)
　a：食塊保持,安静時の舌厚(A)
　b：食塊送り込み運動(squeeze back),嚥下時の舌厚(B)
嚥下時の舌厚変化は A-B で示される.

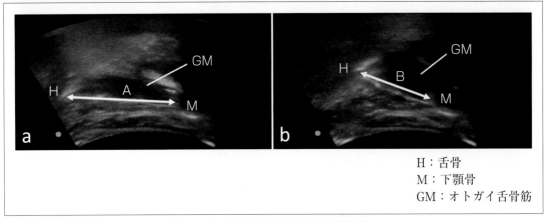

図 8. 嚥下反射(オトガイ下矢状断層面)
a：安静時のオトガイ舌骨筋長(A)
b：嚥下時(最大短縮時)のオトガイ舌骨筋長(B)
嚥下時のオトガイ舌骨筋短縮率は B/A×100(％)で算出される.
嚥下時の舌骨移動距離は A−B で示される.

H：舌骨
M：下顎骨
GM：オトガイ舌骨筋

3. 舌骨下筋群

前頸部矢状断層面で，舌骨下に位置する舌骨下筋群を描出することができる(図4). 筋の境界が不明瞭であり，筋肉の面積や長さなどを定量的に評価することは困難である.

嚥下運動の評価

1. 準備期から口腔期

捕食した食物は，舌により咽頭へ送り込まれる. 超音波検査では，舌の送り込み運動(pull back や squeeze back)をリアルタイムに観察することができる(図7). 定量評価としては，嚥下時の舌厚変化(A：安静時の舌厚－B：嚥下時の舌厚)を計測することができる(図7). 舌厚変化の計測方法は，検者内信頼性・検者間信頼性ともにICC 0.6以上である[5]. 嚥下障害患者は，嚥下時の舌厚変化が小さく，舌厚変化のカットオフ値を1.0 cm 未満とすると，経口摂取困難な嚥下障害患者(functional oral intake scale；FOIS 1～3)を診断する感度は 70.0％，特異度は 66.7％と報告されている[5].

咀嚼(processing)や食塊形成の評価は超音波では不明瞭であり，VF による評価のほうが適している.

2. 咽頭期

嚥下反射出現により，食塊は咽頭から食道へ移送される. 超音波検査では，嚥下時の舌骨喉頭運動(舌骨周囲筋の働き)を評価することができる.

1) オトガイ舌骨筋の収縮(舌骨前方移動)

安静時オトガイ舌骨筋長(A：図8-a)と最大短縮時のオトガイ舌骨筋長(B：図8-b)をそれぞれ計測し，オトガイ舌骨筋短縮率(B/A×100％)を算出することができる. 本評価法は，検者内信頼性(再テスト信頼性)・検者間信頼性ともにICC 0.8以上と高い[2,3]. 同様の方法で，嚥下時の舌骨移動距離(A−B)を計測することができる. 本評価法はVFによる評価との信頼性が高く，その妥当性が報告されている[5]. 健常成人の嚥下時のオトガイ舌骨筋短縮率は17～44％，舌骨移動距離は0.8～2.6 cm と報告されている[6]. また，嚥下時の舌骨移動距離のカットオフ値を1.5 cm 未満と設定すると，経口摂取困難な嚥下障害患者(FOIS 1～3)を診断する感度は73.3％，特異度は66.7％と報告されている[5].

また，M モードにて嚥下時のオトガイ舌骨筋の収縮時間と収縮距離を計測することができる(図9). Yabunaka らは，年齢が上がるにつれオトガイ舌骨筋の収縮時間と収縮距離が延長する傾向にあり，これは加齢によるオトガイ舌骨筋の筋力低下が関与している可能性があると報告している[7].

2）喉頭運動

安静時の舌骨—甲状軟骨間距離（A：図10-a）と，最大短縮時の舌骨—甲状軟骨間距離（B：図10-b）を計測し，嚥下時の舌骨—甲状軟骨間接近率（B/A×100％）を算出することができる．本評価法は，検者内信頼性・検者間信頼性ともにICC 0.95以上と高く，VFによる計測と比較しても妥当性が高い評価法である[8]．

舌骨—甲状軟骨間接近率は，健常成人61（±3）％，嚥下障害患者42（±10）％であり，嚥下障害患者は有意に小さいことが報告されている[9]．カットオフ値を40％と設定すると，嚥下障害を診断する感度75.0％，特異度77.1％，陽性的中率65.2％，陰性的中率84.4％と報告されている[8]．

3）嚥下後咽頭残留，誤嚥

超音波にて嚥下後咽頭残留や嚥下後誤嚥を描出することが可能である[10]．しかし，食塊の描出が不明瞭であり，VFやVE（videoendoscopy）と同等の検査とはいえない．

おわりに

超音波による摂食嚥下機能評価は，筋肉の形態評価と嚥下運動評価が可能である．評価方法は，本稿で示したもの以外にも様々な方法が報告されている．また，評価法の妥当性や嚥下機能との関連性についても多くの研究報告がなされている．近年では，臨床で超音波検査を実施する頻度が増えているが，VFやVEなど他の標準的評価法に代わるものではない．そのため，超音波検査の利点と欠点を理解し，他の検査とあわせて実施することでより詳細な評価が可能になると考える．

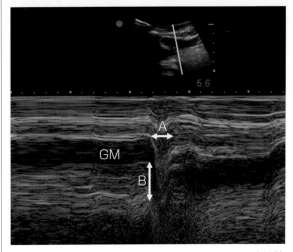

GM：オトガイ舌骨筋
A：収縮時間
B：収縮距離

図9．嚥下時のオトガイ舌骨筋収縮（Mモード）

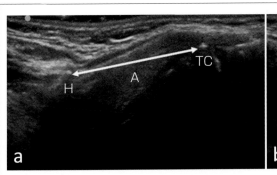 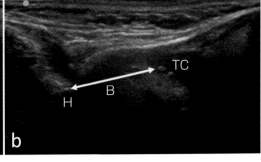

H：舌骨
TC：甲状軟骨

図10．嚥下時の喉頭挙上運動（前頸部矢状断層面）
a：安静時の舌骨—甲状軟骨間距離（A）
b：嚥下時（最大短縮時）の舌骨—甲状軟骨間距離（B）
嚥下時の舌骨—甲状軟骨間接近率はB/A×100（％）で算出される．

文　献

1) Tamura F, et al：Tongue thickness relates to nutritional status in the elderly. *Dysphagia*, 27：556-561, 2012.
　〈Summary〉高齢者を対象に，舌厚と栄養状態の関連を調査した.

2) Shimizu S, et al：Retest reliability of ultrasonic geniohyoid muscle measurement. *Jpn J Compr Rehabil Sci*, 7：55-60, 2016.
　〈Summary〉健常成人を対象に超音波によるオトガイ舌骨筋の評価法の信頼性を検討した.

3) Feng X, et al：Ultrasonographic evaluation of geniohyoid muscle and hyoid bone during swallowing in young adults. *Laryngoscope*, 125：1886-1891, 2015.
　〈Summary〉若年成人を対象にオトガイ舌骨筋の横断面積と嚥下時の舌骨運動を評価した.

4) Macrae PR, et al：Cross-sectional area of the anterior belly of the digastric muscle：comparison of MRI and ultrasound measures. *Dysphagia*, 28：375-380, 2013.
　〈Summary〉顎二腹筋前腹の横断面積を超音波とMRIで計測し比較検討した.

5) Hsiao MY, et al：Application of ultrasonography in assessing oropharyngeal dysphagia in stroke patients. *Ultrasound Med Biol*, 38：1522-1528, 2012.
　〈Summary〉嚥下時の舌骨運動と舌厚変化を計測

し，健常成人と嚥下障害患者を比較した.

6) Macrae PR, et al：Intra- and inter-rater reliability for analysis of hyoid displacement measured with sonography. *J Clin Ultrasound*, 40：74-78, 2012.
　〈Summary〉健常成人を対象に嚥下時の舌骨移動距離を計測し，計測方法の信頼性を検討した.

7) Yabunaka K, et al：Ultrasonographic evaluation of geniohyoid muscle movement during swallowing：a study on healthy adults of various ages. *Radiol Phys Technol*, 5：34-39, 2012.
　〈Summary〉嚥下時のオトガイ舌骨筋の運動をMモードで評価し，年齢による差を調査した.

8) Huang YL, et al：Ultrasonographic evaluation of hyoid-larynx approximation in dysphagic stroke patients. *Ultrasound Med Biol*, 35(7)：1103-1108, 2009.
　〈Summary〉嚥下障害のある脳卒中患者を対象に舌骨喉頭間距離の計測を行った.

9) Kuhl V, et al：Sonographic analysis of laryngeal elevation during swallowing. *J Neurol*, 250：333-337, 2003.
　〈Summary〉健常成人と脳卒中患者を対象に，舌骨喉頭間距離の計測を行い比較検討した.

10) Miura Y, et al：Detecting pharyngeal post-swallow residue by ultrasound examination：a case series. *Med Ultrason*, 18：288-293, 2016.
　〈Summary〉嚥下後咽頭残留の評価を，超音波検査と嚥下内視鏡検査で比較検討した.

特集：摂食嚥下障害リハビリテーションABC

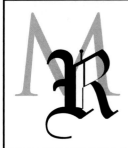

I. 総論
6. 検査

5）頚部聴診でわかること

高橋浩二[*]

Abstract 頚部聴診法（cervical auscultation）は食塊を嚥下する際に咽頭部で生じる嚥下音ならびに嚥下前後の呼吸音を頚部より聴診し，嚥下音の性状や長さおよび呼吸音の性状や発生するタイミングを聴取して，患者の食事中に咽頭相における嚥下障害を判定する方法である．本法は非侵襲的に誤嚥や喉頭侵入，下咽頭部の貯留などを判定するスクリーニング法としてベッドサイドでも極めて簡便に行えるため，医療や介護の現場で広く用いられている．現状では，頚部聴診法は日々の食事中に嚥下障害をスクリーニングする手段としては最も実用的な方法であると思われる．また，本法はスクリーニング法として単独に用いられるだけでなく，フードテストや改訂水飲み検査などの他のスクリーニング法と併用することにより，より精度の高い判定結果を得ることができると考えられる．海外の専門書でも頚部聴診法は嚥下障害の臨床検査法として推奨されている．

Key words 頚部聴診法（cervical auscultation），嚥下音（swallowing sound），呼吸音（respiratory sound），スクリーニング検査（screening examination），日々の食事中（in daily diet）

頚部聴診法の概要

頚部聴診法（cervical auscultation）は食塊を嚥下する際に咽頭部で生じる嚥下音ならびに嚥下前後の呼吸音を頚部より聴診し，嚥下音の性状や長さ，および呼吸音の性状や発生するタイミングを聴取して，主に咽頭相における嚥下障害を判定する方法である[1)2)]．本法は非侵襲的に誤嚥や喉頭侵入，下咽頭部の貯留などを判定するスクリーニング法としてベッドサイドでも極めて簡便に行えるため，医療や介護の現場で広く用いられている．現状では，頚部聴診法は患者の摂食時に嚥下障害をスクリーニングする手段としては最も実用的な方法であると思われる．また，本法はスクリーニング法として単独に用いられるだけでなく，フードテストや改訂水飲み検査などのスクリーニング法と併用することにより，より精度の高い判定結果を得ることができると考えられる．米国の嚥下障害の専門書にも嚥下障害の臨床検査法として頚部聴診法は強く推奨されている（図1）[3)4)]．

頚部聴診に用いる器具，試料

1．聴診器

頚部聴診は頚部に軽く接触させた聴診器を用いて行う．聴診器としては普及型のものを利用することができるが，通常の聴診部位である胸部や腹部と比較し，頚部は狭いため，新生児用聴診器など接触子が小型のもののほうが望ましい（図2）．また接触子は，心音など低い周波数に対応するベル型，肺音など高い周波数に対応する膜型があり，どちらでも頚部聴診では使用可能であるが，膜型のほうが扱いは容易である．

---

[*] Koji TAKAHASHI，〒 145-8515 東京都大田区北千束2-1-1 昭和大学歯学部スペシャルニーズ口腔医学講座，主任・同講座口腔リハビリテーション医学部門，教授

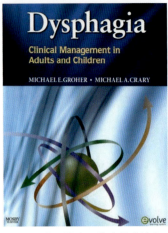

図1. 嚥下障害の臨床検査法として頸部聴診を強く推奨している嚥下障害の専門書 医歯薬出版から訳本が出されている. (文献3, 4)

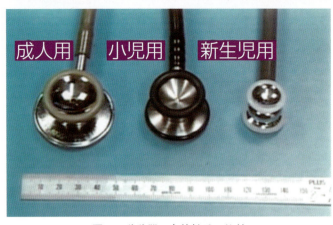

図2. 聴診器の各接触子の比較

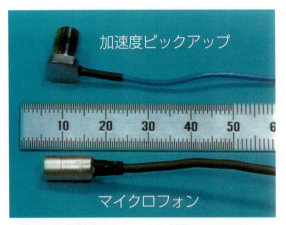

図3. 加速度ピックアップと小型マイクロフォン (エレクトレットコンデンサーマイクロフォン)

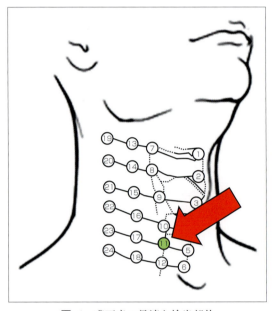

図4. 嚥下音の最適な検出部位
矢印の部位(輪状軟骨直下気管外側上)ではSN比(信号対雑音比)の大きい明瞭な嚥下音を記録することができる.

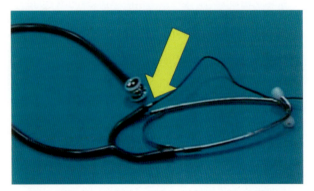

図5. 聴診器の接触子に連結したチューブに小型マイクロフォン(矢印)を挿入して嚥下時産生音検出に利用する.

2. 信号検出機器とスピーカーシステム

頸部聴診音を記録する場合は加速度ピックアップあるいは小型マイクロフォン(エレクトレットコンデンサーマイクロフォン)(図3)などの音響信号検出機器を使用して嚥下時産生音を検出し,各種録音機器に録音する[3]. 加速度ピックアップは設置した部位の振動を検出し, 周囲の騒音の影響をほとんど受けないため, 様々な雑音が飛び交う医療現場で音圧レベルの小さな嚥下時産生音を検出するのに有効である. 加速度ピックアップを設置する部位は輪状軟骨直下気管外側上の皮膚面

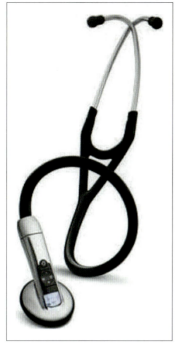

図 6. 音響増幅機能，騒音低減機能，周波数帯域選択機能，録音・再生機能を有する電子聴診器（3M㈱，リットマン 電子聴診器）

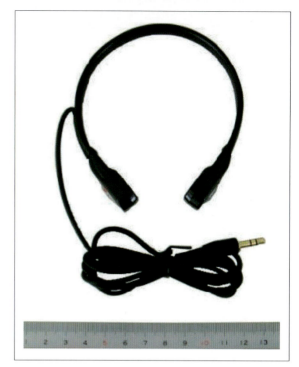

図 7. 咽喉マイク（南豆無線電機㈲）

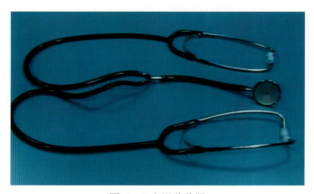

図 8. 2 人用聴診器

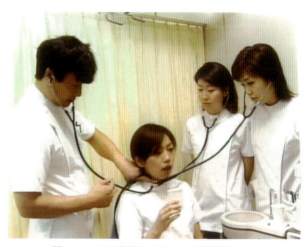

図 9. 4 人用聴診器を用いた頚部聴診実習

が最も適する[1)5)6)]（図 4）．この部位では比較的大きなレベルで嚥下音を検出することが可能で，かつ頚動脈の拍動や嚥下時の喉頭挙上に伴う皮膚振動による雑音の影響が少ない．小型マイクロフォンを利用する場合は，聴診器の接触子に連結したチューブにマイクを挿入して使用すると嚥下時産生音を明瞭に検出することができる[1)]（図 5）．また音響信号増幅機能，周波数帯域選択機能および録音機能を有する電子聴診器が市販されているが，接触子が大きいので頚部聴診では扱いに工夫を要する（図 6）．さらに，簡単に嚥下時産生音が検出できる咽喉マイクロフォンも市販されている（図 7）．

一方，複数の治療担当者が聴診音を同時に聴取する必要がある場合には，市販されている複数人数用聴診器（図 8，9），あるいはコンパクトな増幅器内蔵スピーカーシステムが役立つ[1)]（図 10）．

3．嚥下試料

一般に口腔期の障害では固形物の送り込みが困難となり，咽頭期の障害では液体の誤嚥が生じや

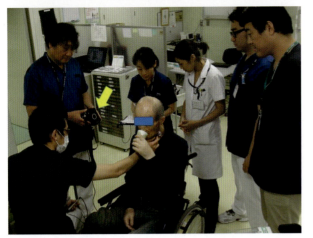

図 10. 増幅器内蔵スピーカーシステム（黄色矢印）で嚥下時産生音を拡大し，集団診断に用いる．

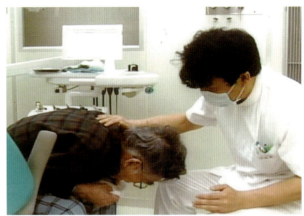

図 11. 前傾姿勢で huffing（強い呼気動作）による排出

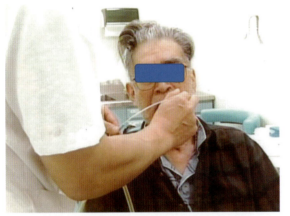

図 12. 鼻腔から下咽頭・喉頭内貯留物の吸引

表 1. 頸部聴診の手技（指示に従える患者の場合）

1. Huffing（強い呼気）または強い咳嗽による咽喉頭の貯留物の排出
   排出が不完全な場合は鼻腔からの吸引
   ↓
2. 呼気の意識的な産生とクリヤーな呼気音の聴取*
   *：クリヤーな呼気音が聴取できるようになるまで咽喉頭の貯留物の除去操作である 1 を繰り返す
   ↓
3. 試料の嚥下と嚥下音の聴取
   ↓
4. 呼気の意識的な産生と呼気音の聴取**
   **：2 で聴取したクリヤーな呼気音との比較

表 2. 頸部聴診の手技（指示に従えない患者の場合）

1. 咽喉頭の貯留物の鼻腔からの吸引
   ↓
2. クリヤーな自発呼吸音の聴取*
   *：クリヤーな自発呼吸音が聴取できるようになるまで咽喉頭の貯留物の鼻腔吸引を繰り返す
   ↓
3. 試料の嚥下と嚥下音の聴取
   ↓
4. 自発呼吸音の聴取**
   **：2 で聴取したクリヤーな呼吸音との比較

すいとされているが，頸部聴診を行う前に医療面接などを通じ，患者が嚥下しやすい食べ物と嚥下しにくい食べ物の種類，一口量，食形態，水分と栄養の過不足，嗜好などを把握しておくとよい．
なお，嚥下時に産生される嚥下音に関しては液体と固形物では液体のほうが，粘度の低い液体と高い液体では粘度の低い液体のほうが，嚥下時により大きな音圧レベルで，かつ持続時間の短い明瞭な嚥下音が産生される傾向がある[8]．

検査前には口腔清掃を行うのが原則であり，重度の嚥下障害患者では嚥下試料を用いる前に，唾液腺マッサージなどで分泌が促進される唾液を嚥下させて空嚥下（dry swallow）検査を行い，嚥下がスムースに行われるのを確認する．次いで嚥下試料として 1, 2 個の小さな氷砕片（ice chips），冷やした少量のゼリー，少量（1 m*l* 程度）の氷水などを用いて頸部聴診を行う．これらの試料を用いると，患者は口腔内あるいは咽頭部において試料の位置を認知しやすく，冷刺激によって嚥下反射も誘発されやすいため，通常の食品より検査を安全に行うことができる．

表 3. 嚥下音による判定の指標

●長い嚥下音や弱い嚥下音，繰り返しの嚥下音

舌による送り込みの障害，咽頭収縮の減弱，喉頭挙上障害，食道入口部の弛緩障害（食塊の送り込み能の減弱）

●泡立ち音（bubbling sound），むせに伴う喀出音（息のつかえなども含む）

誤嚥

●嚥下音の合間の呼吸音

呼吸・嚥下パターンの失調，喉頭侵入，誤嚥

頚部聴診法の実際

1. 頚部聴診の手技

前述したように検査前には口腔清掃を行うのが原則である．口腔清掃後，検査に先立ち，嚥下反射が惹起されることを確認する．次いで，患者の口腔，咽頭あるいは喉頭内の貯留物を排出させる．指示に従える患者では排出にあたり，体幹と頚部を水平位よりも下方に前傾させ，強い呼気動作である huffing や強い咳嗽を行わせる（図 11）．自力での排出が困難な場合は経鼻的に吸引管を挿入して下咽頭部，喉頭付近の貯留物を吸引する（図 12）．この際，頚部回旋姿勢をとらせ，吸引する側の梨状陥凹を開大させた状態で吸引管を挿入すると効率よく吸引が行える．貯留物の排出後，聴診器の接触子を頚部に接触させ，患者に呼気を出させ，このときの呼気音を聴診する．呼気音が湿性音である場合は排出や吸引を繰り返し行う．クリヤーな呼気音が聴取できたら，準備した嚥下試料を与え，試料が嚥下されるときに産生される嚥下音を聴診する．嚥下終了後，咳嗽などの排出行為は行わずに呼気を出させ，産生される呼気音を聴診し，嚥下前に貯留物を排出させた状態で聴診した呼気音との相違を判定する[1)7)]（表 1）．

指示に従えない患者では貯留物を十分吸引した後，自発呼吸時の呼吸音を聴診する．次いで嚥下試料を口に運んで嚥下させ，産生される嚥下音を聴診してから嚥下後の自発呼吸の呼吸音を聴診し，嚥下前に聴診した呼吸音との相違を判定する[1)7)]（表 2）．

検査試料や一口量を変更しながら，あるいは嚥

表 4. 呼吸音（呼気音）による判定の指標

●湿性音（wet sound），嗽音（gargling sound）液体振動音（liquid vibration sound）

下咽頭貯留，喉頭侵入，誤嚥

●むせに伴う喀出音，喘鳴様呼吸音

誤嚥

下法や姿勢調節法などを適用しながら検査を繰り返し行うが，試料嚥下後に誤嚥が疑われた場合には，直ちに検査を中断し，速やかに排出，吸引処置を行う．

2. 頚部聴診による判定

長い嚥下音や弱い嚥下音，複数回の嚥下音が聴取される場合には舌による送り込みの障害，咽頭収縮（pharyngeal contraction）の減弱，喉頭挙上障害，食道入口部の弛緩障害などが疑われる．また，嚥下時にいわゆる泡立ち音（bubbling sound）やむせに伴う喀出音が聴取された場合には，誤嚥が強く疑われる．また，嚥下音の合間に呼吸音が聴取される場合には，呼吸停止─嚥下─呼吸再開という呼吸・嚥下パターンの失調あるいは喉頭侵入や誤嚥の可能性がある（表 3）．

嚥下直後の呼吸音（または呼気音）については"濁った"湿性音（wet sound），嗽音（gargling sound），あるいは液体の振動音（嚥下造影所見では気道内に貯留あるいは付着した液体が呼気流により振動する現象が確認される）が聴取される場合には，誤嚥や喉頭侵入あるいは咽頭部における液体の貯留が疑われる．また，むせに伴う喀出音や喘鳴様呼吸音が聴取される場合は誤嚥が疑われる（表 4）．

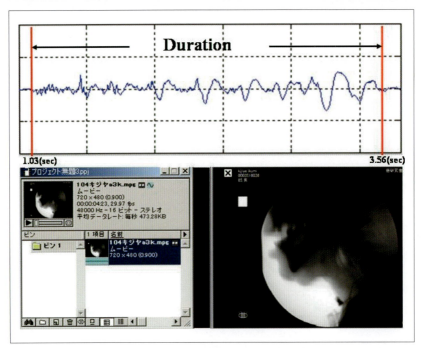

図 13. 嚥下音の持続時間の計測（上段）

（文献 9 より）

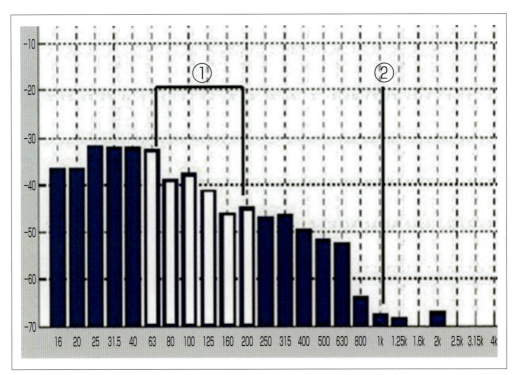

図 14. 嚥下直後の呼気音の特定周波数帯域のレベル（1/3 オクターブバンド分析）
①：中心周波数 63 Hz, 80 Hz, 100 Hz, 125 Hz, 160 Hz, 200 Hz の 6 帯域の音圧レベルの平均値
②：中心周波数 1 kHz の基準帯域の音圧レベル（reference level）
補正音圧レベル：①―②

（文献 9 より）

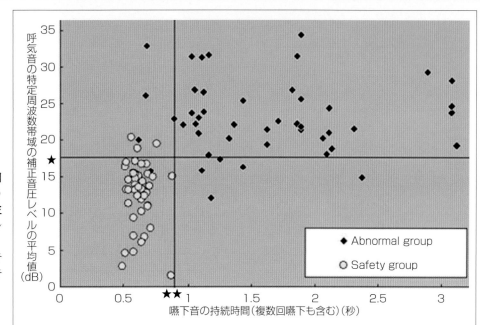

図 15.
音響分析値の散布図
横軸；嚥下音の持続時間
(複数回嚥下も含む)(秒)
縦軸：呼気音の特定周波
数帯域の補正音圧レベル
の平均値(dB)
○：健常嚥下時の産生音
◆：嚥下障害時の産生音
★，★★：臨界値
(文献9より)

嚥下後の呼吸音(または呼気音)を聴取する際には，嚥下前に貯留物を排出させた状態で確認した呼吸音(呼気音)との相違を判別することが重要である[1)7)]．

3．頸部聴診の判定精度と聴覚心理因子

頸部聴診法による聴覚的診断の判定精度を検討するために頭頸部がん術後患者を対象として，VF画像と同時に記録した嚥下音と呼気音からなる44サンプルを編集し[9)]，画像は示さずにサンプル音のみを歯科医師，言語聴覚士，看護師からなる医療従事者6名(4名は頸部聴診の経験なし)に呈示した．嚥下音と呼気音を聴取させ，各サンプルを嚥下障害あり群(喉頭蓋谷・下咽頭部の貯留，喉頭侵入あるいは誤嚥の画像所見がみられた群)と嚥下障害なし群(前記の画像所見はみられない群)の2群に聴覚的に判別させたところ，VF画像所見との一致率は80％以上の高い値が示された[1)7)]．また，嚥下障害判定に寄与する聴覚心理因子の検討を行ったところ，嚥下直後の呼気音については音質，安定性，強さ，量，速さに関連する因子のうち，音質，安定性に関する因子が嚥下障害の判定に有用であることが明らかとなった[1)8)]．

4．嚥下音と呼気音の音響特性による判定精度

嚥下音と呼気音の音響特性による嚥下障害の判定と，音響信号と同時に記録したVF画像所見と の関連を検討した[11)12)]．頭頸部がん術後患者37名を対象として，嚥下障害の所見がみられたときに産生された嚥下音と，嚥下直後の呼気音各46音ならびに正常嚥下時に産生された嚥下音と嚥下直後の呼気音各46音からなる嚥下音92音，呼気音92音である．嚥下音の音響特性としては持続時間を計測した(図13)．嚥下直後の呼気音については，1/3オクターブバンド分析によって中心周波数 63 Hz，80 Hz，100 Hz，125 Hz，160 Hz，200 Hzの6帯域の音圧レベルの平均値と1,000 Hzの基準帯域の音圧レベル(reference level)との差を求め，これにより周波数特性を評価した(図14)．嚥下音の持続時間と呼気音の周波数特性(音圧レベル)について臨界値(嚥下音：0.88秒，呼気音：17.2 dB)を設定して，嚥下音と嚥下直後の呼気音の音響分析値がともに臨界値以上の場合を嚥下障害ありと判定し(図15)，この判定とVF画像所見による判定との関連を検討した．感度，特異度，陽性予測値，陰性予測値，判定一致率は82.6〜93.5％といずれも高いことが示された[1)9)]．さらに健常人9名，頭頸部がん術後患者22名および脳血管疾患を含むその他の疾患群患者18名から記録した嚥下直後の呼気音158音について，1/3オクターブバンド分析によって中心周波数125 Hz帯域の音圧レベルの平均値と1,000 Hzの基準帯

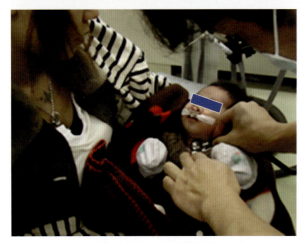

図 16. 乳児における頸部聴診部位の確認

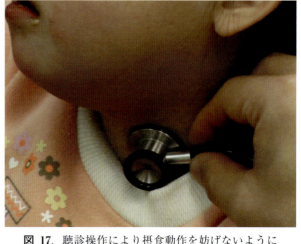

図 17. 聴診操作により摂食動作を妨げないように細心の注意を払う

域の音圧レベルとの差を求め，臨界値を 0 dB としてそれ以上を嚥下障害ありと判定した場合，VF 画像所見との評価の一致の感度は 92.1%，判定一致率は 85.4% と高いことが示された[1)10)]．これらの報告より，嚥下後呼気音の周波数特性を評価した嚥下時産生音の音響特性を利用した嚥下障害判定法は，嚥下障害のスクリーニング法として利用できることが明らかとなった．

5．小児の頸部聴診法

小児は成人と比較し，聴診部位が狭いため新生児聴診器を用いるべきである．また，小児に頸部聴診を行う場合は摂食中に初めて聴診器をあてる行為は慎み，以下の目的でまず摂食開始前に頸部聴診を試みることが必要である[1)]．

1）摂食前の頸部聴診

① 頸部聴診の部位を確認する．特に乳児では聴診部位は狭く，新生児用聴診器を用いたとしても成人と同じ輪状軟骨直下気管外側上に接触子を位置させることは困難である．頸部下方から胸部上方（胸骨柄付近）にかけて接触子を位置させることにより，嚥下音，呼吸音の聴診は十分可能となる（図 16）．

② 聴診に先立ち，聴診器の接触子の感覚に慣れてもらう．小児では過敏や心理的拒否を有する場合があり，そのような場合は摂食に先立ち，聴診器の接触子の感覚や聴診されることに慣れてもらうことは必須である．

③ 空嚥下時の嚥下音，呼吸音，発声，吃逆，おくび，喘鳴（吸気時喘鳴：inspiratory gasp, stridor, 呼気時喘鳴：expiratory grunt, wheezing）などを聴取し，生理的な音か病的な音かを判別しておくことが必要である．小児は成人と比較し呼吸のリズムが速く，特に乳児では哺乳時におくび，生理的喘鳴（inspiratory gasp, expiratory grunt）など生理的に産生される音が聴取されるため，病的なリズムや音との判別が必要である．

発声時や呼吸時に湿性音が聴取される場合は吸引を行い，湿性音が消失あるいは減弱するかを確認する．

2）摂食時の頸部聴診

成人と同様の手技，判定法に準じて行うが，小児患者（以下，患児）の場合は聴診操作により摂食動作を妨げないように細心の注意を払わなければならない（図 17）．

摂食時の姿勢によって頸部における聴診が困難となる場合は胸部上方（胸骨柄付近）で聴診し，患児が聴診操作に気を取られる場合は，摂食に集中させるため聴診を中断する必要がある．前述したように摂食前の頸部聴診によって検査者も患児も"頸部聴診に慣れておく"ことが必要である．指示に従える患児の場合は，成人と同様に嚥下後に意識的に呼気を産生させると嚥下後の貯留，喉頭侵入，誤嚥などの診断は容易になる．

文 献

1) 高橋浩二：頸部聴診法．才藤栄一ほか（監），摂食嚥下リハビリテーション　第3版，pp. 161-168，医歯薬出版，2016.
   〈Summary〉摂食嚥下障害の臨床にかかわるすべての医療職・介護職のバイブルともいえる代表的な専門書．基礎から臨床まで体系的に学ぶことができる.

2) 高橋浩二：その他のスクリーニングテスト．日本摂食・嚥下リハビリテーション学会（編），日本摂食・嚥下リハビリテーション学会eラーニング対応　第3分野摂食・嚥下障害の評価，pp. 25-29，医歯薬出版，2011.
   〈Summary〉日本摂食嚥下学会認定士の重要な申請要件の1つとして，同学会ではインターネット学習システム（eラーニング）のカリキュラムを作成しており，本書はこのカリキュラムによる学習をサポートする内容になっている.

3) Groher ME, Crary MA：Dysphagia：Clinical Management in Adults and Children, pp. 178-182, Mosby, Elsevier, 2009.

4) 高橋浩二（監訳）：Groher & Crary の嚥下障害の臨床マネジメント，pp. 176-180，医歯薬出版，2011.
   〈Summary〉米国の嚥下障害の臨床を詳細に解説した著書．乳児から高齢者まですべての年齢層における摂食嚥下障害の対応を学ぶことができる.

5) Takahashi K, et al：Methodology for detecting swallowing sounds. *Dysphagia*, 9：54-62, 1994.

6) Takahashi K, et al：Symmetry and reproducibility of swallowing sounds. *Dysphagia*, 9：168-173, 1994.

7) 平野　薫ほか：嚥下障害判定のための頸部聴診法の診断精度の検討．口外誌，47(2)：93-100, 2001.

8) 平野　薫ほか：頸部聴診法による嚥下障害の判定に関与する聴覚心理因子の検討．口科誌，50(4)：242-248，2001.

9) Takahashi K, Takada Y：Differentiation of dysphagic swallow from safe swallow using acoustic characteristics of swallowing and expiratory sounds. Abstract 14th Annual Dysphagia Research Society Meeting, 2006.

10) Yamashita M, et al：Acoustic characteristics of voluntary expiratory sounds after swallow for detecting dysphagia. *J Oral Rehabil*, 41(9)：667-674, 2014.

特集：摂食嚥下障害リハビリテーション ABC

Ⅰ. 総　論
7. 介　入

1）間接訓練のエビデンスをめぐって

熊倉勇美*

Abstract 摂食嚥下リハビリテーション（以下，リハ）の目的には嚥下機能の改善ばかりでなく，機能の維持，低下の予防も含まれる．近年は対処すべき対象者の問題の複雑化，重症化もあり対応に苦慮することも多い．嚥下リハのなかで嚥下訓練は重要な役割を担うが，摂食嚥下運動の特性から，単一の訓練法，特に間接訓練のエビデンスは求め難いことを強調した．次いで，間接訓練のエビデンスについて，日本摂食嚥下リハビリテーション学会医療検討委員会の「訓練法のまとめ（2014年版）」を紹介し，エビデンスのある論文は少ないということ前提に，訓練法を列挙したうえで頭部挙上訓練（Shaker exercise），バルーン法などを中心に紹介，解説した．

Key words 摂食嚥下リハビリテーション（dysphagia rehabilitation），嚥下訓練（swallowing therapy），間接訓練（indirect therapy），エビデンス（evidence）

はじめに

水分と栄養を補いつつ訓練を行って，経口摂取を再獲得することが摂食嚥下リハビリテーション（以下，リハ）の目的である．しかし，摂食嚥下障害の原因疾患，合併症，年齢などによっては，元通りに食べたり，飲んだりすることが困難な場合も少なくない．直近のエピソード以前に，既に摂食嚥下機能の低下や制限がある場合，また，重度の摂食嚥下機能障害，進行性の疾患があり機能回復が期待できない場合もある．摂食嚥下訓練の目的は，① 機能の改善ばかりでなく，② 機能の維持，③ 機能低下の予防も含め，幅広くとらえる必要がある（図1）．近年の評価・検査，治療・訓練技術，専門職によるチームアプローチなどの進歩により，摂食嚥下機能の改善が得られる対象者の増加がみられる一方で，対象領域の拡大，問題の複雑化，重症化は，摂食嚥下リハを困難にしている面

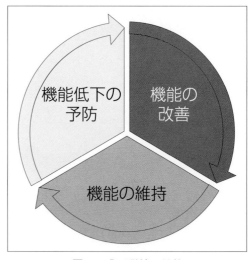

図1．嚥下訓練の目的

のあることも否めない（図2）．

Logemann[1]は「いつから，どのようなリハビリテーション（代償法か訓練か，直接訓練か間接訓練か）を始めるか」「どのような計画を立てるか」さらに「初期目標を達成した後，そのレベルを維持するための維持療法が必要かどうか検討する必要

---

* Isami KUMAKURA，〒562-0032　大阪府箕面市小野原西4-6-1　千里リハビリテーション病院，顧問

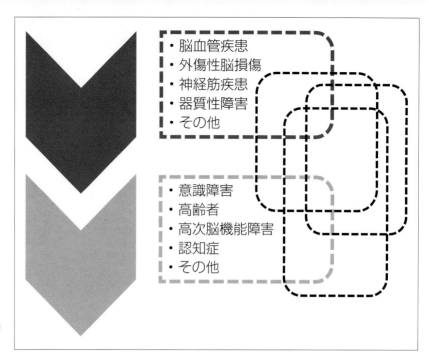

図 2. 摂食嚥下リハ対象の広がり

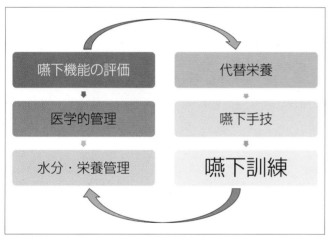

図 3. 摂食嚥下リハと嚥下訓練

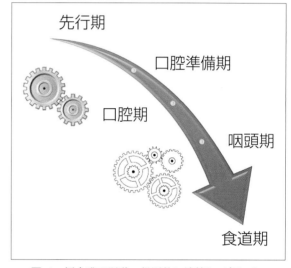

図 4. 摂食嚥下運動：規則的に連続して起こる．

がある」と述べ，予後予測の重要性を示しているが，嚥下訓練を全体を視野に入れてみると，図 3 のようになる．摂食嚥下リハは一専門職だけで実現できるものでなく，多くの専門職種によるチームアプローチが求められる理由が納得できよう．

摂食嚥下運動と嚥下訓練

摂食嚥下運動は，口腔準備期以降，規則的に連続して起こるものである（図 4）．言わば複雑な歯車やベルトで繋がっている高度なシステムであり，独立した機能が，単純に隣り合って働いているものでないという理解は重要である．臨床の嚥下訓練に目を向けてみると，単独の嚥下運動の改善を目指して，単独の嚥下訓練を行うことはなく，常に効果的と思われる複数の訓練法が，同時並行，あるいはタイミングを見計らって行われる．これは，図 5 で示すように，仮に摂食嚥下機能に変化・改善がみられた際に，どの訓練法が効果的であったか明確にするのが難しい側面をもつ．間接訓練

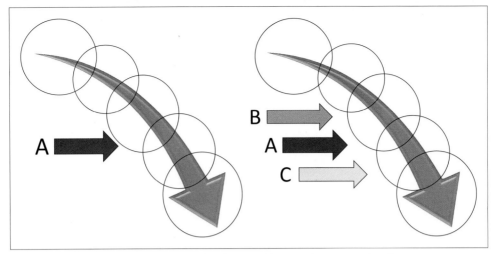

図 5. 嚥下訓練の方法(1)：単一の訓練のみが行われることはない．

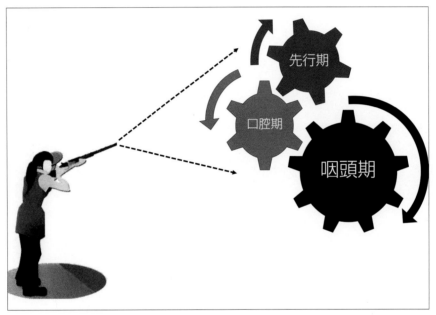

図 6. 嚥下訓練の方法(2)：ショットガンアプローチ

は食物を用いた訓練(直接訓練)に入る前の準備段階，また直接訓練と重複して行われることも多くなおさらである．摂食嚥下リハに限ったことではないが，臨床現場においては効果的と思われる方法を，複数，繰り返し，強力に繰り返す，いわゆる「ショットガンアプローチ」が行われる(図6)．摂食嚥下リハにかかわる専門職が臨床において，訓練法の効果に関する印象を得ることはできても，エビデンスを示すことが難しい理由の1つは，ここにある．

間接訓練のエビデンス

では，間接訓練にエビデンスはあるのだろうか？あるとすれば，どのようなものであろうか？脳卒中合同ガイドライン委員会による「脳卒中治療ガイドライン 2004」[2]では，嚥下障害に対するリハのなかで，「頸部の電気刺激は嚥下機能の効果が認められており，考慮しても良い」としており，また，日本摂食嚥下リハビリテーション学会医療検討委員会では，「訓練法のまとめ(2014年版)」[3]を公表しており，我が国の最新の嚥下訓練

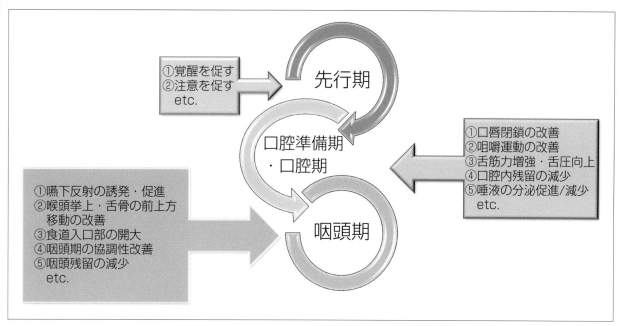

図 7. ステージ別にみた間接訓練の目標

に関するエビデンスも含めて概要を知ることができる．訓練法に関して「現実的にエビデンスのある論文は少ない」と述べたうえで，間接訓練については多くの訓練法が示されている．詳細は本報告を参照されたいが，摂食嚥下運動のステージ別にみた間接訓練の目標を大まかに要約し，図示すると図 7 のようになる．

以下，図 7 で示す順序に従ってみる．

先行期：① 急性期に多い意識障害の対象者の覚醒を促す，② 発症からの時期にかかわらず高次脳機能障害の対象者の摂食嚥下にかかわる注意の改善を促すなどが挙げられる．高次脳機能障害では注意障害や半側空間無視，失語症などの問題が多いが，摂食嚥下運動の入り口に当たるだけに先行期以降に問題がなければ，スムースに経口摂取に至ることが多い．この問題が改善されなければ，「全く食べられない」「経口摂取は危険」ということにもなり得る．先行期に関する取り組みの必要性を説いたものは，矢守[4]，熊倉[5]があるが，エビデンスを示したものはない．

口腔準備期・口腔期：① 運動麻痺，感覚障害などによる口唇閉鎖の改善，② 咀嚼運動の改善，③ 低下した舌筋力の増強，咀嚼・嚥下に必要な舌圧の向上，④ 上記した機能の結果として，食塊形成と咽頭への移送能力が向上することで口腔内残留が減少するとされる．⑤ 唾液の分泌が少ない場合には促進，または唾液分泌が過剰の場合には減少させることなどが必要になる．

咽頭期：① 嚥下反射の誘発・促進が求められる．② 嚥下反射とともに喉頭挙上，舌骨の前上方への移動が改善しなければ，③ 食道入口部の開大が得られない．喉頭挙上にかかわる筋群の強化を行い，口頭の前上方への運動を改善し，食道入口部の開大をはかる訓練として頭部挙上訓練（Shaker exercise）が行われるが，臨床での適用範囲は比較的広い．Shaker ら[6]，Maeda ら[7]，岩田ら[8]，杉浦ら[9]の報告があり，球麻痺患者ばかりでなく，高齢者，頭頸部がん術後の嚥下障害などにも用いることができるとしている．頭部挙上訓練を基本にさらに工夫したものを Yoon ら[10]が chin tuck against resistance（CTAR）として，ボールを顎の下に挟みこんで圧縮する方法の効果を報告している．臨床研究はまだ報告されていないが興味深い．また，Wallenberg 症候群などに対してバルーン法が適用されるが，北條ら[11]によって数種類のバルーンによる臨床成績が示されている．④，⑤ 準備期，口腔期との連続性のうえで，上記の改善の結果としての咽頭残留の軽減が求められる．

最後に

　摂食嚥下リハにおいて，嚥下訓練は，間接訓練・直接訓練ともに重要なものであるが，間接訓練は，先述したように臨床で不断に行われるものであり，嚥下運動の特性もあって，エビデンスを求めることは困難な部分がある．しかし，嚥下リハの専門職ならではの臨床に即した発想をもとに，若年健常者，高齢健常者を対象にした基礎研究を行い，それを臨床研究に持ち込む工夫・努力が求められる．「はじめに」で述べたように，今後，病院から退院して地域で暮らす摂食嚥下リハの対象者が増加することで，対応の困難な対象者に何ができるのか，嚥下機能の維持，また低下を予防する取り組みは，ますます重要になるものと思われる．

文　献

1) Logemann JA(著)，道　健一ほか(監訳)：Logemann 摂食・嚥下障害，pp. 152-197，医歯薬出版，2000.

2) 脳卒中合同ガイドライン委員会(編)：脳卒中治療ガイドライン 2004，協和企画，2004.

3) 日本摂食嚥下リハビリテーション学会医療検討委員会：訓練法のまとめ(2014 年版)．日摂食嚥下リハ会誌，18(1)：55-89，2014.

4) 矢守麻奈：嚥下障害のリハビリテーション—高次脳機能障害合併例について—．失語症研究，21(3)：169-176，2001.

5) 熊倉勇美：高次脳機能障害患者への摂食・嚥下アプローチ．高次脳研，28：291-295，2008.

6) Shaker R, et al：Augmentation of deglutitive upper esophageal sphincter opening in the elderly by exercise. *Am J Physiol*, 272(6P＋1)：G1518-G1522, 1997.

7) Maeda H, Fujishima I：Optimal load of head-raising exercise-sustained head-lift time and number of head-lift repetitions in Japanese healthy adults. *Deglutition*, 2：82-88, 2013.

8) 岩田義弘ほか：高齢者に対する頸部等尺性収縮手技(Chin push-pull maneuver)による嚥下訓練—自己実施訓練の効果—．耳鼻，56：S195-S201，2010.

9) 杉浦淳子ほか：頭頸部腫瘍術後の喉頭挙上不良を伴う嚥下障害例に対する徒手的頸部筋力増強訓練の効果．日摂食嚥下リハ会誌，12：69-74，2008.

10) Yoon WL, et al：Chin tuck against resistance (CTAR)：new method for enhancing suprahyoid muscle activity using a Shaker-type exercise. *Dysphagia*, 29：243-248, 2014.

11) 北條京子ほか：輪状咽頭嚥下障害に対するバルーンカテーテル訓練法—4 種類のバルーン法と臨床成績．日摂食嚥下リハ会誌，1：45-56，1997.

特集：摂食嚥下障害リハビリテーションABC

Ⅰ．総　論
7．介　入

2）直接訓練の方法と現時点でのエビデンス

清水充子＊

Abstract　直接訓練は，実際に食物を用いて食べることを通して，総合的な食べる機能の向上をはかる訓練である．食物形態の選定，摂食姿勢の調整，一口量の適量調整，嚥下法の工夫などを用いて進める．実際に食物を用いるため，誤嚥の危険を避けるよう最大の注意を払いながら訓練を進めることが肝要である．

間接訓練とともに臨床的な成果があげられているが，障害の多様性や訓練手法の多様性，単一手法を実験的に用いて検証することに困難があること等から，エビデンスをまとめ科学的な裏付けを示したものはまだ少ない．

これまでに教科書的に示され，いくつかの裏付けが示されている訓練を取り上げて解説する．嚥下訓練の1つの大きな目的である「誤嚥をせずに摂食することができるよう導く」という視点から直接訓練の方法を述べる．

Key words　直接訓練（direct therapy），摂食姿勢（positioning），食物形態（diet），嚥下手技（swallowing manipulation）

はじめに

直接訓練は，間接訓練による各嚥下関連器官の機能向上のうえに，実際に食物を用いてさらに総合的な食べる機能の向上を狙って行う．食物形態の選定，摂食姿勢の調整，一口量の適量調整，嚥下法の工夫などを用いて進める．実際に食物を用いるため，誤嚥の危険を避けるよう最大の注意を払いながら訓練を進めることが肝要である．

訓練の実際における様々な手法は内外の多くの臨床家が取り組み，その成果を示しているが，エビデンスをまとめ科学的な裏付けを示したものは少ない．患者の病態が多岐にわたり個別性が高いこと，1つひとつの訓練法を独立させて実験的に試みることが困難なこと，食物形態や食材，献立の選定などは国による文化や個別の好みの違いなどの影響が強いことも一般化やEBM（根拠に基づく医療）を得ることが難しい要因となっていると思われる．

そのような現実のなかであるが，主に現在のところ裏付けが示されている訓練を取り上げて解説する．嚥下訓練の1つの大きな目的である「誤嚥をせずに摂食することができるよう導く」という視点から直接訓練の方法を述べる．

誤嚥をせずに摂食ができるよう導く直接訓練

摂食嚥下障害に対する訓練の大きな目的は，可能な限り誤嚥を引き起こさずに摂食できるよう導くことである．摂食に使う各器官の機能的な向上をはかる間接訓練の成果のうえに成り立つ直接訓練であるが，それぞれの器官が完全な働きができるわけではないという障害のある条件を抱えながら，いかに安全に嚥下運動を遂行させるかが大き

＊ Mitsuko SHIMIZU，〒 362-8567　埼玉県上尾市西貝塚148-1　埼玉県総合リハビリテーションセンター言語聴覚科，担当部長

表 1. Logemann の誤嚥分類と対応する直接訓練

Logemann の誤嚥分類	主な原因	対応する直接訓練
嚥下前誤嚥	食塊の口腔内保持，コントロール不良 嚥下反射惹起遅延	食物物性の調整 姿勢調整 一口量の調整 Think swallow SGS，SSGS K-point 刺激法 頸部回旋法
嚥下中誤嚥	嚥下反射惹起遅延 喉頭挙上，閉鎖不全 声門閉鎖不全	食物物性の調整 SGS，SSGS K-point 刺激法
嚥下後誤嚥	上部食道括約筋の機能不全 咽頭収縮不全 咽頭残留	姿勢調整 複数回嚥下 交互嚥下

（柴田斉子：嚥下造影（VF）．才藤栄一ほか（編），摂食嚥下リハビリテーション 第3版，p.149，医歯薬出版，2016 より一部改変）

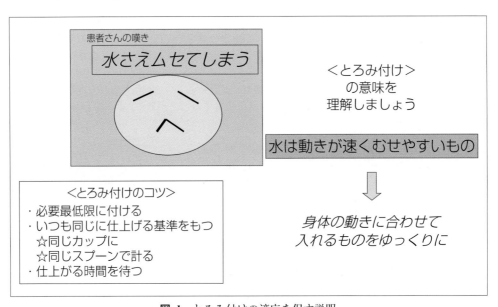

図 1. とろみ付けの適応を促す説明

な要点である．訓練の手法としては，摂食する食物の形態を機能に合うよう調整すること，摂食姿勢や嚥下法の工夫で安全性を向上させることなどが代表的なものである．

1．訓練の概要

誤嚥の分類とその主な原因，直接訓練の項目等を表1に示し，以下に誤嚥の分類ごとに誤嚥の原因と対応する訓練を記す．

2．嚥下前誤嚥の原因と対応

嚥下前誤嚥の主な原因には，舌の筋力低下や巧緻性低下による口腔内保持や適切なコントロールの不良，嚥下反射惹起遅延による嚥下反射惹起前の咽頭流入から誤嚥に至るというものがある．この症状に対応する直接訓練として下記の訓練法がある．

1）食物物性の調整

まず，入れるものの工夫，つまり食物物性，食形態を調整し飲食物の咽頭への早期流入を防ぐ方法がある．特に，移送の速い水分では濃度の調整をして咽頭流入速度を調整する．嚥下反射惹起遅延に対しては，thermal tactile stimulation（TTS：冷圧刺激）などの間接訓練とともに，咽頭への流

入速度を遅くして誤嚥を避けるよう調整した形態の食物を用いて訓練を進める．汁物や煮物の汁に調理の段階でとろみを付ける方法と，飲み物にとろみ調整食品を用いてとろみを付ける方法がある．とろみの程度は安全性と機能向上を目指す訓練的な観点から選択する．様々なとろみ調整食品が市販されているが，まとまりの状態を示す凝集性と粘膜への付着度合を示す付着性の兼ね合いをみて製品を選び，喉頭侵入の速度がセーブでき，咽頭残留を起こさない程度にするなど，機能に合わせて濃度を調整する．機能向上を狙う観点からは安全性を保つことができる最低限度の濃度とし，とろみの必要性の理解を患者に促すよう指導するとよい（図1）．

咀嚼運動中のstage II transport[1]の最中に誤嚥に至る例では，咀嚼の負荷が少なく離水しないなど均一でまとまりやすいよう工夫した献立を用いる．

食物形態の段階設定については，日本摂食・嚥下リハビリテーション学会医療検討委員会策定の日本摂食・嚥下リハビリテーション学会嚥下調整食分類[2]に詳しく記されているので参照されたい．

2）一口量の調整

以上のような形態の調整とともに，口腔から咽頭に障害がある例では喉頭蓋谷から梨状陥凹で溢れて誤嚥に至ることがないよう，調整可能で安全に嚥下できる一口量を選択することも大切である．習慣的に取り込んでいる一口量では誤嚥に至る危険性が高いこと，一口一口の調整で安全性が向上することについて患者本人の理解を促しながら指導するとよい．適量をすくうことができる大きさのスプーンを選ぶことも大切である．

3）Think swallow

軽度の障害例では，口中の水分の動きを意識して飲み込むことで誤嚥やむせを防ぐことができる場合がある．嚥下の意識化という意味でこの方法をthink swallowと呼ぶ．

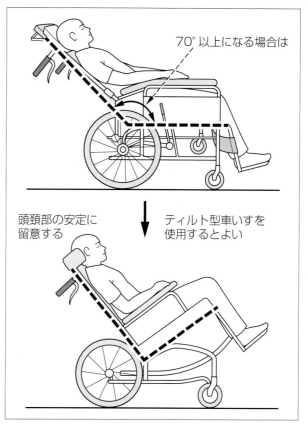

図2．リクライニング，ティルト型車いすの適応範囲

4）姿勢調整法[3]

食形態や流入速度を変える手法と同時に，身体の内側でも働く重力を利用して食塊の流れの調整を狙う姿勢調整が有効な場合がある．背を倒し食塊が口腔から咽頭後壁を伝って食道入口部へ至るよう導く．背を倒す角度は口腔から咽頭への移送機能に合わせて選択する．最も重度の場合は床から30°上げたリクライニング位が安全姿勢であるが，70°程度までで改善がみられる場合は背もたれのみを倒すリクライニング位を車いすやベッドでとるとよい．問題はそれ以上倒す必要がある場合で，股関節が伸展し腹筋から上胸部，体幹筋が過緊張となり嚥下に支障が及ぶことがある．そのような際は車いすの座面と背もたれの角度を保ちながら後傾させるティルト型の車いすを用いるとよい（図2）．いずれの場合も上胸部から頚部が安定し，楽な嚥下が可能となるよう導く．

5）K-point刺激法

仮性球麻痺による開口障害や食物の咽頭への送

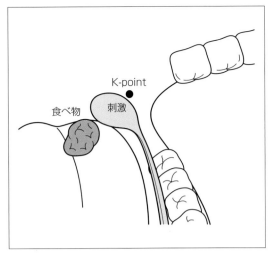

図 3. 奥舌に食べ物を入れて K-point を刺激する方法
(小島千枝子：直接訓練における EBM. 言語聴覚研究, 7(1)：39-43, 2010　より)

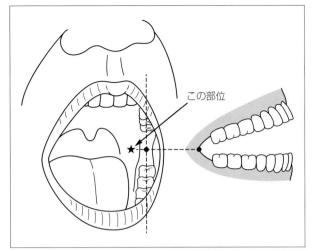

図 4. K-point の部位
(小島千枝子：直接訓練における EBM. 言語聴覚研究, 7(1)：39-43, 2010　より)

り込み，嚥下反射惹起遅延による嚥下のタイミング不良で誤嚥を引き起こす場合は，K-point 刺激法が有効である．小島[4]が臨床で発見した方法であり，開口障害を伴う仮性球麻痺患者，開口障害を伴わない仮性球麻痺患者と球麻痺患者，大脳の一側病変患者，健常者で比較し，有意に仮性球麻痺患者で刺激後の開口や咀嚼様運動に引き続き嚥下反射が誘発されること，麻痺の強い側で高率に起こることなどを確認している．この反射を正常システムが破綻した結果起こる脳幹系システムの反射回路で起きた異常反射ととらえ，大脳の抑制が行われる前の健常新生児でも K-point で高率に咀嚼様運動と嚥下反射が起こることを実験的に実証している．

実際の方法は，食物(ゼリーや嚥下調整食など歯牙による咀嚼を要しないもの)をスプーンで奥舌に入れ，そのままスプーンで K-point を刺激して抜く(図3)．刺激後咀嚼様運動に続いて嚥下反射が誘発され，タイミングのずれを改善できるというものである．刺激の部位は図4に示す位置で，正しくこの部位を触らないと反射は得られないので注意が必要である．

6) 頸部回旋法

ワレンベルグ症候群などのように咽頭収縮や食道入口部の開大不全に左右差がある場合は，頸部を通過が不良な側へ回旋し，通過が良好な側を通すよう導く方法がある．

咽頭機能の悪い側や食道入口部の開大不全を認める側に頸部を回旋することにより，食塊を非障害側を通過させるよう導く方法で，誤嚥防止や咽頭残留の軽減に有効な場合がある．頸部回旋の角度や程度については VF や VE にて確認して調整することが望ましいが，食塊の通過状況を患者自身が感じながら調整でき，silent aspiration が重度でない場合は患者自身の感覚で調整しても有効なことを臨床上経験する．Logemann らの記載では健常者9名と延髄外側梗塞患者5名での比較検討[5]や，頭頸部手術患者32名に用いて有効であったという報告[6]があり，比較的古くから用いられている方法である．日本脳卒中学会による脳卒中治療ガイドラインでは，検査所見や食事摂取量の改善などが認められ，実施が勧められる推奨グレードBとされている．

3. 嚥下中誤嚥の原因と対応

嚥下中誤嚥の主な原因には，嚥下反射惹起遅延や喉頭挙上不全による喉頭閉鎖不全が挙げられる．この症状に対応する直接訓練として，下記の方法がある．

◆嚥下前誤嚥と同じく，嚥下反射の惹起性の向上を狙う TTS[7] とともに喉頭閉鎖を意識的に誘導し

強化する息こらえ嚥下(SGS；supraglottic swallow)，強い息こらえ嚥下(SSGS；super supraglottic swallow)などを行う.

1）息こらえ嚥下(SGS)[8]

嚥下前に意識的に息を止めてから嚥下する. 息を軽く吸ってから息をこらえることで声門が閉鎖し，声門下圧が上昇して気道に食塊が入りにくくなる. さらに嚥下後に意識的に行う呼気で気道に入りかかった食塊を排出する. Logemann は最初にVFか，ベッドサイドで，① 深い吸気，② 息こらえ，③ 息を止めたまま嚥下，④ 咳払いの各段階をきちんと教示して評価すること，唾液嚥下で練習をしてからVFに臨むことを勧めている[9]. 必要なケースには，食べ始めのウォーミングアップとして意識的に行うとよい. 症状に応じて毎回，あるいは数回の嚥下ごとに行うとよい.

2）強い息こらえ嚥下(SSGS)

息こらえ嚥下よりもさらに喉頭周辺に力を入れて，力みながら息を止めて嚥下する. Logemann は，嚥下開始前から嚥下時を通して喉頭前庭部の意識的な閉鎖が目的で，喉頭前庭の閉鎖障害がある患者，特に声門上喉頭部分切除を行った患者に有効であるとしている[10].

3）努力性嚥下(effortful swallow)

食塊の咽頭への送り込み，舌根部の筋力低下や咽頭機能不全により咽頭残留や喉頭蓋谷への残留，喉頭侵入がある場合に適応する嚥下法である. 力を加えることで食塊の送り込みをよくし，咽頭期の舌根部の後方運動を増大させ，喉頭蓋谷に残留した食塊を除去する. 教示としては「喉のすべての筋肉に力を入れ，しぼり出すようにしながら強く飲み込みましょう」と，咽頭に強い力を入れて飲み込むよう促す[10].

しかし，実際に望ましい筋群に力を入れて嚥下したかどうかがわかりにくい難点がある. 小島[11]はそれをわかりやすくするために，直径10 mm程度の綿棒を軽くぬらして舌背に置き，舌を口蓋に押しつけてつぶす「綿チップ押しつぶし訓練」を用いて練習してから「綿チップを押したように舌を口の天井に押しつけ，そのまま飲み込んでください」と指示するとわかりやすくなることを提案している.

◆また，嚥下前誤嚥と同じく，水分の濃度を調整して咽頭流入の速度を遅くして嚥下反射の惹起遅延に対応できるよう導くことや，仮性球麻痺例ではK-point 刺激法も有効である.

4．嚥下後誤嚥の原因と対応

嚥下後誤嚥の主な原因は，咽頭残留である. 機能に見合わない，多い一口量で1回の嚥下で飲み込みきれなかったものが咽頭に残留する. また，咽頭収縮不全により食道へしっかりと駆出されなかったものが残留し，誤嚥に至る例や，食道入口部の開大不全のために食道へ流入しきれず誤嚥に至ることがある. また，食物の凝集性が低く，付着性が高いと咽頭残留を起こしやすく，溢れた食物が誤嚥に至ることがある.

◆嚥下後誤嚥への対応としては，嚥下前誤嚥，嚥下中誤嚥への対応で前述した食事姿勢の調整や頸部回旋法，食物形態を食道へ流入しやすい形態にすることなどが挙げられる. また，複数回嚥下や交互嚥下を用いて咽頭残留を起こさないようにすることも有効である. 延髄外側症候群による球麻痺や神経筋疾患などにより，上部食道括約筋の機能不全で食道入口部が開大せず食道へ流入できずに飲食物が誤嚥に至る場合は，バルーンカテーテルを用いて機械的に食道入口部の拡張を促す間接訓練法がある. 北條の記載[12]などを参照されたい.

1）複数回嚥下

咽頭の残留物を除去するために，食物を嚥下した後に唾液を飲み込むように空嚥下を何回か行うことを複数回嚥下という. 「口のなかには飲み込むものがないかもしれませんが，喉に残っているものを飲み込むように，おまけの飲み込みをしましょう」というような教示で空嚥下を促す. 飲み込みにくい場合は，アイスマッサージやK-point 刺激を用いて促すとよい. 少量の飲食物を用いることができる場合は交互嚥下を行うとよい.

2）交互嚥下

咽頭の残留物を除去するために，少量の冷水や
ゼリーを用いて嚥下を促す．症状に応じて一口ご
と，数口ごとに用いる．ばらつきやべたつきのあ
る食物の後に用いるとよい．感覚低下があると咽
頭残留感がない場合があり，VF で確認した症状
により用いる頻度を調整して教示するとよい．特
に，食事の最後には軽度の症例でも用いると安心
である．

今後の展望

本稿の冒頭にも示した通り，摂食嚥下訓練にお
いて，エビデンスレベルの高い報告はまだあまり
みられていない．確かに様々な要因が関与する嚥
下障害への治療においてエビデンスを表すことは
容易ではないが，根拠を示した方法を共有できる
ことは多くの臨床家が訓練効果を得ることにつな
がる．その成果は，継時的変化を把握することを
含めた的確な評価と訓練的なアプローチの積み重
ねにより実証されるものであろう．摂食嚥下障害
のリハビリテーションにおいて，多くの領域の専
門家による学際的なアプローチが展開するなか
で，幸いなことに 320 列面検出器型 CT（ADCT）
の登場など，生理学的な解明や定量的な評価に新
しい画期的な手法が用いられ始めている．

我々臨床家は，症例の生活全般を視野に入れた
アプローチに日々努めるとともに，科学的な根拠
を追求し，より有効な改善への道筋を示せるよう
着眼と思考，研究実績を積むことが大切である．
そして，研究連携と実践の積み重ねにより，より
有効な嚥下訓練法が確立されていくことに期待し
ている．

文　献

1) Hiiemae KM, Parmer JB：Food transport and bolus formation during complete feeding sequences on foods of different initial consistency. *Dysphagia*, 14：31-42, 1999.
2) 日本摂食・嚥下リハビリテーション学会医療検討委員会：日本摂食・嚥下リハビリテーション学会嚥下調整食分類 2013. 日摂食嚥下リハ会誌，17(3)：255-267，2013.
3) 清水充子：姿勢調整．才藤栄一ほか（監），摂食嚥下リハビリテーション　第 3 版，pp. 221-226，医歯薬出版，2016.
4) 小島千枝子：直接訓練における EBM．言語聴覚研究，7：39-43，2010.
5) Logemann JA, et al：The benefit of head rotation on pharyngoesophageal dysphagia, *Arch Phys Med Rehabil*, 70：767-771, 1989.
6) Logemann JA, et al：Effects of postural change on aspiration in head and neck surgical patients. *Otolaryngol Head Neck Surg*, 110：222-207, 1994.
7) Logemann JA：Evaluation and treatment of swallowing disorders, 2nd ed, pp. 211-214, Pro-Ed, 1998.
8) Ohmae Y, et al：Effects of two breath-holding maneuvers on oropharyngeal swallow. *Ann Otol Rhinol Larymgol*, 105(2)：123-131, 1996.
9) Logemann JA：Evaluation and treatment of swallowing disorders, 2nd ed, pp. 216-219, Pro-Ed, 1998.
10) Logemann JA：Evaluation and treatment of swallowing disorders, 2nd ed, pp. 219-221, Pro-Ed, 1998.
11) 小島千枝子：成人の直接訓練法．才藤栄一ほか（監），摂食嚥下リハビリテーション　第 3 版，pp. 213-221，医歯薬出版，2016.
12) 北條京子：バルーン拡張法．才藤栄一ほか（監），摂食嚥下リハビリテーション　第 3 版，pp. 208-210，医歯薬出版，2016.

特集:摂食嚥下障害リハビリテーション ABC

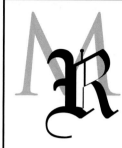

I. 総 論
7. 介 入
3) 口腔内装置

野原幹司*

Abstract 口腔内装置は,その名の通り口腔内に装着することによって,口腔の形態の回復や機能の補助を行うことで嚥下機能の改善をはかるものである.最大の利点は着脱・調整が可能というところであり,完成後に効果が思ったほどでなければ,装着しなければ元の状態に戻ることができる.また,回復期の症例などにおいては経時的に機能や組織の形態が変化するが,その変化に合わせて装置の形態を調整することが可能である.しかしその一方で,手軽に適用できるために,目的が不明確なまま作製され,効果が不十分のまま漫然と使用されている装置も散見される.適応をよく考え,目的を明確にして作製すれば口腔内装置は非常によい機能補完装置であり,訓練装置になりうる.

本稿では摂食嚥下リハビリテーションで用いられる口腔内装置のなかでも,特に適用頻度の高い舌接触補助床(palatal augmentation prosthesis;PAP),軟口蓋挙上装置(palatal lift prosthesis;PLP),義歯(義歯も口腔内装置である)について解説する.

Key words 舌接触補助床(palatal augmentation prosthesis;PAP),軟口蓋挙上装置(palatal lift prosthesis;PLP),義歯(denture)

はじめに

口腔は嚥下の準備期,口腔期,咽頭期の一部に関与する摂食嚥下リハビリテーション(以下,嚥下リハ)において非常に重要な器官である.口腔の機能が損なわれることによって,食塊形成不良,stage II transport の障害,嚥下圧の形成不良といった様々な嚥下障害の症状を呈する.口腔内装置は,その名の通り口腔内に装着することによって,口腔の形態の回復や機能の補助を行うことで嚥下機能の改善をはかるものである.一旦適用すると生涯装着が必要となるものも多いが,中には訓練器具の役割を果たし,機能改善に伴い不要になるものもある.本稿では嚥下リハで用いられる口腔内装置のなかでも,特に適用頻度の高い舌接触補助床(palatal augmentation prosthesis;PAP),軟口蓋挙上装置(palatal lift prosthesis;PLP),義歯(義歯も口腔内装置である)について解説する.

口腔内装置の特徴—利点と欠点(表 1)

口腔内装置の適用を考えるには,その利点と欠点を頭に置いておくことが必須である.

口腔内装置の大きな利点は,着脱および調整(形態の変更)ができることである.手術との比較になるが,口腔内装置は形態に変更が必要であれば適宜盛り足すことや削ることができ,完成後に効果が思ったほどでなければ,装着しなければ元の状態に戻ることができる.また,回復期の症例などにおいては経時的に機能や組織の形態が変化するが,その変化に合わせて装置の形態を調整する

* Kanji NOHARA,〒565-0871 大阪府吹田市山田丘 1-8 大阪大学大学院歯学研究科顎口腔機能治療学教室,准教授

表 1. 口腔内装置の利点と欠点

利点	欠点
着脱が可能	取り扱いが煩わしい
調整が可能	違和感がある
比較的安価	不潔になりやすい
侵襲が少ない	調整が必要

ことが可能である．このような利点があるため，時間的，経済的な制約がなければ，「とりあえず一度適用してみる」「とりあえず形態を変更してみる」といった用い方ができるので臨床では非常に便利である．その他，比較的安価である，侵襲が少ないといった利点もある．

欠点としては，着脱できるという利点の裏返しになるが，取り扱いが煩わしいことである．症例によっては装置の着脱や管理ができない場合があり，そのときは形態や機能的には適応と判断されても不適となることがある．加えて，大きな欠点は違和感があることである．義歯などをすでに使用している症例においては，導入は比較的スムースになるが，初めて口腔内に装置を入れることになった症例のなかには，違和感が強く装着の継続が難しくなることや唾液が増加するために装着できなくなることがある．その他，口腔内が不潔になりやすくなる，調整やメンテナンスが必要であるといった欠点がある．臨床で適用する場合は，装置の効果を考えるだけでなく，これら利点と欠点を十分考慮して適用を考えなければならない．

摂食嚥下障害に対して用いられる口腔内装置

1. PAP（舌接触補助床）

嚥下時や構音時には舌が上顎の歯や口蓋に接触するが，器質的・機能的な問題のために舌の運動障害がある症例では，その接触がうまく達成されずに嚥下や構音が障害される．そのような症例に対して用いられる上顎に装着するタイプの装置がPAPである[1]（図1）．考え方としては，「舌が挙上できず口蓋に届かないのであれば，口蓋を下げる（床を厚くする）ことで舌と口蓋（実際には症例の口蓋ではなくPAPの床部分）との接触を助ける」というものである．

従来は口腔腫瘍術後に多く用いられ，舌の器質的欠損による構音障害に対する治療として広く行われてきた．その後，器質的欠損による嚥下障害に対しても用いられるようになり，近年では脳血管障害や神経筋疾患などの器質的欠損のない機能的な舌の運動障害に対しても用いられるようになった．2010年には保険収載され，「嚥下機能療法にともなう舌接触補助床とは，脳血管疾患や口腔腫瘍等による摂食機能障害を有し，摂食機能療法を現に算定している患者に対して舌接触状態等を変化させて摂食・嚥下機能の改善を目的とするために装着する床または有床義歯形態の補助床をいう．」と解説されている．

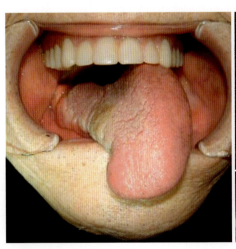
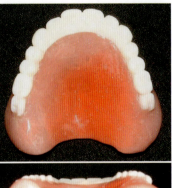
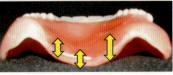

図 1.
PAP（舌腫瘍術後症例）
　a：口腔内所見
　b：PAP（矢印は厚みを示す）

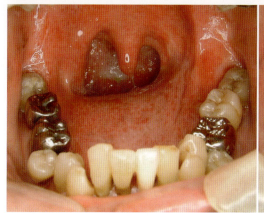
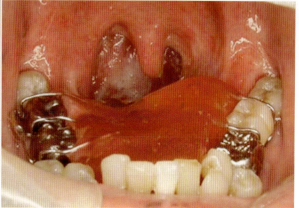

図 2. PAP 不適応例
a：舌亜全摘後．再建舌のボリュームがなく可動性もない．
b：LAP 装着時．舌の可動性がなく舌口蓋接触は期待できないため，舌全体を覆う流路を付与した LAP を作製した．

1）PAP の適応症

舌の運動障害があり，嚥下後に食物が口蓋に付着・残留している場合は適用を考慮してもよい．機能的な舌の運動障害がある症例よりも，やはり器質的な障害があるほうが適応症としては明確である．また，舌の運動障害がなくても，口蓋が著しく狭く深い症例においては食物残留の原因となるため，口蓋を浅くする狙いで PAP を適用することがある．

舌の運動障害があったとしても，以下の場合は PAP の適用が困難となる．

a）認知機能低下がある症例：PAP も使いこなしが必要な場合があり，装着による利点，装着下での訓練が困難な認知機能低下がみられる症例では適応が限られてくる．

b）著しく舌の運動が障害されている症例：舌亜全摘の症例など，挙上しても舌が下顎の咬合平面を越えない場合は，PAP の床が厚くなりすぎて実用的ではなくなるため，不適応となることが多い（図 2）．そういう場合には lingual augmentation prosthesis（LAP）を考慮する[2]．

c）舌の運動障害が極めて軽度の症例：欠点のところで述べたように，PAP 装着には少なからず違和感を伴う．その違和感に勝る効果がなければ適応とならない．

2）PAP の作製の方法

ここでは一般に広く行われている PAP の作製方法のポイントを略説する．

a）基礎床の作製：歯の欠損がある症例では口蓋をカバーする形状の有床義歯を，歯の欠損がない症例においては口蓋床を作製し，それを基礎床とする．現在使用中の義歯を有する場合は，その義歯を用いて PAP を作製してもよいが，違和感等のために装着できなくなると義歯も装着できなくなるという不都合が生じる．時間的余裕があれば新たに PAP 用の義歯を作製したほうがよい．

b）口蓋部の付与：基礎床の研磨面にレジンを付与することで口蓋部を作製していく．はじめから口蓋部にレジンを付与していくのではなく，まずは扱いやすいソフトワックス（図 3）や粘膜調整材（図 4）を用いて口蓋部の形状を調整する．ソフトワックスを用いた場合は術者が口蓋部形状を付与するため，舌接触の強弱をある程度加減することができる．粘膜調整材を用いた場合は，硬化前の粘膜調整材を研磨面に盛り，その状態で症例に基礎床を装着して唾液等の嚥下を指示して舌の動的印象を採取する．そのため舌と口蓋の接触は比較的密接になるものの，口蓋部の形状・厚みは「盛ったときの粘膜調整材の硬さ」や「症例の舌口蓋接触の努力（力を加えるほど厚みは薄くなる）」に依存する．ソフトワックスと粘膜調整材は，舌の残存機能や嚥下機能を考慮して適宜使い分けられるとよい．ソフトワックスは強度が弱いため即日にレジンに置換する必要があるが，粘膜調整材

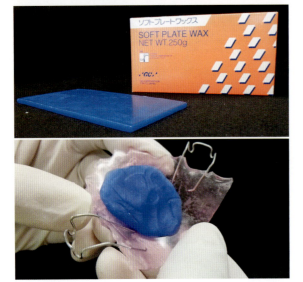

図 3. ソフトワックスを用いた口蓋部の付与 a/b
a：ソフトワックス（ソフトプレートワックス，GC 社）
b：ソフトワックスを基礎床に盛り上げているところ．

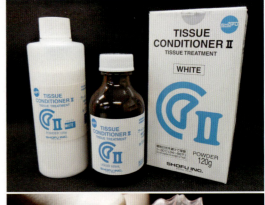

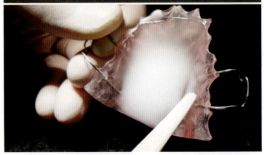

図 4. 粘膜調整材を用いた口蓋部の付与 a/b
a：粘膜調整材（Tissue conditioner Ⅱ，SHOFU 社）
b：粘膜調整材を基礎床に盛り上げているところ．

は PAP として数日使用してからレジンに置き換えることもできる．

　c）**口蓋部形状の評価**：口蓋部形状の評価は①パラトグラム，②検査食摂取時の残留の状態確認，③嚥下造影や嚥下内視鏡検査などがある．加えて，臨床的には症例の主観（嚥下しやすさ）も重要である．a）～c）の客観的な評価ではあまり改善がみられなくても，主観として嚥下しやすくなることも多い．

　評価はソフトワックスや粘膜調整材を盛る段階で適宜行うが，口蓋部をレジンで置き換えて実際に数日使用してからも行う．PAP を使用し始めると舌口蓋接触の様相は思った以上に変化することがあるため，再評価は必ず行う必要がある．

2．PLP（軟口蓋挙上装置）

　嚥下時や発音時（鼻音を除く）には軟口蓋が挙上し，同時に咽頭側壁や後壁も内方に動くことで口腔・咽頭と鼻腔が分離された腔となる．この運動を鼻咽腔閉鎖といい，必要時に閉鎖が達成されないことを鼻咽腔閉鎖不全と呼ぶ．PLP は鼻咽腔閉鎖不全の症例に対して用いられ，軟口蓋を物理的に挙上することで閉鎖を補助する機能を有する（図5）．

　従来から口蓋裂術後の発音時の鼻咽腔閉鎖不全に対して一般的に用いられてきた装置であるが，脳血管障害や神経筋疾患の発音時・嚥下時の鼻咽腔閉鎖不全に対してもいくつか報告がある[3)4)]．ただし，厳密な意味では口蓋裂以外の症例に対する PLP の保険適用はない．臨床で作製するときは混乱を招くことがあり，今後の改善が期待される．

1）PLP の適応症

　嚥下時に鼻咽腔閉鎖不全があり，咽頭圧が形成できない症例の一部が PLP の適応となる．しかし筆者の経験では，嚥下時の鼻咽腔閉鎖不全に対して PLP を適用することは，それほど多くない．理由としては，①発音時と嚥下時の鼻咽腔閉鎖は調節機序が異なり[5)]，発音時に閉鎖不全があっても嚥下時には閉鎖されることが多い，②鼻咽腔閉鎖不全があってもクリティカルな嚥下障害の原因にはならない，③嚥下時の食物等の鼻腔逆流の多くは下咽頭の障害である[6)]といったことが挙げられる．もちろんそのようななかにも適応症は存在するため，臨床で用いるときは十分な検討と症例

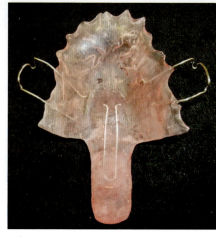
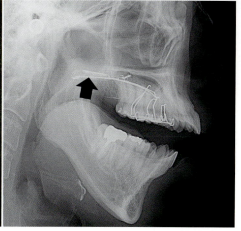

図 5. PLP
a：PLP 概観
b：PLP 装着時の側方頭部 X 線写真
口蓋平面あたりまで挙上子が軟口蓋を挙上している（矢印）．
（左の PLP と右の X 線写真は別症例のもの）

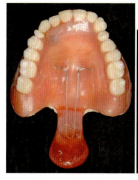
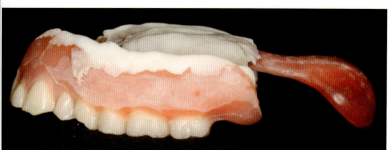

図 6. PLP の工夫
軟口蓋を口蓋平面まで挙上すると嚥下困難感が出現したため，挙上子の口腔側にレジンを追加した．
嚥下困難感は改善した．

への事前説明が重要となる．

　また，舌の運動障害を有する症例においては，嚥下時に挙上した軟口蓋に舌背が届かずに嚥下圧を形成できなくなり，かえって嚥下しにくくなる症例も多いので注意が必要である．そのような症例に対しては挙上子部分を flexible にしたり，床に PAP 形態を付与したりして対応することがあるが（図 6），効果よりも装着時の違和感が勝るために装着が困難となる場合もある．そのときは代替法や訓練の適用，症状の許容へ向けた説明などを考慮する．

　加えて，PLP は挙上子が軟口蓋を持ち上げると，その力は脱離方向に働くため強い維持力が必要となる．理想は臼歯部に骨植のよい歯が存在す

ることである．したがって，臼歯部欠損や無歯顎の場合は，不適応ではないが適応困難症例である．

2）PLP の作製方法

　PLP の作製方法のポイントを略説する．

　a）基礎床の作製：PAP と同様に基礎床を作製する．PAP との違いは，前述のように強い維持力を有するようクラスプの設計を行う点である．

　b）挙上子の付与（図 7）：基礎床の後方（咽頭方向）に挙上子を付与していくが，ポイントは 1 回で目標の位置まで軟口蓋を挙上するのではなく，数回に分けて完成に近づけていくことである．口蓋の挙上角度や挙上子の長さは，症例の機能をみながら術者が決定する．

　1 回目は軟口蓋の 1/3 程度までの挙上子を付与

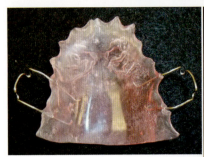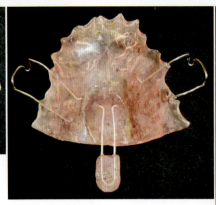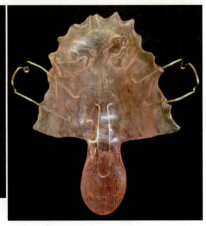

図 7. PLP 挙上子の付与
a：基礎床
b：挙上子の付与（1 回目）．この状態では PLP としての効果はない．
c：略完成．調整に使用していたワイヤーもレジンで覆うことが多い．

する．この状態では PLP としての効果はないが，軟口蓋に挙上子が触れることに慣れるための重要な段階である．装着時には違和感があったり，唾液分泌が増えたりするが，数日装着するとそういった不快症状も軽減されることがほとんどである．この状態のときは，挙上角度や挙上方向がずれることがあるため，挙上子の基部はワイヤーを露出して調節しやすい状態にしておくとよい（最終的にはワイヤー部分もレジンで埋めてしまうことが多い）．

2, 3 回目でほぼ完成と思われるところまで挙上子を延長し角度を決定する．挙上子を延長していくときは痛みを伴わないよう，安静時だけでなく嚥下時や頸部前屈位にも痛みが出ないか必ずチェックする．痛みがある状態で装着を続けることは不快であるだけでなく，軟口蓋に潰瘍を生じることもある．

c）挙上子の調整・完成：効果的な PLP を作製するためには側方頭部 X 線写真や鼻咽腔内視鏡が必須であり，それら検査を駆使して挙上量や挙上子の長さを調整し，最終的な形態を決定する．理想的な軟口蓋の挙上角度は口蓋平面（＝鼻咽腔閉鎖平面）であり（図5），挙上子の長さは安静時に軟口蓋の鼻腔側が咽頭後壁に接触する程度である．そして運動時には鼻咽腔閉鎖が達成されるように調整する．

現実には理想的な位置まで挙上すると，違和感が強かったり，PLP が外れてきたり，かえって嚥下がしにくくなることもある．その場合は，完璧を求めるのではなく，症例が「嚥下しやすい」と感じる程度の挙上子の角度と長さを選択するとよい．挙上子部分のワイヤーを露出したままにして，ワイヤーの弾性分を flexible にするのも一法である．

3．義　歯

これまでの歯学教育における義歯学の対象症例は「65 歳の健常高齢者」であったといわれている．要するに，身体は健康で嚥下機能にも問題がなく，ただ「歯がない」という高齢者が装着する義歯が想定されていた．そのため，義歯に求められる機能は「咀嚼」であり，咬断，粉砕，臼磨という「食物を細かく砕く」ということが義歯装着の最大の目的であった．

それが，超高齢社会を迎えた日本では「脳血管障害の 70 歳」「パーキンソン病の 80 歳」「アルツハイマー型認知症の 90 歳」といった症例が義歯を日常的に使用している．このような症例が義歯に求めるのは咀嚼機能の回復だけではない．口腔内の食渣残存の軽減，舌による食物の押しつぶしの補助，咽頭への送り込みの補助，誤嚥の軽減といった摂食嚥下機能の回復が義歯に求められる．ここでは咀嚼ではなく，嚥下機能からみた義歯について解説する．

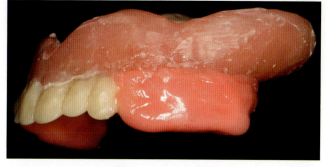

図 8. スワロエイド

舌口蓋接触が弱い症例では，下顎の義歯を外して舌口蓋間距離を短縮させることがある．上顎義歯は舌のアンカー効果を期待して装着を指示する．そのとき臼歯の人工歯が下顎歯槽と当たって痛みを生じないように，人工歯の代わりにレジン堤を付与する．こういった形態のものをスワロエイドと呼ぶことがある．

1）義歯は必要？不要？

義歯は最も多く用いられている口腔内装置である．義歯を装着することで食塊形成機能が改善され準備期がスムースになるだけでなく，誤嚥や咽頭残留の軽減に繋がることもある．しかしながらその一方で，不適切な義歯は摂食嚥下障害を引き起こす場合もあり，義歯を装着しないほうが嚥下機能がよくなる症例が存在するのも事実である．歯の欠損がある嚥下障害症例にとって義歯は絶対的に必要なものではなく，義歯を装着することの長所と短所をよく考えて適用するべきである．

a）義歯を装着することの長所

(1) **咀嚼機能の改善**：効率よく食物を砕くことができるため食塊形成が容易になる．ある程度形のあるものを摂取することが可能となる．

(2) **下顎の安定**：咬合支持がない症例では，義歯を装着することにより咬合できるようになり，上顎に対して下顎が安定する．下顎が安定するとその下にある舌骨や喉頭が安定するため，嚥下機能がよくなることがある．

その他，見た目の回復や体幹の安定などの作用も知られている．

b）義歯を装着することの短所

(1) **舌口蓋間距離の増大**：咬合支持がない症例では，義歯を装着すると咬合高径が上がり口腔容積が広くなる．その結果，舌口蓋間距離が増大し，舌の筋力が低下している症例では，嚥下時に舌口蓋接触が不十分になり嚥下が障害されることがある．そのため，ペースト食やソフト食といった咀嚼を要しない食物しか摂取していない症例においては，上顎のみの装着を指示することもある[7]（図8）．

(2) **口腔感覚入力の阻害**：義歯床は口腔粘膜を覆うため，口蓋の触覚や温度感覚の入力を阻害することになる．そのため食物の認知が不十分になり嚥下がスムースにいかなくなることがある．

以上の長所と短所を押さえたうえで，義歯の有無での嚥下造影や嚥下内視鏡を行い，義歯の要不要を判断できるとよい．機能検査ができなくとも，義歯の有無で食事を観察し，ムセの頻度，食事に要する時間，痰の量などを比較して，少しでも客観的に義歯の要・不要を判断できるようにしたい．

2）義歯の調整・作製時の注意点

嚥下障害の症例において義歯を調整・作製するときには，咀嚼機能だけでなく嚥下機能も考慮に入れて取り組まなければならない．

a）義歯は新製するよりもリベース・リライニングで

義歯が古くなったり割れたりしたときは義歯を新たに作製することがある．しかしながら，症例は旧義歯の咬合高径・咬合面形態・人工歯の配列位置などの条件下での食塊形成や嚥下を学習している．新たに義歯を作製し，旧義歯と形態が変わるとそれだけで嚥下がスムースにいかなくなることがある．特に認知症高齢者においては，その傾向は顕著である．義歯は新たに作るの

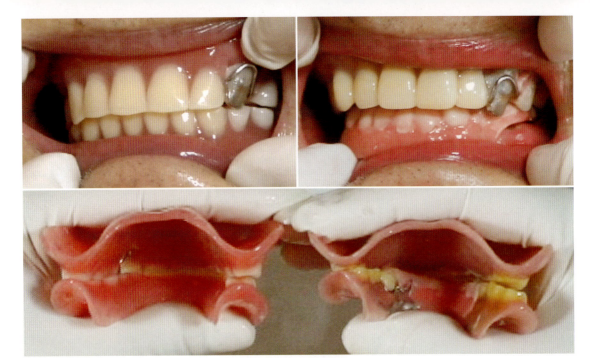

図 9. 義歯新製して嚥下障害が顕在化した症例
左：新義歯装着時．咬合高径が高くなり舌口蓋接触が弱くなった結果，唾液でムセるようになった．誤嚥性肺炎を2回繰り返した．
右：旧義歯装着時．咬合高径が低く前歯の咬み合わせも異なる．旧義歯に戻すと唾液でのムセはなくなり肺炎にならなくなった．

ではなく，リベースやリライニングといった調整（人工歯の位置や咬合高径はほぼ変わらない）で済ませるほうがよい（図9）．

b）義歯を新製するときは旧義歯の再現を心がける：義歯が修理できないような破折をしたときは義歯を新製することもやむを得ないが，そのときは上記 a）と同様の理由から，できる限り旧義歯を再現するようにしたほうがよい．

c）義歯を新製するときは咬合高径がやや低いほうがよいことが多い：義歯を紛失してしまったときは参考となる旧義歯がない．そのときは，咀嚼機能の回復を目的とした咬合高径よりも低いほうが嚥下しやすいという症例が多い．どれほど低くすればよいかは明確な基準がないが，筆者の経験では舌の機能低下が著しいほど低めのほうがよい．

さいごに

口腔内装置を作製するにあたり，最も大切なポイントは，明確な目的をもって取り掛かるということである．舌の運動障害があったからといった理由だけでPAPが作製され，鼻腔への逆流があったからという理由でPLPが作製され，歯がないからという理由で義歯が作製されることがある．その結果，効果よりも装着による違和感のほうが強い症例や，かえって機能が障害されている症例も散見される．適応をよく考え，目的を明確にして作製すれば口腔内装置は非常によい機能補完装置であり，訓練装置になりうる．「口腔内装置を作ったけど…」と術者も患者もならないようにしたい．

文 献

1) 日本老年歯科医学会，日本補綴歯科学会（編）：摂食・嚥下障害，構音障害に対する舌接触補助床（PAP）の診療ガイドライン，2011．
2) Okuno K, et al：The efficacy of lingual augmentation prosthesis for swallowing after a glossectomy：a clinical report. *J Prosthet Dent*, 111：342-

345, 2014.

3) Selley WG, et al：Dysphagia following strokes：Clinical observation of swallowing rehabilitation employing palatal training appliances. *Dysphagia*, 10：32-35, 1995.

4) 片桐伯真ほか：弾力のある可動域をもった軟口蓋挙上装置(モバイル軟口蓋挙上装置 Fujishima type)の考案と使用経験. 日摂食嚥下リハ会誌, 7(1)：34-40, 2003.

5) Nohara K, et al：Power spectra analysis of levator veli palatini muscle electromyogram during velopharyngeal closure for swallowing, speech, and blowing. *Dysphagia*, 22：135-139, 2007.

6) Logemann JA(著), 道 健一ほか(監訳)：第4章摂食・嚥下障害とは. Logemann 摂食・嚥下障害 第2版, pp.63-102, 医歯薬出版, 2000.

7) 野原幹司：3-スワロエイドによる対応. 才藤栄一ほか(監), 摂食嚥下リハビリテーション 第3版, pp.247-249, 医歯薬出版, 2016.

創傷治癒コンセンサスドキュメント

―手術手技から周術期管理まで―

編集 日本創傷治癒学会 ガイドライン委員会

2016年4月発行　2色刷り　236頁　定価4,000円＋税

手術創をキレイに治すための"99のステートメント"について,創傷治癒コンセンサスドキュメント作成ワーキンググループにアンケートを実施.その詳細な結果とともに,ステートメントにどの程度エビデンスがあるか,どの程度推奨できるか,手術創をキレイに治すスペシャリストが解説！

ガイドラインを凌駕する外科系医師・看護師,必読の1冊！

●ステートメント●（一部抜粋）

ステートメント 1	欧米のガイドラインは必ずしも日本にはあてはまらない
ステートメント 6	術前は剃毛ではなく除毛がよい
ステートメント 14	術前の禁煙は,術後の創傷治癒遅延のリスクを減少する
ステートメント 19	頭部手術では,術前洗髪をすれば剃毛は必要ない
ステートメント 34	動脈閉塞のある人の下肢の壊死組織は,感染がなければ切除しない方がよい
ステートメント 35	歯牙による口唇貫通創は縫合閉鎖せず開放のまま治療する
ステートメント 36	腹腔内の結紮には吸収糸を用いる方がよい
ステートメント 38	食道再建における縫合不全の最大の原因は,血流障害である
ステートメント 39	消化管手術後のドレーン留置は感染のリスクを高める
ステートメント 43	閉創(表層縫合以外)には吸収糸を用いる方がよい
ステートメント 51	筋層縫合では,筋膜レイヤーを縫合する
ステートメント 61	術当日の抗菌薬投与は3時間毎が推奨されている
ステートメント 64	浸出液が出ていないことが確認できれば,ガーゼ(ドレッシング)交換は不要である
ステートメント 66	ドレーン刺入部の皮膚消毒は不要である
ステートメント 69	体腔内に閉鎖式ドレーンを挿入中であってもシャワー浴は可能である
ステートメント 73	清潔創・汚染創・感染創を問わず,創傷は消毒しない方がよい
ステートメント 86	術後第3病日以降の被覆材は不要である
ステートメント 87	縫合糸膿瘍は,縫合糸を除去すべきである
ステートメント 97	術直前のグロブリン製剤の投与は,創感染の予防効果がある

手術創をキレイに治す医師と看護師のための本！

（株）全日本病院出版会

〒113-0033　東京都文京区本郷3-16-4
TEL：03-5689-5989　FAX：03-5689-8030

お求めはお近くの書店または弊社ホームページ（ http://www.zenniti.com ）まで！

特集：摂食嚥下障害リハビリテーション ABC

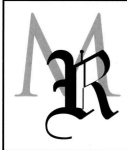

I. 総　論
7. 介　入

4）嚥下障害に対する手術法とその適応

香取幸夫*

Abstract 摂食嚥下障害に対し，口腔衛生や摂食嚥下リハビリテーション（以下，リハ）など保存的治療が十分施されても機能改善が乏しい場合に手術治療が検討される．手術は音声機能を温存して嚥下の改善を目指す嚥下機能改善手術の群と，音声は犠牲になるが消化管と気道を分離して誤嚥をなくす誤嚥防止術の2群に分けられる．前者では術後にも一定の誤嚥リスクが残るため，手術後に十分な摂食嚥下リハが必要になり，訓練に応じる全身状態と喉頭の感覚がある程度保たれていることが適応条件となる．後者では術後に100％誤嚥が消失するが，声帯による音声機能が失われることに対する理解が必要で，その適応は慎重に検討する必要がある．いずれの群の手術も，様々な患者の背景に合わせて適切な術式を選択し，安全に実施することにより患者のQOLは大きく改善する．治療に携わる多くのスタッフが手術治療の内容と適応を理解することで，摂食嚥下障害患者の治療の選択肢を増やすことが可能である．

Key words 摂食嚥下障害（dysphagia），手術（surgery），誤嚥（aspiration）

治療における手術の位置づけ

摂食嚥下障害の治療は，① 経口摂取の改善と，② 誤嚥物による肺炎や窒息を防ぐことを大きな2つの目的とし，障害原因や程度の評価に始まり，水分栄養状態の是正を含む全身状態の改善，口腔ケア，全身や口腔・頸部のリハビリテーション（以下，リハ）が主に行われる．また，稀ではあるが薬物療法が検討される．これらの治療法が行われても改善が得られない場合，ないし効果が上げ止まりになっている場合に手術による治療が考慮される．手術治療の適応は慎重に検討されるべきであり，重症例，特に咽頭期障害の著しい症例で重度誤嚥の状態が改善せず，反復する肺炎の危険に晒され摂食不能な状態が継続する場合に，患者やご家族の希望を汲んで手術が行われる（図1）．手術法は大きく2つに分けられる．1つは喉頭の音声機能を温存しつつ嚥下障害の改善を目指す嚥下機能改善手術で，代表的な術式に輪状咽頭筋切除術，喉頭挙上術，咽頭弁形成術や声門閉鎖強化を促す喉頭形成術がある．もう1つはより重度の症例に適応となり，固有の音声機能を犠牲にして気道と消化管を分離することにより誤嚥を回避する誤嚥防止術で，代表的な術式に喉頭気管分離・気管食道吻合術，声門閉鎖術，狭域の喉頭摘出術がある．いずれの手術においても，十分な治療結果を得るためには手術後のリハや生活支援が重要であり，術後の治療環境を整えることが手術を行う条件の1つとなる．

嚥下機能改善手術

嚥下機能改善手術は，手術後に喉頭のもつ発声や呼吸の機能を活かしつつ嚥下状態の改善を目指す術式の一群である（表1）．喉頭機能を温存するために喉頭気管と口腔咽頭の連絡が保たれ，手術

---

* Yukio KATORI，〒980-8574 宮城県仙台市青葉区星陵町1-1　東北大学耳鼻咽喉・頭頸部外科学教室，教授

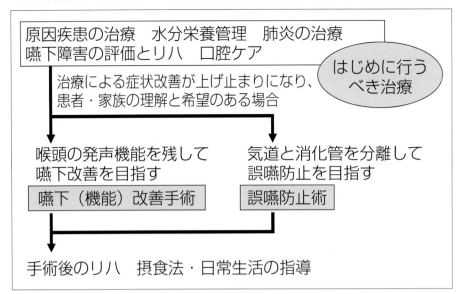

図 1. 嚥下障害の手術：治療の流れ

表 1. 嚥下機能改善手術の適応と代表的な術式

適応
✓ 十分なリハが行われ，症状固定
✓ 喉頭の感覚が，ある程度保たれている
✓ リハができる環境・理解がある
✓ ADL（座位保持程度）が保たれている

代表的な術式
① 輪状咽頭筋切除術　　食道入口部の通過障害に適応
② 喉頭挙上術　　　　　喉頭挙上（嚥下反射惹起）不全に適応
③ 喉頭形成術　　　　　声門閉鎖不全に適応
④ 咽頭弁形成術　　　　鼻咽頭閉鎖不全に適応

後も一定の誤嚥リスクが残る．それゆえ手術後に十分な摂食嚥下訓練が必要であり，嚥下反射の惹起や誤嚥時の喀出のために必要な喉頭の感覚がある程度保たれていること，訓練に応じる身体状態と精神状態が患者側に求められる．代表的な術式を次に記す．

1．輪状咽頭筋切除術

食道入口部の開大不全のある症例に適応となる手術法で，上部食道括約筋である輪状咽頭筋の一部を切除することにより同部位の食塊の通過性を向上させる効果がある．脳血管障害，神経筋疾患，加齢性の嚥下機能低下など，その原因は様々であるが，難治性の嚥下障害で咽頭期の通過障害や咽頭残留が目立つ症例に適応となる．一方，放射線治療後の瘢痕形成など周囲の結合織の硬化や狭窄が目立つ症例では，本術式の効果は限定的と考えられる．手術に際し，術後の声帯麻痺の合併症を避けるために反回神経を損傷しないこと，ならびに食後に食道から咽頭への逆流増加のリスクに注意した生活指導が必要になる．実際の手術では，頸部皮膚を切開して甲状腺の外側からアプローチして輪状咽頭筋の外側部を5〜8 mm 程度の幅をもって切除する．最近では，経口的に咽頭・食道の内腔側からアプローチして輪状咽頭筋の正中背側部を切除する方法も行われており[1]，手術の低侵襲化が進められている．

2．喉頭挙上術

嚥下咽頭期に喉頭挙上が不十分ないし遅延して誤嚥を生じる症例に適応となる手術法で，喉頭の位置を上方および前方に挙上して固定することにより，嚥下物の気道への侵入を減らす効果がある[2]．また，喉頭の前方への移動では下咽頭のスペースが前後方向に広がるため，嚥下物の通路を開大する効果も得られる．

3．喉頭形成術

反回神経麻痺，迷走神経麻痺を伴う症例では麻痺声帯が固定・萎縮することで嚥下時の声門閉鎖不全を生じ，水分を中心とした誤嚥の原因となる．麻痺声帯を正中側に移動して声門閉鎖不全を是正する喉頭形成術（喉頭枠組み手術）が，誤嚥の改善に有用である[3]．同じ目的で経口的に麻痺声帯の外側に自家脂肪などを注入する手術も選択される

こともある.

4. 咽頭弁形成術

嚥下の咽頭期では鼻腔と咽頭の交通を遮断するために鼻咽頭閉鎖が起こり,この鼻咽頭閉鎖により嚥下物の鼻腔への流入が防止されるとともに適正な嚥下圧が得られている.咽頭弁形成術[4]は,軟口蓋と咽頭後壁を一部縫着することにより鼻咽頭閉鎖を改善する効果があり,咽頭筋の麻痺,軟口蓋の形態異常,外傷や腫瘍の治療による変形などにより鼻咽頭閉鎖不全があり,嚥下障害の原因になっているときに適応となる.

誤嚥防止術

誤嚥防止術は,回復不可能な重度誤嚥を呈する症例に対し,消化管と気道を分離して誤嚥防止を行うことを主眼とする.前項で述べた嚥下機能改善手術では術後に誤嚥のリスクが残るため,患者側に術後のリハを行う身体状況と環境が求められるのに対し,誤嚥防止術では患者側の術前の喉頭感覚の有無やADL(activity of daily living)は適応を考えるうえで問題にならず,多くの場合には既存疾患や肺炎により機能低下の著しい症例が対象となる.また,多くの神経筋疾患や後期高齢者のように,今後早期にさらなる身体や精神機能の低下が予想される場合には誤嚥防止術が選択される(表2).一方,誤嚥防止術では術後に声帯を音源とする通常音声が失われることから,その適応は慎重に検討されるべきである.重度誤嚥を呈する症例でも,若年で喉頭の感覚が保たれているなど嚥下機能改善手術で回復が見込める患者では,嚥下機能改善手術の適応についても十分に検討すべきである.誤嚥防止術は,反復する肺炎から生命を守る最後の治療手段と考えるべきであるが,実際の現場ではこの適応と考えられる患者に遭遇する機会が多い.代表的な術式を次に記す.

1. 喉頭気管分離・気管食道吻合術

1970年代にLindemanらが報告して以来[5],数々の工夫を加えられつつ,現在まで多くの施設で行われている誤嚥防止術である.この手術法で

表 2. 誤嚥防止術の適応と代表的な術式

適応
- ✓リハが試みられ改善不良
- ✓嚥下機能改善手術の適応が困難
- ✓進行性の神経疾患・筋疾患
- ✓音声の喪失に同意している

代表的な術式
① 喉頭気管分離(+気管食道吻合)術
② 声門閉鎖術
③ 喉頭摘出術
④ 喉頭中央部切除術
⑤ 喉頭蓋管形成術
　　①~⑤いずれも,回復不能な重度誤嚥に適応

は頸部気管を上下に離断し,喉頭側の気管断端を頸部食道前面に縦切開をおいて端側吻合し誤嚥物が肺ではなく食道に入る経路を作り,肺側の気管断端を皮膚と縫合して下頸部正中に呼吸の孔(永久気管口)を作る.声門を含む喉頭が傷つかず残ることから,重度誤嚥からの回復が得られれば理論的には手術前の状態に戻し得る方法である.将来の可逆性を残すことが好ましく,喉頭の位置が高いとこの手術法の視野がよく得られる,重度誤嚥を呈する幼小児や若年者に対して特によい適応がある.喉頭側の気管断端を頸部食道と吻合せずに盲端になるように縫合閉鎖する方法も行われており,この方法では気管食道吻合が不要となる.さらに最近では喉頭気管分離術をもとに,気道分離部での気管弁の形状と縫合法を工夫して,より低侵襲で縫合不全の少ない術式が提唱されている[5)6)].喉頭側の気管断端を食道と吻合せずに盲端にした場合,そこに流入した嚥下物は喉頭・気管のポケット状の部分に停留することになるが,Suzukiらのバリウムを用いた報告によると停留した嚥下物は96時間以内に希釈され消化管側に運ばれ,可能な範囲の経口摂取には問題がないことが示唆されている[7].

2. 声門閉鎖術

声門閉鎖術は頸部の浅い部分で手術を完結することができ,誤嚥防止術のなかでも最も侵襲の少ない術式の1つであり,患者側の状態により局所麻酔・全身麻酔の両者で行われる.声帯レベルの縫合により気道を閉鎖する術式で,残された肺側の気管から気管切開口を介して呼吸をするようにす

る．声帯のレベルで粘膜に切開をおいて二層に縫合し，死腔の減少を目的に甲状軟骨翼板中央部を切除する方法が多く行われている．近年では，声門閉鎖術に加えて喉頭から気管のレベルに呼吸のための永久皮膚瘻を形成し，手術後に気管カニューレの不要な状況を作る術式が提唱されている[6]．

3．喉頭摘出術

喉頭の進行がんに対して行われる手術法であり，耳鼻咽喉・頭頸部外科医が習熟している術式である．手術により食道入口部の括約筋である輪状咽頭筋が必然的に切断され，スムースな咽頭管が作成されるため，喉頭気管分離術や声門閉鎖術に比較して嚥下には有利である[8]．しかしながら，不可逆的な手術であると同時に侵襲が大きい．できるだけ小範囲の喉頭摘出を行う狭域の喉頭切除（narrow field laryngectomy）が勧められる．

4．喉頭中央部切除術

近年 Kawamoto らは，輪状軟骨と甲状軟骨中央部を含む声門付近の構造を限定して切除する喉頭中央部切除術を勘案し，周術期の患者への負担が少なく合併症の少ない術式であることを報告している[9]．この手術法は誤嚥を消失せしめることを主目的としているが，喉頭気管分離術や声門閉鎖術と比較すると食道入口部前方に位置する輪状軟骨が摘出され輪状咽頭筋が切断されること，また喉頭摘出術と比較すると上喉頭神経と喉頭蓋を温存することから少なからず嚥下反射を残すことが可能であることなど，他の手術法に比べて術後の摂食嚥下に有利であり，摂食意欲のある患者では経口摂取の改善も期待できることが報告されている．

5．喉頭蓋管形成術

喉頭蓋が管状（逆漏斗状）の形になるように，その両側端の粘膜に切開をおき頂上を残して互いに縫合していく手術法で，1983 年にフランスの頭頸部外科医の Billar が舌全摘術を必要とする症例に対して誤嚥防止を目的に同時に施行する手術として発表した[10]．その後，腫瘍切除にかかわらず重度誤嚥の患者が適応とされている．この手術法は声門の構造を残し，喉頭蓋管の頂上に小孔を介して呼気を出すことができるため，自らの声帯による音声機能を温存できる．ただ，この小孔は十分な呼吸（吸気）をまかなうほど大きくしないため，同時に呼吸のための気管切開口ないし気管皮膚瘻が頸部下方に作成され，ここにスピーチバルブ付のカニューレやレティナを入れて使用する．手術で作成した喉頭蓋管の頂上の孔が大きすぎると発声は楽になるが誤嚥が生じ，孔が小さいと誤嚥は少なくなるが声が出しにくくなるので，適当な大きさに作るように手術の経験が求められる[3]．重度誤嚥の患者のなかでも身体および精神機能が比較的よく，術後の発語やスピーチカニューレの管理等ができる場合に適応がある．

手術後の音声について

嚥下機能改善手術では，喉頭のもつ音声機能が温存される．しかし術後の一時期において，例えば喉頭挙上術である下顎骨—甲状軟骨間短縮術を行った場合など，手術によって生じる喉頭浮腫による窒息の危険を回避するために，気管切開が併用されることがある．カフ付きの気管カニューレが必要な間など，通常の発声が難しくなる時期があることを術前に患者や家族にわかりやすく説明する必要がある．

誤嚥防止術では，喉頭蓋管形成術ないし喉頭気管分離・気管食道吻合術に気管食道シャント形成術を加える 2 種類の治療法を除いて，多くの術式では下気道からの呼気と声帯を用いた発声が不可能になる．誤嚥を完全に防止する代償に，通常音声が失われることを術前にわかりやすく説明して同意を得る必要があり，さらに患者の術後のADL が良好な場合には，電気喉頭，食道発声や気管食道シャント発声といった代用音声の紹介や指導がなされるべきである．術前にはとても発声が期待できない，寝たきりで呼吸機能が不良なケースでも，誤嚥防止手術後に肺炎の回避とリハによって全身状態が改善し，代用音声，特に電気喉頭を用いて発声できるようになることがある．小

児の重度嚥下障害に対して喉頭気管分離・気管食道吻合術が行われる場合，術後の患者では，食道に注気した(飲み込んだ)空気が気管食道吻合部を介して声帯方向に送られることにより，音声が得られることがある．このような音声は患児と保護者との大切なコミュニケーションツールとなり得る．それゆえ小児〜若年例に対しては声門を含む喉頭構造を温存する喉頭気管分離・気管食道吻合術を選択することが望ましい．

手術治療の普及に向けて

本稿のはじめに述べたとおり，嚥下障害に対する手術治療は第一選択ではなく，その他の治療法が尽くされても改善が不十分な患者に考慮されるべきである．そのことを差し引いても，現在本邦において摂食嚥下障害の治療に携わる方々に手術治療が十分認知されているとは言い難い状態である．2種類の手術治療法があること，適応は比較的少ないものの画期的な改善をもたらす場合があること，誤嚥防止術では生命を脅かす誤嚥性肺炎のリスクから解放されること，術後の音声について，これら情報を治療者の方々や社会に向けて啓発することが耳鼻咽喉科医にとっての責務と感じている．どうか手術治療の内容や適応に不明な点や迷うことがある場合には，身近な耳鼻咽喉科医師にたずねていただきたい．手術の適応は耳鼻咽喉科医が単独で決められるものではなく，主治医，嚥下障害の治療スタッフ，本人，家族と十分に検討して考えるものであり，特に嚥下機能改善手術では術後のリハが必須であることを念頭に置く必要がある．

誤嚥防止術は肺炎を繰り返す重症例や進行性の神経筋疾患の患者に行われる場合が多く，通常音声が失われることから，その選択に強い抵抗を感じる治療者や家族もおられる．特に術後の患者のケアを経験したことのない方々からは，声を失ってまで，のどに穴があいてまで治療するのはどうかといった否定的な意見をうかがうことがある．しかし実際に回復不能な重度誤嚥に対して誤嚥防止術を行うと，患者は生命を脅かす肺炎の反復から解放され，多くの場合活動範囲が増え，さらに経口摂取の回復も望める場合があり，手術後の患者や家族の満足度からみても肯定的な報告がある[11]．患者の全身状態が不良な状況で行われることも少なくないことから，周術期のケアに関しては細心の注意が必要であるが，慢性的な誤嚥症状が消失することにより術後の呼吸状態はむしろ管理しやすくなることが多い．誤嚥防止術は今後，嚥下障害を伴う高齢者，神経難病ならびに重度身体障害をもつ症例に対し，慎重に適応を啓発されるべき治療法である．その反面，適応を検討する患者の状態が，重度の認知症によって手術に対する理解が困難な場合や，生命予後が不良な場合など，社会的また倫理的な側面を含めて手術を回避するほうがよい場合もあることも念頭に置くべきである．

これから嚥下障害に対する手術治療に取り組む施設では，第一例を行う前に，担当主治医と嚥下治療にあたる医療スタッフが，耳鼻咽喉科医，麻酔科医とともに嚥下機能の程度と手術リスクの評価を術前に十分に行える体制を作ることが勧められる．嚥下診療のチームがあれば，そこを中心に，また栄養サポートチームで検討することもよい．このような体制を作ることが対象患者の手術適応を公正に判断し，多くの職種が手術治療を理解する一助になり，さらには術後の治療を円滑に行う効果があると考える．さらに今後，手術治療が多くの地域と施設に普及して回復不能な重度誤嚥の症例に治療の恩恵を付与するためには，摂食嚥下診療にかかわるメディカルスタッフに手術治療の内容と適応について理解を得ることに加え，行政・医師会・学会・医育機関等において，医師を対象とした啓発と指導が充実することが必要である．

文　献

1) 千年俊一：経口的に行う臨床咽頭筋切断術の手技と適応. 口腔・咽頭科, 29(1)：57-62, 2016.

2) 安達一雄ほか：嚥下障害に対する喉頭挙上術の術式とその意義. 耳鼻と臨床, 52：S11-S16, 2006.

3) 香取幸夫ほか：甲状軟骨形成術Ⅰ型による嚥下機能改善の評価. 耳鼻と臨床, 52：S291-S295, 2006.

4) 津田豪太ほか：咽頭弁形成術(pharyngeal flap)―私の術式. 嚥下医学, 4：27-35, 2015.

5) Lindeman RC：Diverting the paralyzed larynx：a reversible procedure for intractable aspiration. *Laryngoscope*, 85：157-180, 1975.

6) 鹿野真人ほか：長期臥床症例に対する輪状軟骨鉗除を併用する声門閉鎖術. 喉頭, 20：5-12, 2008.

7) Suzuki H, et al：Drainage of the tracheal blind pouch created by laryngotracheal separation. *Eur Arch Otorhinolaryngol*, 266：1279-1283, 2009.

8) Venkatesan NN, et al：Comparison of swallowing outcomes of laryngotracheal separation versus total laryngectomy in a validated ovine model of profound oropharyngeal dysphagia. *J Laryyngol Otol*, 131(4)：350-356, 2017.

9) Kawamoto A, et al：Central-part laryngectomy is a useful and less invasive surgical procedure for resolution of intractable aspiration. *Eur Arch Otorhinolaryngol*, 271：1149-1155, 2014.

10) Biller HF, et al：Total glossectomy. A technique of reconstruction eliminating laryngectomy. *Arch Otolaryngol*, 109：69-73, 1983.

11) Takano Y, et al：Satisfaction of patients treated surgically for intractable aspiration. *Chest*, 116：1251-1256, 1999.

特集:摂食嚥下障害リハビリテーション ABC

Ⅰ. 総　論
7. 介　入

5）口腔衛生の意義と方法

角　保徳*

Abstract　摂食嚥下リハビリテーション(以下，リハ)を必要とする患者は，口腔機能の低下，経口摂取量の減少が低栄養状態の原因となり，全身状態に影響を及ぼすとともに，誤嚥性肺炎などの全身疾患の発症といった危険性を有している．口腔ケア・口腔管理は，摂食嚥下リハの間接訓練の1つと考えられ，単に口腔衛生の予防的手段ではなく，高齢者のQOLの維持向上や全身疾患の改善や健康増進に向けた医療の一環と考えられ，病院，施設，看護・介護の現場で重要視されるようになった．口腔ケア・口腔管理の手技や方法は施設や術者により様々であり，咳反射や嚥下機能が低下している摂食嚥下リハを必要とする患者に対する口腔ケア・口腔管理は常に誤嚥のリスクが存在する．本稿では最新の口腔ケア手技である，口腔ケア中の誤嚥事故を予防する『水を使わない口腔ケア』について解説する．

Key words　口腔機能低下(impaired oral function)，誤嚥(aspiration)，水を使わない口腔ケア(oral care without using water)，お口を洗うジェル(Okuchi wo arau gel：Oral cleansing gel)

摂食嚥下リハビリテーションにおける口腔衛生管理の意義

　我が国は超高齢社会を迎えており，要介護高齢者・要支援者の増加，疾病構造の変化，認知症患者の増加，医療技術の進歩，医療情報の普及などにより医療の現場でも構造変化が生じ，病院，施設，看護・介護の現場で求められるものは高度化・多様化している．このような背景のもと，高齢者の「食」を守る口腔機能の維持・向上が重要になり，口腔ケア・口腔管理は単に口腔衛生の予防的手段ではなく，高齢者のQOLの維持向上や全身疾患の改善や健康増進に向けた医療の一環と考えられるようになり，病院，施設，看護・介護の現場で口腔ケア・口腔管理は重要視されるようになった．

　看護教育の指導者であるヴァージニア・ヘンダーソンは，その著書「看護の基本となるもの」[1]のなかで「患者の口腔内の状態は看護ケアの質を最もよく表すものの一つである」と記述し，口腔ケア・口腔管理は古くから看護の基本とされてきた．一方，1999年に*Lancet*に発表された論文では，英国の施設に収容されている高齢者の口腔状態の悲惨さについて報告し，高齢者の口腔状態の劣悪さは我が国だけではなく世界中で問題となっている[2]．高齢者の口腔内をいかにして改善し，QOLの向上をはかるかが日本のみならず先進国における医療，看護・介護担当者に課せられた大きな課題の1つである．

　高齢者の日常生活における楽しみの第1位は介護度の軽度，重度にかかわらず「食事」であるとされ，美味しく，楽しく，そして安全な食生活の営みは，誰もに共通した願望である．医療においてもQOLが重視される時代のなか，急増する要介護高齢者は口腔内が快適になり美味しく食事ができることを望んでいる．高齢者のQOLの維持の

---

* Yasunori SUMI，〒 474-8511　愛知県大府市森岡町7-430　国立長寿医療研究センター歯科口腔先進医療開発センター，センター長

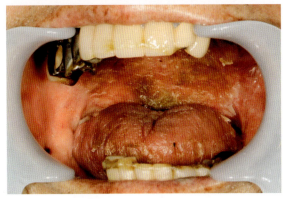

図 1. 92歳, 男性. レビー小体型認知症患者の口腔内 患者自身で口腔管理が行われていないために, 不潔な状態であり, 誤嚥性肺炎を生じやすい所見である. 口蓋から咽頭部にかけて剝離上皮の付着が認められ口腔内乾燥が著明である.

基本は, 楽しく安全で美味しい食事による栄養摂取であり, そのためには歯科疾患の予防や口腔機能の維持が不可欠である. 特に口腔ケア・口腔管理は, 口腔内の環境にも全身の健康にも関連する重要な課題であり, 摂食嚥下リハビリテーション(以下, リハ)の間接訓練の1つと考えられ, 何よりも高齢者の「美味しい食事をいつまでも口から摂りたい」との要望, すなわち摂食嚥下リハの目的に応える有効な手段の1つとなっている.

現状では, 食事, 排泄, 入浴などで多忙な看護・介護の現場では, 摂食嚥下リハを必要とする患者の口腔管理は十分に行われているとはいえず(図1), 極めて劣悪な口腔環境は, 口腔機能の低下を引き起こす可能性を秘めている. 口腔機能と, 認知機能やADLは強い相関があると報告されており[3], 口腔機能の低下は, 経口摂取量の減少を引き起こし, 低栄養状態の原因となり全身状態に影響を及ぼす. 一方, 摂食嚥下リハを必要とする患者の口腔内は, 経口摂食による刺激が少なくなり, 唾液分泌の低下により自浄作用が低下して汚染した状態となり, 細菌や真菌が増殖する. これらの口腔微生物は, 誤嚥性肺炎をはじめ全身の疾患と密接に関係していると考えられている. 要介護高齢者のデンタルプラークからは肺炎起炎菌が高い確率で検出されており, プラークが肺炎起炎菌のリザーバーとなっている可能性が強く示唆されている[4~7]. つまり, 誤嚥性肺炎の予防には, 口腔ケア・口腔管理の実施による口腔衛生状態の改善が極めて重要であると考えられている.

口腔ケア・口腔管理を行うことは, 細菌の誤嚥や低栄養を防ぎ[8], 誤嚥性肺炎等の全身疾患の予防や治療に貢献し, 合併症なく早期退院の達成につながると期待され, 口腔ケア・口腔管理の重要性は広く認識されるようになった.

このような背景のもと, 医療や介護にかかわる専門職種の連携の必要性が高まり, 高齢者医療のチームアプローチのなかで口腔ケア・口腔管理の普及をはかるべきである.

摂食嚥下リハにおける口腔衛生管理の方法

ここでは最新の口腔ケア手技である, 口腔ケア中の誤嚥事故を予防する『水を使わない口腔ケア』について解説する.

口腔ケア・口腔管理の手技や方法は施設や術者により様々であり, 摂食嚥下リハを必要とする患者に対する口腔ケア・口腔管理は常に誤嚥のリスクが存在する. 特に水を使って洗浄する口腔ケア・口腔管理方法では, 誤嚥性肺炎起炎菌を含む洗浄水を誤嚥させるリスクがあり, 医原性に誤嚥性肺炎発症を惹起させる可能性が指摘され, そのリスク管理に警鐘が鳴らされている. 口腔ケア・口腔管理時に誤嚥を生じるインシデントも複数報告されており, 口腔ケア・口腔管理直後の死亡事故が訴訟となり, 医療提供側が敗訴した事例も存在する[9]. 特に, 摂食嚥下リハを必要とする患者は咳反射や嚥下反射が低下していることが多く, 口腔ケア・口腔管理は決して安全な医療行為とはいえず, 誤嚥に対するリスク管理を怠るべきではない処置である.

我々はこのような口腔ケア・口腔管理時の誤嚥リスクを少しでも減らすために, 洗浄水の代わりに粘性のある口腔ケア用ジェルと吸引嘴管を使用した手技である『水を使わない口腔ケア』を開発し, 普及活動を行っている. 本法では, 口腔内に誤嚥の原因となる洗浄水を用いずに, 口蓋や舌に張り付いた剝離上皮と痰からなるカサブタ様の痂

「お口を洗うジェル」を用いた水を使わない口腔ケア

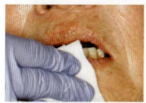
① 口唇周囲の清拭

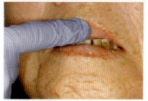
② 口唇にジェルを塗布

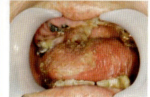
③ 口角鉤を装着

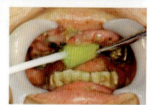
④ ジェルを塗布

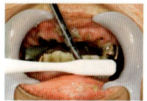
⑤ ブラッシング

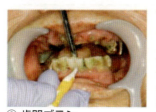
⑥ 歯間ブラシ

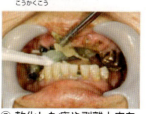
⑦ 軟化した痰や剥離上皮を吸引嘴管で除去

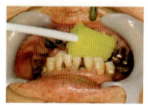
⑧ ジェルで保湿

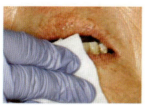
⑨ 口腔周囲の清拭

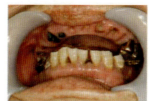
⑩ 術後

絡め取った汚染物は常に回収

図2. 『水を使わない口腔ケア』の手順

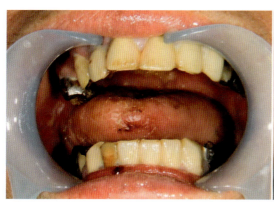

図3. 『水を使わない口腔ケア』の施行前後の所見
74歳, 女性. パーキンソン病. 術前では口腔乾燥が強く剥離上皮や痰の付着が目立つが, 術後では口腔内の清潔を保つことができている. 舌の可動性も回復した. あたかも舌が動き出しそうで, 口腔機能の回復が示唆されている.

皮を浸透性のある口腔ケア用ジェルで軟化させ, ブラッシングで遊離させたプラークを口腔ケア用ジェルで絡め取り, 口腔内に汚れが飛散する前に口腔ケア用ジェルごと口腔外に回収するという手法を提唱している. 口腔内に咽頭に垂れ込みやすい水を持ち込まず, 粘性のある口腔ケア用ジェルを使用することで, 咽頭への垂れ込みを防ぎ, 誤嚥を予防できると考えている[10].

『水を使わない口腔ケア』の実際の手技や手順は以下の通りである(図2, 3).

(1) 全身状態の確認をする.

リスク管理のため, 患者の状態を把握する. 口

腔ケア・口腔管理中も常時患者の容体には注意する．パルスオキシメーターを装着し，呼吸状態を常に観察する．

(2) 適切な体位の選択をする．

患者の全身状態に応じて適切な体位に整える．手技として誤嚥を防ぐため，術者にとっても安全にケアを行える体勢でケアを始める．

(3) 口唇周囲の消毒を行う．

口腔外の細菌を口腔内に持ち込まないために，1％のポビドンヨードに浸したガーゼを固く絞り，口唇周囲の清拭を行う．口唇周囲を刺激することにより，口腔ケア・口腔管理の開始の合図にもなる．

(4) 口唇に口腔ケア用ジェルを塗布し保湿して裂傷を防ぐ．

口唇が乾燥していると開口させたときに出血や疼痛の恐れがあるため，ジェルで保湿する．

(5) 口角鉤を装着する．

口角鉤にて，口唇や頬粘膜を排除し視野を確保する．

(6) 粘性の痰や食物残渣などをできる限り吸引嘴管で吸い取る．

痰や唾液，食物残渣など比較的簡単に除去可能な汚染物を吸引嘴管を使って口腔外へ吸い出し，口腔ケア・口腔管理開始前に細菌の絶対数を減少させる．

(7) 口腔ケア用ジェルを口腔内全体に塗布する．

摂食嚥下リハが必要な患者の口腔内は乾燥していることが多く，乾燥した口腔粘膜剥離上皮が唾液や痰，細菌と混じり合い，カサブタ様の痂皮となって，口腔粘膜や歯に張りついていることが多く認められる．そのまま無理に剥がすと粘膜が傷つき出血したり疼痛を与えてしまうため，スポンジブラシを使ってジェルを口腔内全体に塗布し，カサブタ様の痂皮を十分に軟化させる．

(8) ブラッシングや歯間ブラシを行い，プラーク等をジェルごと吸引嘴管で吸引する．

カサブタ様の痂皮にジェルが浸透し軟化する時間を利用して，残存歯のブラッシングと歯間の清掃を行う．利き手には歯ブラシ，もう一方の手には吸引嘴管を持ち，ブラッシングで浮かせたプラーク等の汚染物を常に吸引嘴管で口腔外へ吸い出す．歯間ブラシを使用の際も同様である．

(9) 軟毛ブラシを使用し，口蓋や舌に張り付いたカサブタ様の痂皮を除去する．

カサブタ様の痂皮へジェルが浸透し軟化してきたら，粘膜用の軟毛歯ブラシを使い一塊にまとめ絡め取る，常に吸引嘴管で吸い取る．口蓋や舌等の軟組織が脆弱となっている患者も多いため，粘膜用の非常に柔らかい軟毛歯ブラシを用いる．軟毛歯ブラシの動かし方は，口腔内の「奥から手前へ」が基本であり，汚染物を決して咽頭に押し込まない．このようにジェルと吸引嘴管を使用することで，粘膜に傷をつけることなく，誤嚥を防ぎながら安全に口腔ケア・口腔管理を行うことができる．

(10) 口腔内をスポンジブラシで拭う．

口腔内の汚染物除去が終了した後，きれいなスポンジブラシで口腔内を清拭し，保湿目的で口腔粘膜にジェルを薄く塗布する．

(11) 口角鉤を外し，頬粘膜をスポンジブラシで拭う．

口角鉤がかかっていた頬粘膜や口唇も忘れずにスポンジブラシで清拭し，同様に保湿する．

(12) 口唇周囲をガーゼで拭く．

はじめに口唇周囲の清拭において付着した消毒薬をきれいに拭い取る．

以上が，『水を使わない口腔ケア』の手技である．この『水を使わない口腔ケア』は，国立長寿医療研究センターのホームページでも閲覧できる（図4）．また，『水を使わない口腔ケア』はシステム化された手技なので，詳しくは書籍を参考にしていただきたい[11]．『水を使わない口腔ケア』を行う際に使用する器具は重要であるので図5にまとめた．

口腔内細菌を含む汚染物を水で洗浄するのではなく，口腔ケア用ジェルで絡め取り吸引嘴管を使って，素早く口腔外へ除去することが大きな特徴である．本法では，水は器具を洗う目的以外で

図 4.
要介護高齢者に対する口腔ケア・口腔管理　第4版
(http://www.ncgg.go.jp/hospital/senmon/documents/oralcare.change-picture.pdf より)

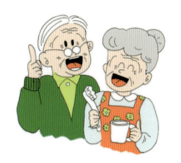

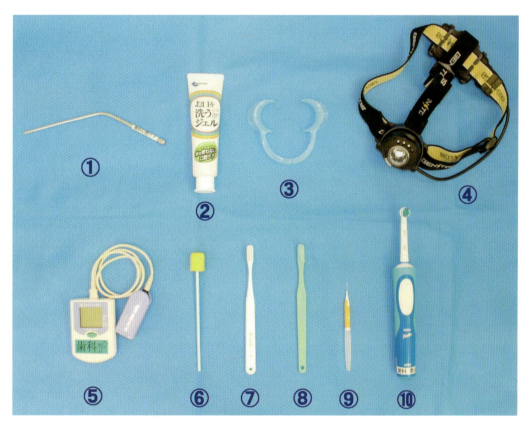

図 5.『水を使わない口腔ケア』使用物品
① 吸引嘴管　② 口腔ケア用ジェル(お口を洗うジェル)
③ 口角鉤　④ ヘッドライト
⑤ パルスオキシメーター　⑥ スポンジブラシ
⑦ 歯ブラシ　⑧ 粘膜用軟毛ブラシ
⑨ 歯間ブラシ　⑩ 電動ブラシ

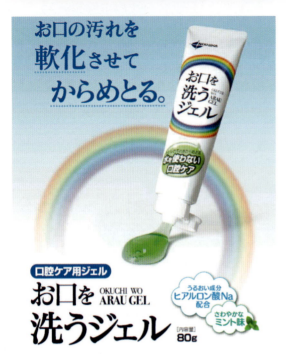

図 6. "お口を洗うジェル"(日本歯科薬品(株))

は使用しない.

　なお,口腔ケア用ジェルは数多く販売されている口腔保湿剤とは異なる.口腔保湿剤はその名の通り,保湿を目的としているので,べたべたした重たい性状のものが多く,汚れを軟化して絡め取りながら,すばやく汚れとともに口腔外に吸い出すには必ずしも適しているとはいえない.そこで,我々は口腔ケアに適した特性を追求し,以下に挙げられるスペックを念頭に置いて開発した口腔ケア用ジェル("お口を洗うジェル" 日本歯科薬品(株))(図6)を使用している.

口腔ケア用ジェルに必要な特徴
 (1) 咽頭に流れ込まないような流動性
 (2) 吸引嘴管で吸引できる粘稠度
 (3) 剝離上皮や痰を柔軟化できる浸潤度
 (4) 粘膜へ塗布する際の広がりやすさ
 (5) 汚染物とともに回収できるまとまりやすさ
 (6) プラークや汚染物を絡め取れる性状
 (7) 口腔内で安全なpH
 (8) カンジダなどへの静菌力
 (9) 口腔内に残遺しても除去しやすい性状
 (10) 爽快感・清涼感・後味・舌触り

(11) 口腔内で見分けられる色調

　病棟・施設・在宅の現場では,口腔ケア・口腔管理は負担の大きい処置であるとの声を聞くため,現場では効率のよい,安全で効果的なケア方法が求められている.水ではなく,口腔ケア用ジェルを用いることで,日常のケアの負担が軽減でき,また口腔ケア・口腔管理を効果的に行うことができるため,誤嚥性肺炎の予防や治療の一助となると期待している.

文　献

1) ヴァージニア・ヘンダーソン(著),湯槇ますほか(訳):看護の基本となるもの,日本看護協会出版会,2016.
2) Simons D, et al：Oral health of elderly occupants in residential homes. *Lancet*, 353：1761, 1999.
3) Sumi Y, et al：Relationship between oral function and general condition among Japanese nursing home residents. *Arch Gerontol Geriatr*, 48：100-105, 2009.
4) Sumi Y, et al：Colonization of the tongue surface by respiratory pathogens in residents of a nursing home—a pilot study. *Gerodontology*, 23：55-59, 2006.
5) Sumi Y, et al：High correlation between the bacterial species in denture plaque and pharyngeal microflora. *Gerodontology*, 20：84-87, 2003.
6) Sumi Y, et al：Colonization of dental plaque by respiratory pathogens in dependent elderly. *Arch Gerontol Geriatr*, 44：119-124, 2007.
7) Sumi Y, et al：Colonization of denture plaque by respiratory pathogens in dependent elderly. *Gerodontology*, 19：25-29, 2002.
8) Sumi Y, et al：Oral care help to maintain nutritional status in frail older people. *Arch Gerontol Geriatr*, 51：125-128, 2010.
9) 角　保徳:口腔ケア・口腔管理時の手技・モニター観察注意義務.医療判例解説,29：126-130, 2010.
10) 守谷恵未ほか:口腔ケア・口腔管理時の誤嚥予防の試み—口腔ケア用ジェルの新規開発—.老年医学,53(4)：347-333,2016.
11) 角　保徳(編著):新編　専門的口腔ケア─超高齢社会で求められる知識と手技,医歯薬出版,2017.

特集：摂食嚥下障害リハビリテーション ABC

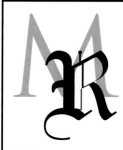

Ⅰ．総　論
8．栄養と食餌

1）栄養管理と経腸栄養

伊藤彰博[*1]　東口髙志[*2]

Abstract　栄養管理には，静脈栄養，経腸栄養，経口投与がある．できる限り栄養管理は経口・経腸栄養で行い，腸が機能している場合は，腸を使う（When gut works, use it！）ことが原則である．経腸栄養管理のアクセス法としては，経鼻胃管は留置が簡便で，先端を確実に誘導することが可能なため，第一選択とされている．しかし，6週間以上の経腸栄養が必要と思われる症例には，積極的に PEG を施行すべきである．さらに，摂食嚥下リハビリテーション（以下，リハ）が必要な症例では，"食べるための PEG" が普及し，早期から施行されている．さらに，充実したリハの実施により，すべて"口からの栄養"で賄えるようになり，最終的に PEG を抜去できる症例が増加している．加えて，摂食嚥下障害患者に対しても，物性を考慮した経口食品が開発され，実用化していると同時に，さらに日々進化している．

Key words　食べるための胃瘻（percutaneous endoscopic gastrostomy；PEG），bacterial translocation，絶食の功罪

はじめに

脳卒中をはじめとする摂食嚥下障害を発症する疾患の急性期においては，嚥下障害のみならず，意識レベルの低下や脳圧亢進による悪心・嘔吐などが原因で経口摂取が困難となることが多い．さらに，消化管の機能低下による胃食道逆流や消化管出血，誤嚥性肺炎などを予防する目的で絶食として，経静脈栄養単独の栄養管理が行われることもある．しかし，このような「腸管の安静」を必要としない患者に対する安易な絶食は，生体の生理的な消化・吸収行為を中断するだけではなく，消化管粘膜の萎縮，腸管免疫機能の低下など，様々な不利益をもたらす．そこで本稿では，摂食嚥下障害患者に対する栄養管理，特に経腸栄養の有用性につき概説する．

栄養管理法の選択—絶食の功罪

栄養管理には，① 経静脈栄養（parenteral nutrition；PN），② 経腸栄養（enteral nutrition；EN），③ 経口投与がある．一般に図1に示すような栄養管理法の適正選択指針に従って各症例の栄養管理法が推奨される[1]．この指針では，できる限り栄養管理は経口・経腸栄養で行い，腸が機能している場合は，腸を使う（When gut works, use it！）ことが原則であり，不必要な経静脈栄養，特にカテーテル敗血症などの重篤な合併症をきたす可能性のある中心静脈栄養を避けることが重要なポイントとなる．経静脈栄養が必要な症例は，消化管の使用が困難か，望ましくない病態を有する症例に限定される．経腸栄養は，消化管機能が維持されている場合には推奨されている．消化管が使用されないことによる腸粘膜の萎縮，それに起因する bacterial translocation や蛋白代謝・腸管免疫の低

[*1] Akihiro ITO，〒 470-1192　愛知県豊明市沓掛町田楽ヶ窪 1-98　藤田保健衛生大学医学部外科・緩和医療学講座，准教授
[*2] Takashi HIGASHIGUCHI，同，教授

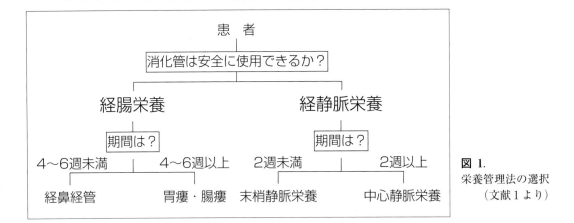

図 1. 栄養管理法の選択
（文献 1 より）

表 1. 経腸栄養の適応

1. 経口摂取が不可能・不十分
   ① 上部消化管通過障害　④ 化学，放射線療法症例
   ② 術後栄養管理　　　　⑤ 神経性食思不振症
   ③ 意識障害患者
2. 消化管の安静が必要
   ① 上部消化管術後　　　③ 消化管瘻
   ② 上部消化管縫合不全　④ 急性膵炎
3. 炎症性腸疾患（クローン病，潰瘍性大腸炎）
4. 吸収不良症候群
5. 代謝亢進状態（重症外傷，熱傷）
6. その他

（文献 1 より）

下を防止するためにも極めて有用である．さらに，経腸栄養の利点としては，経静脈栄養に比して，①施行場面での合併症が少ない，②安価である，③消化管廃用の予防，感染性合併症の頻度が低い，④在宅や施設での実施が容易である等が挙げられる．

経腸栄養の適応と禁忌

1. 適応疾患

経腸栄養が適応となる疾患や病態は，表1の如く，多岐にわたる．頭頸部がんや食道がんなどの上部消化管通過障害，意識障害患者，抗がん治療施行症例，神経性食思不振症などで，経口摂取が不可能，不十分であるが，消化管が十分使用できる場合は，経腸栄養の適応となる[1]．また，消化管の安静が必要な場合でも，経腸栄養を行うことが可能である．例えば，重症急性膵炎に対する早期経腸栄養は，本邦のガイドラインでも推奨度Bとされており[2]，bacterial translocation による感染性合併症を低下することが確認されている[3]．こ

の際，膵外分泌を刺激しない状態で経腸栄養を行うために，先端を空腸まで進める空腸投与が推奨される．さらに，上部消化管術後や縫合不全の場合には，肛門側腸管は健常であるため，経腸栄養を行うことが可能となる．また，消化管瘻が存在しても，同様に肛門側からであれば，増悪をきたさないように経腸栄養を積極的に行うことで，創傷治癒を促進させ，瘻孔を早期に閉鎖させることも期待できる．クローン病や潰瘍性大腸炎などの炎症性腸疾患の治療としても，成分栄養剤を用いた経腸栄養は推奨されている．

2. 禁忌

絶対的な禁忌としては，①完全腸閉塞，②腹部膨満を伴う高度の消化管狭窄，③消化管からの栄養が全く吸収できない場合などが挙げられる．また，④バイタルサインが全く安定していない重症侵襲症例，⑤難治性嘔吐，⑥重症下痢，⑦消化管出血，⑧小腸大量切除（短腸症候群）術直後などは，経静脈栄養の適応である．

経腸栄養法の選択とアクセス

経腸栄養管理のアクセス法としては，経鼻胃管（場合により，幽門後に留置）は留置が簡便で，先端を確実に誘導することが可能なため，第一選択とされている．カテーテルは，経腸栄養専用のできるだけ細いカテーテルが選択されるべきである．しかし，鼻，咽頭，食道，噴門を常時チューブが通過しているため，患者の不快感，粘膜潰瘍，胃液の逆流などの問題点があり，あくまでも短期の使用にとどめることが肝要である．すなわち，

6週間以上の経腸栄養が必要と思われる症例には，積極的に PEG(percutaneous endoscopic gastrostomy：経皮内視鏡的胃瘻造設術)や腸瘻造設術を施行すべきである[1](図1)．さらに，最近では NST(栄養サポートチーム：nutrition support team)の浸透も影響し，脳卒中発症後，摂食嚥下リハビリテーション(以下，リハ)が必要な症例では，経鼻胃管の存在が訓練の妨げになり，身体機能の回復の促進を妨げるためいわゆる"食べるための PEG"という概念が普及し，6週間を待たず，PEG 導入が発症早期から施行される傾向にある．さらに，充実したリハの実施により，必要エネルギー量，必要水分量をすべて"口からの栄養"で賄えるようになり，最終的に PEG を抜去できる症例が増加している[4]．

1．胃瘻の適応と禁忌

胃瘻の適応に関しては，表2の如く「経皮内視鏡的胃瘻造設術ガイドライン」に記載されている[5]．一般に，栄養経路目的に造設される胃瘻の適応は，必要な栄養を自発的に経口摂取できず，正常の消化管機能を有し，4週間以上の生命予後が見込まれる成人および小児とされている．具体的には，① 嚥下機能，摂食機能障害患者，特に，

表 2．胃瘻の適応

① 摂食嚥下障害
　・脳血管障害，認知症などのため自発的に摂食できない
　・神経・筋疾患などのため，摂食不能または困難
　・頭部・顔面外傷のため摂食困難
　・喉咽頭・食道・胃噴門部狭窄
　・食道裂孔
② 繰り返す肺炎
　・摂食できるが誤嚥を繰り返す
　・経鼻胃管留置に伴う誤嚥
③ 炎症性腸疾患
　・長期経腸栄養を必要とする炎症性腸疾患，特にクローン病
④ 減圧治療
　・幽門狭窄
　・上部小腸閉塞
⑤ その他の特殊治療

(文献5より)

脳血管障害，認知症，神経・筋疾患，頭部・顔面外傷などのため摂食困難な患者，喉咽頭・食道・胃噴門部狭窄患者，食道裂孔患者が挙げられている．さらに，② 繰り返す誤嚥性肺炎，③ 長期経腸栄養管理を必要とする炎症性腸疾患患者，④ 幽門狭窄，上部消化管閉塞などの消化管閉塞患者に対する緩和医療としての減圧治療などが適応とされている．消化器内視鏡ガイドラインから公表されている医学的にみた PEG の適応アルゴリズムを図2に示す．このアルゴリズムで重要なポイント

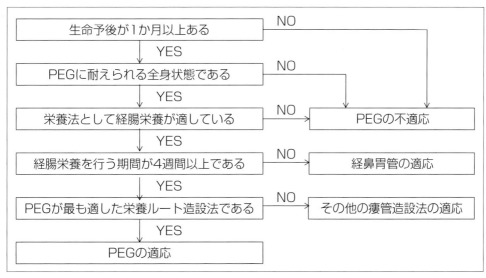

図 2．医学的にみた適応アルゴリズム

(文献5より)

表 3. 胃瘻の禁忌

● 絶対的禁忌
　・通常の内視鏡検査の絶対的禁忌
　・スコープが通過不能な咽頭・食道狭窄
　・胃前壁を腹壁に近接できない
　・補正できない出血傾向
　・消化管閉塞（減圧治療以外の目的の場合）

● 相対的禁忌
　大量の腹水貯留，極度の肥満，著明な肝腫大，胃の腫瘍性病変や急性胃粘膜病変，
　横隔膜ヘルニア，出血傾向，妊娠，門脈圧亢進症，腹膜透析，がん性腹膜炎，全身状
　態不良，生命予後不良，胃手術の既往，説明と同意が得られない

（文献 5 より）

は，PEG に耐えられる全身状態であるか否か，あるいは倫理的な面も含め，医師単独ではなく，多職種でカンファレンスを開催し，方針を決定することである．当院（藤田保健衛生大学七栗記念病院）においても，PEG を施行する患者に対しては，多職種でカンファレンスを行うことを基本としている．患者の栄養状態により NST のカンファレンスにても議論している．また，PEG の術前カンファレンスも多職種で行い，最善の注意を払うようにしている．

逆に，胃瘻の絶対的禁忌と相対的禁忌を表3に示す．絶対的な禁忌としては，通常の上部消化管内視鏡を行う場合の禁忌に相当し，スコープが通過不能な喉咽頭・食道狭窄，胃前壁を腹壁に近接できない，補正できない出血傾向，消化管閉塞（減圧治療以外の目的の場合）の 5 項目がある．相対的な禁忌として，大量の腹水貯留，極度の肥満，著明な肝腫大，胃の腫瘍性病変や急性胃粘膜病変，横隔膜ヘルニア，出血傾向，妊娠，門脈圧亢進症，腹膜透析，がん性腹膜炎，全身状態不良，生命予後不良，胃手術の既往，説明と同意が得られないなど 14 項目である．

2. 腸瘻の適応と禁忌

胃は，経腸栄養の最も簡便な施行ルートとして用いられるが，誤嚥や胃食道逆流のリスクが高い患者，胃瘻の瘻孔から漏れが多い患者などに対しては幽門後ルートを選択することとなる．また，胃切除術の既往を有する症例や種々の理由により PEG 施行が困難な症例では，幽門後ルートを選択する．幽門前ルートで経腸栄養を開始した後に，誤嚥などの理由により幽門後ルートに変更する場合には，経胃瘻的に空腸までカテーテルを留置す

る方法である PEG-J（PEG-jejunostomy：経胃瘻的小腸瘻造設術）を施行する．この方法では，胃瘻の瘻孔を利用して空腸までカテーテルを誘導する．幽門狭窄や十二指腸閉塞などで，口，鼻，食道，胃から挿入したカテーテルを小腸に留置することが困難なときには，小腸から直接挿入し留置することになるため，direct PEJ（direct percutaneous endoscopic jejunostomy）や開腹術による小腸瘻造設術が選択される．Pull 法による PEG と同様の手技により，直接小腸にカテーテルが留置されるが，適応となる小腸と腹壁との位置関係を正確に定めるのが困難なため，熟練が要求される．

逆に，禁忌としては，① 通常の開腹術に耐えられない全身状態，出血傾向症例，② 完全下部腸閉塞，腹部膨満を伴う高度の下部消化管狭窄（閉塞・狭窄部位より肛門側からの経腸栄養が不可能と判断される症例），③ 重症下痢，消化管出血が持続している症例などである．

経腸栄養法の合併症

経腸栄養は，適応のある患者に対して適切に投与することで初めて有効となるが，時に投与法などにより合併症が発生することがある．一般的に，① 誤挿入，カテーテルの閉塞，瘻孔部のトラブルに代表されるカテーテルに関連した合併症，② refeeding 症候群，高血糖高浸透圧症候群，低血糖，電解質，酸・塩基平衡異常，必須脂肪酸欠乏，ビタミン・微量元素欠乏に代表される代謝に関連した合併症，③ 消化器に関連した合併症，④ 細菌汚染に伴う合併症などに分類される[6]．ここでは，比較的 NST 回診でも問題になる消化器に関連した合併症について言及する．

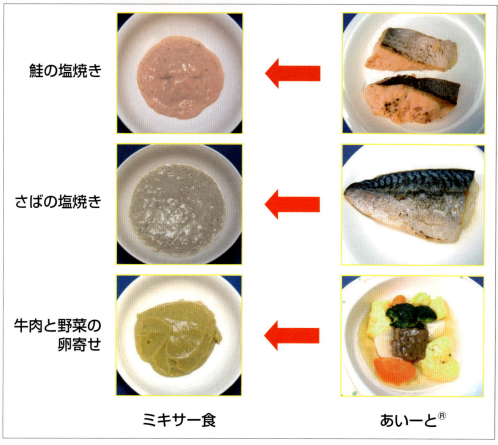

図 3. 軽度摂食嚥下障害患者に対する食事の楽しみを提供

1. 下痢

経腸栄養開始時などに下痢を起こすことがあり，患者の腸管機能に原因がある場合，栄養剤に原因がある場合，投与方法に原因がある場合などに分かれる．

当講座では，長期間腸管を使用していない場合には，まずGFO（グルタミン・水溶性ファイバー・オリゴ糖含有製剤）の投与を必ず行っている．GFOは，少量の投与で腸管の絨毛上皮の増殖を維持・促進し，腸管免疫能を賦活化するなど，本来腸管が有する機能を最大源に活かすために開発された経口・経腸栄養用のサプリメントである[7]．経腸栄養開始時にGFOを投与することで，問題なく経腸栄養が軌道に乗ることを経験している．栄養剤に起因する下痢としては，浸透圧の高い成分栄養剤や消化態栄養剤を使用する場合に生ずることがある．しかし，近年半固形化栄養剤の普及により，注入時間の短縮とともに下痢を抑えることも確認されている．腸瘻栄養の場合，投与速度を100 ml/時以下を基本とし，原則としてポンプを使用することが下痢の発生を抑制すると同時に安全面からも有用である．

2. 悪心・嘔吐

悪心・嘔吐の原因としては，①不快臭，②胃食道逆流，③急速注入，④胃内容排出遅延，⑤便秘，腸閉塞などが挙げられる．不快臭に対しては，フレーバーの使用，適切な栄養剤への変更を行うこと．胃食道逆流に対しては，注入速度を遅くすること，体位を調整すること，半固形化栄養剤の使用あるいは空腸投与への変更などの方法を講じる．胃内容排出遅延の患者に対しては，消化管作動薬を投与することも推奨される．便秘も下痢と同様に，脱水，宿便，腸閉塞などが原因で容易に生じる合併症であり，特に，脱水に対する水分調節が重要である．

3. 腹痛・腹部膨満

腹痛の多くは，腸蠕動が亢進することによって起こるが，抗コリン剤の投与や，下痢を伴う場合

には，注入速度を遅くすることで軽快することも多い．腹部膨満は，便秘やガス貯留などが原因である場合が多い．このため，消化管蠕動薬や緩下剤の投与が有効である．さらに，胃瘻患者に対しては，注入前に胃内の栄養剤の残量確認を行うことが望ましい．

咀嚼困難者および軽度嚥下困難者に対する近年の栄養管理

食事からの栄養素の摂取が不可能または不十分な状況を呈する症状として，脳血管障害など様々な疾患に伴う咀嚼・嚥下障害が挙げられる．こうした障害に対しては，ミキサー食やペースト食など，食品の物性や形状に工夫をすることで，食事を経口的に摂取することが試みられてきた．しかしながら，こうした食事は食材が弁別できないことや，見た目の悪さから食欲が湧かないことなど，食事本来の喜びが得られないとする短所も指摘されている．近年開発された酵素処理によって素材を軟化した食品の1つである「あいーと」は，外観は通常の食材と同じ形態を保持しているが，舌で簡単に崩れる柔らかさを有した，咀嚼困難者や軽度の嚥下困難者の食事に適した物性をもつ食品であると考えられる（図3）．咀嚼困難者を対象に多施設共同の研究を実施し，各々の病院で調理されたミキサー食などに比較して，「あいーと」は食事の満足度が高いことや，摂取エネルギー量，摂取蛋白質量が有意に高いことが報告されている[8]．さらに，「摂食嚥下障害の臨床的重症度分類（DSS）[9]」のDSS 4．機会誤嚥，またはDSS 5．口腔問題と評価された軽度摂食嚥下障害患者を対象にした多施設共同研究においても，「あいーと」は安全に提供可能で，エネルギーおよび蛋白質の摂取という栄養管理の観点からも極めて有用であると報告されている[10]．このように，摂食嚥下障害患者に対しても，物性を考慮した食品が開発されていると同時に，さらに日々進化している．

おわりに

実際の臨床を行ううえでは，摂食嚥下能力を十分に勘案した後に，安全性，簡便さ，安価などの指標とともに，加えて患者のQOLを最大限考慮に入れ，適切な栄養管理を選択することが極めて重要である．また，経過中に摂食嚥下能力が変化する可能性も考慮に入れる必要がある．胃瘻造設後であっても，経口摂取の可能性と希望があれば嚥下評価や嚥下訓練を行い，常に"口から食べる"を目標に対応していくべきであると考えられる．

文　献

1) 東口髙志（著）：NST実践マニュアル，医歯薬出版，2005.
2) 急性膵炎診療ガイドライン委員会（編）：急性膵炎診療ガイドライン2010　第3版, 金原出版, 2010.
3) Marik PE, Zaloga GP：Meta-analysis of pareteral nutrition versus enteral nutrition on patients with acute pancreatitis. *BMJ*, 328：1407-1412, 2004.
4) 伊藤彰博ほか：栄養プランニング．月刊薬事，47：1543-1548，2005.
5) 日本消化器内視鏡学会（監）：経皮内視鏡的胃瘻造設術ガイドライン．消化器内視鏡ガイドライン，医学書院，2006.
6) 日本静脈経腸栄養学会（編）：静脈経腸栄養テキストブック，南江堂，2017.
7) 東口髙志ほか：Glutamine-Fiber-Oligosaccharide（GFO）enteral formula の経静脈栄養実施時における腸粘膜の形態的・機能的変化に対する効果の実験的研究．外科と代謝・栄養，43(4)：51-60, 2009.
8) Higashiguchi T：Novel diet for patients with impaired mastication evaluated by consumption rate, nutrition intake, and questionnaire. *Nutrition*, 29：858-864, 2013.
9) Kagaya H, et al：Dysphagia associated with unilateral vocal cord immobility after cardiovascular surgery. *Am J Phys Med Rehabil*, 90：901-907, 2011.
10) Higashiguchi T, et al：Management in patients with impaired mastication and those with mild dysphagia：a multicenter study of the usefulness of novel foods processed and softened by enzymes. *Asia Pac J Clin Nutr*, doi：10.6133/apjcn.122016.01, 2016.

特集：摂食嚥下障害リハビリテーション ABC

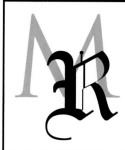

Ⅰ．総　論
8．栄養と食餌

2) 嚥下調整食の基準と使い方

藤谷順子[*]

Abstract 嚥下調整食学会分類 2013 では，食物形態をコード 0～4 まで，とろみの程度を 3 段階に分類している．コード番号はおおむね難易度に対応しており，段階的な直接訓練が嚥下リハビリテーションの基本となる．しかし，常に，症例の状態を観察し，感覚刺激・まとまりやすさ・付着性に配慮して適切な食物形態を選択することが重要である．摂食方法や交互嚥下などの手法によっても誤嚥や残留のリスクは減らせるし，味や組み合わせに配慮することで食意欲とQOLと機能の維持改善，栄養改善に寄与するメニューを組み立てることが望ましい．家族への栄養指導も 2016 年春の診療報酬改定にて認められることになり，また，適切な市販品についても，関連省庁や団体の協力により，表示の整理がなされつつあり，利便性の向上と普及が期待される．

Key words 嚥下調整食(dysphagia diet/diet modification)，食物形態(texture)，嚥下障害(dysphagia)，とろみつき液体(thick liquid)

はじめに

適切な食形態で誤嚥なく楽しく食事をすることが，栄養の摂取，QOL，そして摂食嚥下機能の維持と改善に寄与し，嚥下リハビリテーション(以下，リハ)の重要な要素である．

嚥下調整食とは，低下した嚥下機能に配慮して食形態(物性)を考慮した食品を指す．嚥下障害食，嚥下食などとも呼称されてきたが，日本摂食嚥下リハビリテーション学会において，嚥下調整食という呼称が提案され，今日に至っている．英語では，diet modification と呼ばれるが，diet modification は食形態だけでなく，低集会食などの場合にも用いられる用語でもある．アメリカ合衆国では，米国栄養士協会の定めた，National Dysphasia Diet という4段階の基準が存在する．

本稿では，主に「日本摂食・嚥下リハビリテーション学会嚥下調整食分類 2013」(Japanese Dysphasia Diet 2013)(以下，学会分類 2013)について解説する．学会分類 2013 は，学会ホームページで全文ダウンロード可能[1])であるため，その作成の目的等については，本文を参照されたい．なお，学会分類 2013 の作成過程において，それまで「嚥下障害食」「嚥下食」等と呼ばれていたものを，「嚥下調整食」と呼ぶ提唱がなされた．

嚥下障害者に提供される様々な食品分類と市販品の名称

本稿の題名は，「嚥下調整食の基準と使い方」であるため，読者にとって迷うことの多い，いくつかの基準について，表1で示す．これらの基準については，学会分類 2013 の早見表(表1)で，互換性が示されている．

学会分類 2013 は，施設調理，家庭での食事，市販品のいかんにかかわらず，食品やメニューを，その形態によって分類したものである．嚥下ピラミッドは，嚥下障害への包括的リハを先駆的に

[*] Junko FUJITANI，〒162-8655 東京都新宿区戸山 1-21-1　国立国際医療研究センター病院リハビリテーション科，医長

表 1. 学会分類 2013（食事）早見表

コード 【I-8項】		名称	形態	目的・特色	主食の例	必要な咀嚼能力 【I-10項】	他の分類との対応 【I-7項】
0	j	嚥下訓練 食品0j	均質で，付着性・凝集性・かたさに配慮したゼリー 離水が少なく，スライス状にすくうことが可能なもの	重度の症例に対する評価・訓練用 少量をすくってそのまま丸呑み可能 残留した場合にも吸引が容易 たんぱく質含有量が少ない		（若干の送り込み能力）	嚥下食ピラミッドL0 えん下困難者用食品許可基準I
	t	嚥下訓練 食品0t	均質で，付着性・凝集性・かたさに配慮したとろみ水 （原則的には，中間のとろみあるいは濃いとろみ*のどちらかが適している）	重度の症例に対する評価・訓練用 少量ずつ飲むことを想定 ゼリー丸呑みで誤嚥したりゼリーが口中で溶けてしまう場合 たんぱく質含有量が少ない		（若干の送り込み能力）	嚥下食ピラミッドL3の一部 （とろみ水）
1	j	嚥下調整 食1j	均質で，付着性，凝集性，かたさ，離水に配慮したゼリー・プリン・ムース状のもの	口腔外で既に適切な食塊状となっている（少量をすくってそのまま丸呑み可能） 送り込む際に多少意識して口蓋に舌を押しつける必要がある 0jに比し表面のざらつきあり	おもゆゼリー，ミキサー粥のゼリーなど	（若干の食塊保持と送り込み能力）	嚥下食ピラミッドL1・L2 えん下困難者用食品許可基準II UDF区分4（ゼリー状） （UDF：ユニバーサルデザインフード）
2	1	嚥下調整 食2-1	ピューレ・ペースト・ミキサー食など，均質でなめらかで，べたつかず，まとまりやすいもの スプーンですくって食べることが可能なもの	口腔内の簡単な操作で食塊状となるもの（咽頭では残留，誤嚥をしにくいように配慮したもの）	粒がなく，付着性の低いペースト状のおもゆや粥	（下顎と舌の運動による食塊形成能力および食塊保持能力）	嚥下食ピラミッドL3 えん下困難者用食品許可基準II・III UDF区分4
	2	嚥下調整 食2-2	ピューレ・ペースト・ミキサー食などで，べたつかず，まとまりやすいもので不均質なものも含む スプーンですくって食べることが可能なもの		やや不均質（粒がある）でもやわらかく，離水もなく付着性も低い粥類	（下顎と舌の運動による食塊形成能力および食塊保持能力）	嚥下食ピラミッドL3 えん下困難者用食品許可基準II・III UDF区分4
3		嚥下調整食3	形はあるが，押しつぶしが容易，食塊形成や移送が容易，咽頭でばらけず嚥下しやすいように配慮されたもの 多量の離水がない	舌と口蓋間で押しつぶしが可能なもの 押しつぶしや送り込みの口腔操作を要し（あるいはそれらの機能を賦活し），かつ誤嚥のリスク軽減に配慮がなされているもの	離水に配慮した粥など	舌と口蓋間の押しつぶし能力以上	嚥下食ピラミッドL4 高齢者ソフト食 UDF区分3
4		嚥下調整食4	かたさ・ばらけやすさ・貼りつきやすさなどのないもの 箸やスプーンで切れるやわらかさ	誤嚥と窒息のリスクを配慮して素材と調理方法を選んだもの 歯がなくても対応可能だが，上下の歯槽提間で押しつぶすあるいはすりつぶすことが必要で舌と口蓋間で押しつぶすことは困難	軟飯・全粥など	上下の歯槽提間の押しつぶし能力以上	嚥下食ピラミッドL4 高齢者ソフト食 UDF区分2およびUDF区分1の一部

注：学会分類2013はまだ改訂されていないが，実際には，2016年7月より，ユニバーサルデザインフード（UDF）は，区分の番号を撤廃している．

すなわち，「区分1　容易にかめる」は「区分　容易にかめる」のようになる．そのことにより，学会分類との番号の逆行が生じなくなった．

実際には，表記はメーカーにより順次改訂されていくので，当分，数値を示したパッケージも併存する．

上記表でコード1jに対応する「UDF区分4（ゼリー状）」とあるのは，UDFの「かまなくて良い」区分のうち，ゼリー状のもの，と理解していただきたい．

行っていた聖隷三方原病院栄養科において作られ，普及した基準である．学会分類2013は，嚥下ピラミッドの普及後に検討されており，既存の複数の基準を一本化する／互換性を明示する目的で作られている分類であるため，嚥下ピラミッドとの共通点は多い．嚥下ピラミッドとの違いは，大きく2点ある．まず，嚥下ピラミッドは，ゼリーを最も安全・容易な食品と位置づけているが，学会分類2013では，とろみ付き液体のほうが安全に摂取できる患者群を考えて，コード0を，コード0j，コード0tの2つとしている．また，嚥下ピラミッドは，実際の提供食の名称でもあったため，量についても言及があるが，学会分類2013は，食形態についてのみの分類であり，量については定義していない．ソフト食は，黒田留美子栄養士が提唱した一連の調理方法によるメニューである．その他，各地・各施設にて，それぞれの名称の嚥下調整食が作られてきているし，また現存している．現在，多くの地域で，各施設の○○食が，学会分類のコードのいくつにあたるのかを明記する地域連携が広まりつつある．

ユニバーサルデザインフード，えん下困難者用食品，スマイルケア食は，いずれも市販品の分類の名称である．ユニバーサルデザインフードは，日本介護食品協議会という業界団体が提唱しているもので，自主的な分類による4段階のマークがついた食品が市販されている．ただし，正確には「嚥下障害に適している」ではなく，「そしゃく障害に対応した食品」と定義されている．というのは，後に述べるえん下困難者用食品が規定されているため，それに該当していない市販品は，嚥下障害に適していると自称することができないからである．しかしながら，介護食品を長年作っていて現場をよく知るメーカーの団体でもあり，実際には，嚥下機能の低下した症例にも配慮された内容となっている．例えば，咀嚼だけを考えれば，汁は thin liquid でもよいはずだが，ほとんどの商品の汁部分にはとろみがついている，などである．

「えん下困難者用食品」は，減塩醤油や，低タンパク米などと同様，特別用途食品のグループの1つとして厚生労働省が制定し，現在は消費者庁の管理になっている食品表示基準の規定である．I，II，IIIの3段階があり，硬さ・凝集性・付着性の3つの計測結果が基準を満たし，申請し許可された市販品のみが，「えん下困難者用食品」を名乗ることが認められる．残念ながら，この制度での「えん下困難者用食品」を申請・名乗っている食品はそれほど多くない．この制度自体が消費者や医療関係者に知られていないため，「えん下困難者用食品」を申請すれば特に売れるというインセンティブがないため，などの理由が考えられている．しかし，後述するスマイルケア食の「赤」に該当することになったことにより，再びこの「えん下困難者用食品」の取得が多くなりそうな見込みである．

スマイルケア食は，より最近農林水産省が制定した介護食品の愛称である．2013年より，農林水産省が産業を支援する立場から，介護食品市場の拡大への取り組みを開始し，「スマイルケア食」という愛称を制定した．そして，スマイルケア食の段階の制定にあたって，関係業界を含めて多数の議論がもたれた．その結果図1のように，スマイルケア食の分類は，嚥下調整食学会分類2013とおおむね呼応する状態となり，ユニバーサルデザインフードは数字の表示をやめることで(http://www.udf.jp/info/info_20160923.html)，そして，「えん下困難者用食品」でないとスマイルケアの「赤」を名乗れないことで，既存の基準とも整合性が工夫されている．まだ，スマイルケア食の「黄色」は2017年3月27日に3点許諾されているにすぎないが，今後，増えていくことが期待される．

学会分類2013のコード0と1

学会分類2013は，本来は食事として提供されているものの分類であるが，コード0については，訓練用の少量しか摂取できないような場合の摂取をも想定して，嚥下訓練食品と定義されている．コード0jが，物性に配慮した飲み込みやすいゼ

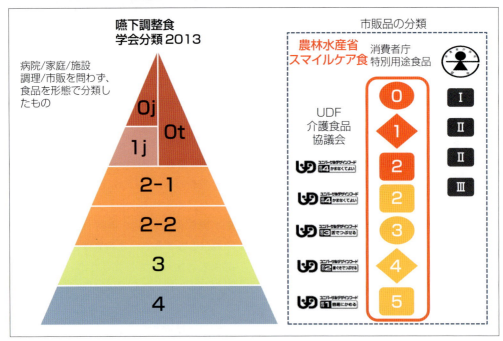

図 1. 嚥下調整食学会分類 2013 と，市販品の分類の整合性
UDF マークには現在数字表記があるが，これは削除の方針が公表されており，新しいパッケージから順次数字表記がなくなる予定である．

リー，コード 0t がとろみ付き液体である．ゼリーの丸呑みでそのまま誤嚥してしまう症例や，口中滞在時間が長くゼリーだと溶けて危険な場合で，とろみ水のほうがより安全に摂取できる症例があることから，コード 0t が設定されている．なお，とろみの程度については，3 段階の分類が示されている．

学会分類 2013 は，その特色として，物性「値」を定義していない．その理由は，施設や自宅など，物性の測定のできないところでも判断を可能にするためであり，また，ゼリーなど均一な食品は物性の測定が可能だが，コード 3・4 の幅広い食品の物性測定方法はまだ確立されていないからである．ゼリーのコード 0 とコード 1 の違いについては，コード 0 のほうが，より硬さ・凝集性・付着性が配慮され（おおむねえん下困難者養殖品 1 の物性範囲），表面がなめらかで，蛋白質含有が 0 のものと定義されている．一方，コード 1j のなかには，ゼリーという言葉で想定される果汁を材料とした透明感のあるものだけでなく，米や栄養食品などを材料としたものや，卵豆腐などまでもが含まれる．

ヒトが咀嚼するのは，砕くためだけではなく，（砕いて小さくなっただけでは（ごまのように）飲み込みやすいとはいえないため），唾液と混ぜて，ゆるやかなまとまり，のどで貼り付かず，可変性のある状態にするためであり，嚥下調整食のこれらの段階では，飲み込みやすい食塊としての性質をもっていることが必要である．そこで重要なのが，適度な凝集性と，付着性の性質である．コード 1 までは，少量を掬ってそのまま丸呑み可能なものであり，凝集性が低いと口のなかで広がってしまうが，凝集性や付着性が高すぎると，ゼリーなのにスプーンで掬いにくい，スプーンから離れない，という状態になる．付着性が高いと口腔内での移送が難しく残留の要因にもなる．コード 0 や 1 しか食べられない場合には嚥下時の姿勢も重要で，ゼリーの小皿ごと持ち上げて口に流し込む，というような食べ方にならないことが望ましい．

実際には，コード 2〜4 を食べることができるようになってからも，コード 0, 1 の食品は，水分確保や栄養の確保，交互嚥下，薬の内服の補助などで摂取することの多い形態である．

学会分類 2013 のコード 2

学会分類 2013 は，従来の「ミキサー食」「きざみ食」などのように，調理行為で分類しているのではなく，できあがりの形態・物性で分類しているのが特色である．また，必ずしも数字の順に進める必要はなく，各症例に適した分類からの開始を謳っている．

コード 2 は，口腔内で食塊状にする操作が可能な症例（つぶす・噛むことはあまりできない）を想定したものであり，実際にはミキサー食やペースト食といわれるものの多くがここに入る．しかし，普通の食品でも，とろろ，温泉卵，マグロのたたき（ネギトロのネギなし）なども，ものによっては含まれる．

ミキサーにかけて作る嚥下調整食の欠点は，① ミキサーにかけることによる味の変化（煮物など複数の味のものをかけた場合に顕著），② 水分含有が多く（栄養が薄く）なりやすいこと，③ 外観が普通食と変わりすぎること，④ 口腔内で広がりやすいものになるリスク，⑤ かたちによる口腔内の感覚刺激の少ないことである．特に，認知症など嚥下障害の病識の低い症例では，① や ③ から食思に与えるマイナス要因が大きいし，④⑤ による送り込みの不良も見逃されやすい．コード 3 の食品のほうが，かたちによる感覚刺激，外観のよさ，食塊形成の容易さ，口腔運動の賦活効果がある場合がある．多くの施設で，ある段階の食事を十分量摂取できることが次の段階の食事へのアップの基準となっているが，コード 2 で食事量が伸びない場合，コード 3 にしたら食事摂取量が向上したというような学会報告は散見される．コード 3 にしたら誤嚥のリスクが上がるのか？ということを常に考え，誤嚥のリスクが制御できそうなのであれば，数字にとらわれず変更する，あるいは混在させるなどの対応が奏効することがある．

学会分類 2013 では，食事・食品を分類しているが，重症例以外では，1 つのお盆の上に出てくる 1 回の食事で，すべてが同じコードの食品である必要はない．食形態が違うものがあるバリエーション

は食事の楽しみでもあり，やや難易度の高いものにチャレンジする際にも，交互嚥下などで安全性を確保することができる．

咀嚼は単に嚥下をするための準備だけでなく，咀嚼すること（による食感）自体が食べる楽しみの 1 つの部分でもある．安全を確保しつついかに咀嚼の楽しみを感じてもらい，かつ咀嚼の力（口腔内での協調運動）を改善させることができるかが課題である．

学会分類のコード 3・4

コード 3 は，やわらかいながらも「かたち」のあるもので誤嚥のリスクに配慮されているものが含まれ，さらにコード 4 は，誤嚥と窒息のリスクを配慮して素材と調理方法を選んだものであり，普通食の範囲に入り込むものである．コード 4 のイメージは，超高齢者の多い老人ホームでの配慮された基本食である．

臨床的には，食べられる物の増加が嬉しいとともに，さらにもっと色々食べたいという要望も多くなってくる時期でもあり，ついつい食べ方も雑になったりしがちであるので，注意が必要である．また多くの場合，経口のみでの栄養となる時期でもあり，栄養量とバランスにも配慮が必要である．

作製上は，素材自体にやわらかめのものを選ぶことや，蛋白質を固くしない調理技術（や道具）が必要である段階である．施設では，コード 3 ではミキサーやペーストの再形成（固めたもの）や，あるいは酵素を用いてやわらかくした食材や肉や魚のすり身を再形成した業務用市販品を用いていることも多い．コード 4 では，そのような明らかに特殊な食品だけでなく，一般の食品群・普通のメニューから，長く煮る，つなぎやとろみあん的なものの利用，素材の選択と切り方などで対応したものが増えていく．また退院後には，外食や一般の市販品（お総菜やレトルト食品）などからも選べる選択肢が増えてくるが，その分，選択眼を養うこと，誤嚥のリスク管理，難しいと思ったら食べるのを控えることも重要になってくる．

表 2. 学会分類 2013（とろみ）早見表

	段階 1 薄いとろみ 【Ⅲ-3 項】	段階 2 中間のとろみ 【Ⅲ-2 項】	段階 3 濃いとろみ 【Ⅲ-4 項】
英語表記	Mildly thick	Moderately thick	Extremely thick
性状の説明 （飲んだとき）	「drink」するという表現が適切なとろみの程度 口に入れると口腔内に広がる液体の種類・味や温度によっては、とろみが付いていることがあまり気にならない場合もある 飲み込む際に大きな力を要しないストローで容易に吸うことができる	明らかにとろみがあることを感じ、かつ「drink」するという表現が適切なとろみの程度 口腔内での動態はゆっくりですぐには広がらない 舌の上でまとめやすい ストローで吸うのは抵抗がある	明らかにとろみが付いていて、まとまりがよい 送り込むのに力が必要 スプーンで「eat」するという表現が適切なとろみの程度 ストローで吸うことは困難
性状の説明 （見たとき）	スプーンを傾けるとすっと流れ落ちる フォークの歯の間から素早く流れ落ちる カップを傾け、流れ出た後には、うっすらと跡が残る程度の付着	スプーンを傾けるととろとろと流れる フォークの歯の間からゆっくりと流れ落ちる カップを傾け、流れ出た後には、全体にコーティングしたように付着	スプーンを傾けても、形状がある程度保たれ、流れにくいフォークの歯の間から流れ出ない カップを傾けても流れ出ない（ゆっくりと塊となって落ちる）
粘度（mPa·s） 【Ⅲ-5 項】	50～150	150～300	300～500
LST 値（mm） 【Ⅲ-6 項】	36～43	32～36	30～32

嚥下調整食の選択

嚥下障害が重度の場合には、直接訓練を開始し、次第に食事に移行していき、それを段階的に（各段階を摂取できたら）アップしていくことが基本である。誤嚥の予防・誤嚥性肺炎の予防には、食形態だけでなく、食べ方や食後の口腔ケア、食事時以外の唾液誤嚥の管理、体位ドレナージや排痰習慣なども関与するため、包括的な対応が必要である。

高齢者の多い一般臨床ではそれ以外にも、「それほど嚥下障害が重症ではないが全身状態が低い高齢者」「食事量の伸びない症例」などがある。順番通りの多段階食上げだけでなく、「はじめから的確な食形態を選択する」あるいは、「最初は慎重だがその後のアップが早いコースや飛び級コースを作る」ことや、前述したように、「摂取量が伸び悩んでいるとき、食形態調整によるマイナス面の影響ではないかを考える」ことが求められている。

それとともに、魅力的な嚥下調整食を出すこと、手の動かしやすさも配慮した食事の姿勢、適切な声かけなども必要である。

とろみについて

学会分類 2013 では、とろみについて 3 段階に分類し、早見表（表 2）で示している。

とろみ付き液体は、しばしば利用者に好まれないことがある。とろみのつけすぎは、べたつきや飲み込みにくさ、味の変化の原因となるからである。加熱等せずにとろみをつけることができるいわゆるとろみ剤（とろみ調整食品）は、化学変化でとろみをつけるため、混ぜている際にはとろみが十分つかず、数分経ってからとろみが完成する。したがって、何となく、混ぜるときの抵抗感でとろみの程度を調整しようとすると、とろみ剤を入れすぎてしまい、不適切にとろみのついたものができあがる。とろみの程度を適切にするには、あらかじめ量を決めたとろみ調整食品を、だまにならないように混ぜながら入れる。また、誤嚥の予防に必要なだけの薄さのとろみに設定する。とろみが強いと、液体に期待する「口のなかをさっぱりさせたい」効果が得られず、液体摂取量の低下を招くリスクもある。

液体の誤嚥を予防する目的であれば、とろみ調整食品のみに頼るのではなく、クラッシュゼリー状飲料やゼリー、また普通の食品でとろみのあるもの（葛湯、ポタージュや中華風スープ）なども多彩に併用して、「普通のものが飲めない」負担感を払拭するのが望ましい。

市販品の活用

とろみ調整食品をはじめ，市販品の数は多い．根菜や肉を軟らかくする技術など，家庭では作れない技術による市販品や，栄養素やカロリーに配慮したものがあり，また介護者の手間の軽減のためにも,市販品の適切な選択と利用は重要である．前述したように，形態の表示も統一的になりつつある．しかしながら，市販品がその症例に適合しているかどうかは，あくまでも「医療関係者と相談」するようにとの一文があり，食べ方の指導も含めて，医療関係者が個別に市販品の選択を支援していく必要性がある．特に，消費者へのわかりやすさへの配慮とそれまでのルールとの整合性から，スマイルケア食の選択フローチャートはかなり簡略化されており，個々の症例への症状に応じた指導は不可欠である．

また，市販品の種類は限られている．どうしても，ミキサーにかけたようなもの，あるいはそれを再形成したようなものが多く，主菜にふさわしく，大きくてかたちがあり，でもやわらかい，というような食品群や，表面と中側で食感に違いがあるような食品は少ない（コード4相当と表示しているのに3とあまり変わらないようなものが多い）．市販品は費用もかかるうえ，味もまだまだ普通の市販品に比べたら選択肢に乏しい．現在の市販品が，嚥下調整食のすべてだと思わず，作る・加工する・普通の市販品から流用する，などの方略を駆使していく必要がある．また，医療関係者のほうからメーカーへの積極的なフィードバックを返すことが，よりよい市販品の出現と普及に寄与すると思われる．

栄養指導

2016年の診療報酬改訂により，嚥下調整食を必要とする症例への，管理栄養士による栄養指導が可能となった．蛋白質や根菜類を固くせず，かつ食感を残しつつ調理するのには技術（や道具）が必要であり,固くなりやすい食材を調理するよりも，元来やわらかい食材を利用するほうが容易であ

る．そのため，大量調理用に食材を購入する施設よりも，自宅のほうが有利である場合がある．また，加熱が少ない卵や刺身など，病院では出しにくいものも自宅では食べることができる．病院での作り方をそのまま指導するのではなく，家庭に合わせた内容を指導するような配慮が必要である．

嚥下調整食を必要とする症例への栄養指導は，食形態の面と栄養面の2者が必要であり，また，多くの場合，食形態の調整は介護者には慣れない課題である．退院時などの1回だけではなく,退院後，在宅でも繰り返し管理栄養士との面接を設定するように，医師のほうでも配慮することが望まれる．

最後に

学会分類2013には，簡便さのため，学会分類2013（食事）早見表および，学会分類2013（とろみ）早見表があるが，ホームページで公開されている解説文を熟読のうえで活用していただくことが推奨されている．また，咀嚼や嚥下については日々研究が行われ，知見が得られつつあること，様々な物性の食品が登場しつつあることなどから，今後も改定が期待されている．

冒頭にも述べたが，適切な食形態で誤嚥なく楽しく食事をすることは，栄養の摂取，QOL，そして摂食嚥下機能の維持と改善に寄与し，嚥下リハの重要な要素である．嚥下調整食が「制限食」「美味しそうでない」というネガティブなものではなく，「これなら食べられて美味しい，楽しい」となるものであるよう，引き続き努力が必要と考えている．

文　献

1) 日本摂食嚥下リハビリテーション学会：嚥下調整食学会分類2013（Japanese Dysphagia Diet 2013 by the JSDR dysphagia diet committee（JDD 2013））．〔https://www.jsdr.or.jp/doc/classification2013.html〕（2017年3月13日確認）

好評書籍

今さら聞けない！

耳鼻咽喉科
小児科・内科
でも大好評!!

小児の みみ・はな・のど診療 Q&A

子どもを診る現場で必携！

編集

加我君孝
（国際医療福祉大学言語聴覚センター長）

山中　昇
（和歌山県立医科大学 教授）

子どもの「みみ・はな・のど」を、あらゆる角度から取り上げた必読書！
臨床・研究の現場ならではの「今さら聞けない」129の疑問に、最新の視点からQ&A形式で答えます。

Ⅰ，Ⅱ巻とも
B5判　252頁　定価（本体価格5,800円＋税）
2015年4月発行

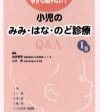

Ⅰ巻

A．一般
エビデンス、メタアナリシス、システマティックレビュー、ガイドラインの違いがよくわかりません／エビデンスのない診療はしてはダメですか？　ほか

B．耳一般
子どもの耳のCTの被曝量は許容範囲のものですか？何回ぐらい撮ると危険ですか？MRIには危険はないのですか？／小耳症はどう扱えば良いですか？　ほか

C．聴覚
新生児聴覚スクリーニングとは何ですか？／精密聴力検査とは何ですか？／聴性脳幹反応（ABR）が無反応の場合の難聴は重いのですか？　ほか

D．人工内耳・補聴器
幼小児の補聴器はどのようにすれば使ってもらえますか？／幼小児の人工内耳でことばも音楽も獲得されますか？　ほか

E．中耳炎
耳痛と発熱があったら急性中耳炎と診断して良いですか？／急性中耳炎と滲出性中耳炎の違いは何ですか？／鼻すすりは中耳炎を起こしやすくしますか？／急性中耳炎はほとんどがウイルス性ですか？／急性中耳炎の細菌検査で，鼻から採取した検体は有用ですか？　ほか

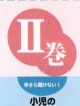

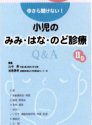

Ⅱ巻

F．鼻副鼻腔炎・嗅覚
鼻出血はどのようにして止めたら良いですか？／鼻アレルギーと喘息との関連を教えて下さい．ARIAとは何ですか？／副鼻腔は何歳頃からできるのですか？　ほか

G．咽頭・扁桃炎
扁桃は役に立っているのですか？／扁桃肥大は病気ですか？　ほか

H．音声・言語
"さかな"を"たかな"や，"さしすせそ"を"たちつてと"と発音するなど，さ行を正しく言えない場合はどのように対応すべきですか？　ほか

I．めまい
子どもにもメニエール病やBPPVはありますか？／先天性の三半規管の機能低下で運動発達は遅れますか？　ほか

J．いびき・睡眠時無呼吸・呼吸・気道
睡眠時無呼吸症候群は扁桃やアデノイドを手術で摘出すると改善しますか？　ほか

K．感染症
子どもの鼻には生まれつき細菌がいるのですか？／抗菌薬治療を行うと鼻の常在菌は変化するのですか？／耳や鼻からの細菌検査はどのようにしたら良いですか？　ほか

L．心理
学習障害はどのような場合に診断しますか？　ほか

全日本病院出版会

〒113-0033　東京都文京区本郷3-16-4　Tel：03-5689-5989
http://www.zenniti.com　　　　　　　　Fax：03-5689-8030

お求めはお近くの書店または弊社ホームページまで！

特集：摂食嚥下障害リハビリテーションABC

Ⅱ. 各 論
1. 脳卒中

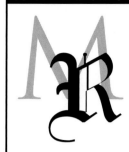

馬場　尊[*1]　中村智之[*2]

Abstract　脳卒中の嚥下障害は急性期には50％前後に認められる．片側性の大脳半球障害でも嚥下障害は起こるが，1週間後に改善することが多い．しかし，球麻痺や仮性球麻痺例は嚥下障害が遷延する．リハビリテーション(以下，リハ)は急性期には合併症を予防しつつ，嚥下内視鏡検査などが可能であれば可及的早期に嚥下直接訓練を計画する．そうでなければ，意識が清明でベッドサイドの臨床的嚥下評価が可能になるまでは嚥下間接訓練，口腔ケアを中心に行う．
　球麻痺は健常の機能が多く，各種嚥下法，姿勢調整法を駆使して嚥下直接訓練を施行する．嚥下造影で食塊の咽頭通過経路を評価するのが重要である．
　仮性球麻痺は健常の機能が少なく，認知機能障害や四肢体幹の運動機能障害があれば，リハが行いにくくなる．嚥下法や姿勢調整法は単純なものを選択し，食形態の調整で嚥下直接訓練を計画する．
　電気刺激や磁気刺激などの新介入法は肯定的ではあるが，エビデンスは確立していない．

Key words　脳卒中(stroke)，球麻痺(bulbar palsy)，仮性球麻痺(pseudobulbar palsy)，摂食嚥下障害(dysphagia)，リハビリテーション(rehabilitation)

　脳卒中の摂食嚥下リハビリテーション(以下，リハ)の戦略は脳卒中片麻痺のリハのそれと大きく変わるところはない．合併症の発症を押さえつつ，残存機能を最大限に活用し，運動学習を促すということである．病期や病態によって戦術が異なることも同じである．
　概要は「脳卒中治療ガイドライン2015」[1]にまとめられており，この発刊後から新しい概念はほとんどないようである[2]．したがって，本稿では病態や病期による戦術をまとめ，総論はこのガイドラインを参考にしていただきたい．

脳卒中の嚥下障害

　中枢性の摂食嚥下障害の要因は，脳神経麻痺による核性の運動障害，嚥下中枢の障害による嚥下反射惹起性の障害，嚥下中枢を修飾する感覚や覚醒度の障害が想定[3]される．咽頭喉頭は左右が連結した臓器であり，優位性が想定されているが両側性支配であるので，片側の錐体路障害では片麻痺のような明らかな運動障害は出現しない．両側の錐体路障害では仮性球麻痺といわれる病態の摂食嚥下障害を起こす．大脳皮質では弁蓋部が嚥下に大きく関与[2)4)]していると考えられ，この部位の片側の障害で誤嚥を伴うような嚥下障害が発症することもある．経皮頭蓋磁気刺激法(TMS)を用いた研究によると，この中枢には優位性があり，優位側が障害されると嚥下障害が起こり，嚥下障害の回復には非障害側皮質の活動範囲の拡大が関

[*1] Mikoto BABA，〒373-0034 群馬県太田市藤阿久町345　医療法人ふじあく医院，理事長
[*2] Tomoyuki NAKAMURA，足利赤十字病院リハビリテーション科，副部長

係しているとのことである[4].

脳卒中の摂食嚥下リハは，その障害の病態が，球麻痺か，仮性球麻痺か，覚醒度の問題か，認知機能の問題か，それらの組み合わせかを考えて計画をすることが重要である.

脳卒中急性期には診断方法に差があるが，おおむね50%前後に摂食嚥下障害が存在するといわれている．そして数週間のうちに減少し，3か月後には数%台にまで減少するといわれている[5)6]．片側性の大脳障害では発症時には30%程度に障害は発生し，1週間でほぼ改善するという報告がある[7].

急性期の摂食嚥下障害の要因は覚醒度の問題が大きいと思われる．脳浮腫や全体の脳機能の低下が嚥下中枢に影響して嚥下反射の惹起性が低下する．そして，核性の障害や両側の錐体路の障害がない場合でも，摂食嚥下障害を引き起こす．そして経過により脳浮腫などが改善し，覚醒度が改善すれば，障害も改善する．摂食嚥下は機能ではなく能力の範疇であるので，例えば歩行でも脳浮腫があったり，覚醒度が悪かったりすれば，麻痺(機能障害)はなくとも協調性が悪く転倒のリスクは高い．脳浮腫や覚醒度が改善すれば速やかにこのような歩行障害は改善する.

急性期を過ぎて摂食嚥下障害が残存している場合は，球麻痺や仮性球麻痺が存在している場合や優位性のある大脳皮質嚥下中枢の障害の可能性の他，認知機能の異常による摂食行動の異常や，咀嚼と嚥下の協調障害によるものが考えられる.

急性期の摂食嚥下リハ

脳卒中の多くは急性期に摂食嚥下障害を有するが，それらの多くは，自然に改善する．このことを考えると，急性期には合併症の予防が重要で，誤嚥性肺炎や低栄養を予防するような介入，すなわち口腔ケアと経管栄養の導入が重要である.

口腔ケアの重要性は広く認知され，発症後できるだけ早く介入することは常識になった．いわゆるSAP(stroke-associated pneumonia)は約20%

に認められるとされるが[8]，早期の専門的な口腔ケア開始で10%未満にまで減らすことができる[9]．一方で，SAPの70%を占めるといわれる発症後72時間以内の肺炎(early onset pneumonia；EOP)の発症については，発症前の口腔衛生状態や発症時に誤嚥をしている可能性などがあり，口腔ケアの効果は限定的かもしれない．したがって，発症後直ちに口腔ケアを開始するのは必須であるが，超急性期には肺炎の発症に特別に注意する必要があろう.

経管栄養に関しては，発症から7日以内に経腸栄養を開始した群が，開始しなかった群に比べ死亡率は低いという報告がある[10]．一方，早期に開始することが静脈栄養より劣るという報告はないようである．したがって，経口摂取が不可能な摂食嚥下障害が数日以上続くと判断したら可及的早期に経腸栄養を開始するのが妥当であろう．経腸栄養の方法については，初期は経鼻胃管が選択されるが，胃瘻をどのタイミングで造設するかは議論がある.

胃瘻は，発症後1か月以降も経口摂食が困難な状況が継続しているときには勧められると脳卒中治療ガイドラインには記載されている．未発表の自験例では，言語療法開始(発症後2日以内に開始)から直接訓練開始までに30日以上経過していた例は経口摂食の獲得は困難であり，全例胃瘻を必要としていた．したがって，発症後1か月の時点で，長期的な摂食嚥下障害の残存が見込まれる場合には胃瘻を選択するのは妥当であると思われる．それまでの間，適切な摂食嚥下リハと栄養管理を行うことは言うまでもない.

嚥下障害の改善や胃瘻の待機中の経腸栄養は経鼻胃管を選択するのが一般的である(他に間欠的経管栄養があるが割愛する)．この場合，チューブはできるだけ細い管(10 fr以下)を選択し，直接訓練の妨げにならないようにする．細い管を選択すると経鼻挿入が困難になるが，ガイドワイヤー付きのものを選択すれば問題ない．最も細いもので6 frの製品がある．細い管での問題点は薬剤注

入後の管の閉塞である．投与薬剤は簡易懸濁法ができるものに変更すれば8frまでは問題がないことが多い．

さて，急性期，意識障害が残存しているような時期に摂食嚥下対する嚥下直接訓練を行うべきかどうかであるが，結論からいえば，嚥下内視鏡検査など誤嚥を確定診断できる評価ができる環境下では嚥下直接訓練を積極的に行うことが勧められるであろう．脳出血に限定したTakahataらの報告[11]では，ICU内で早期に経口摂食に対する介入を行うと肺炎の発症率が減り，経口摂食を獲得して退院する例が増えたとある．問題は嚥下内視鏡検査ができない環境下ではどうするかである．脳卒中の嚥下障害で不顕性誤嚥は50%以上に認めるとされているので[8]，盲目的に直接訓練を行うのはリスクが大きい．嚥下間接訓練は積極的に行えるものの，嚥下直接訓練は少なくとも，意識が完全に回復し，従命が可能で，咳払いが十分に行えることを確認して，湿性嗄声の評価，反復唾液嚥下テスト（RSST），改訂水飲みテスト（MWST）などのベッドサイドの検査がしっかり行えるようになるまでは行わないほうが無難と思われる．それまでは合併症を防ぐことに専念し，適切な回復期リハ病棟に早期に医学的に安定した状態で引き継ぐことが大切と考えられる．

球麻痺の摂食嚥下リハ

ワレンベルグ症候群に代表される，片側の球麻痺の嚥下障害の特徴は使用できる残存機能が多いということである．大脳の病変はないので，認知機能が保たれていることが多く，四肢の運動機能が保たれていることが多い．そして健側の咽頭収縮機能が残存していることが多く，舌，口腔機能が保たれていることが多い．したがって，様々な嚥下間接訓練，嚥下法，姿勢調整法を応用することができる．

主体となる咽頭障害は，嚥下運動の惹起不全，嚥下出力パターン異常，出力低下とされ，巨島は，食塊の食道入口部通過パターンから以下の3つの

タイプに分類している[12]．

タイプ1：食道入口部において非麻痺側を食塊が通過する型

タイプ2：食道入口部において麻痺側を食塊が通過する型

タイプ3：食道入口部を通過しない型

タイプ1は健常部が協調性をもって動き，嚥下出力パターン，すなわち嚥下反射時（咽頭筋収縮時）に上部食道括約筋（UES）が弛緩するタイプと想定できる．病巣側に咽頭収縮不全があるのでリハの戦術は，健側に食塊を誘導し健側機能を積極的に使用することである．姿勢調整法が有効で，病巣側への頸部回旋や健側を下にするような側臥位を行うと有効である．病巣側の声帯麻痺による声門閉鎖不全に対しては，supraglottic swallowなどの嚥下前声門閉鎖法などの嚥下法を試みる．声門閉鎖を改善するためにpushing exerciseなどの声門閉鎖訓練を行う．患側声帯が正中位付近に固定されている場合には特に有効である．一度，嚥下法や姿勢調整法が確立して，安定した直接訓練が可能になると，徐々に嚥下パターンが改善してくることが多い．それに合わせて，嚥下法や姿勢調整法を変更していく．

タイプ2，3は嚥下出力パターンが破綻して，UESが開大しないタイプであり収縮筋括約筋協調障害と考えられる病態が想定される．

タイプ2は嚥下反射中の健常側の輪状咽頭筋の弛緩が不十分で，病巣側の輪状咽頭筋が弛緩性麻痺の場合に考えられる．

タイプ3は輪状咽頭筋が弛緩せず，UESが開大しないような病態が想定できる．

タイプ2に対するリハの戦術は単純ではない．食塊を健側に通過させるべきか，病巣側に通過させるべきかを症例により検討しなければならない．咽頭収縮圧は健側で作られるので中咽頭までは健側を通すほうが咽頭圧はかかりやすい．しかし，この側のUESは開大しにくいので食塊は通過しにくい．ここで，頸部回旋を病巣側にした場合に咽頭圧がUES収縮圧より十分に高ければ食

塊は通過するが，不十分であれば咽頭残留になる．一方，健側に頸部回旋をして食塊を UES で通過しやすい側に誘導した場合は，咽頭圧が十分に作用できず咽頭残留を生じる．このような場合には，嚥下造影下に様々な姿勢調整法を試行錯誤して，最も効率的な姿勢を選択することが必要になる．

タイプ 3 はリハが困難なタイプである．姿勢調整法，各種嚥下法で効果が得られにくいからである．咽頭収縮筋が緊張時に輪状咽頭筋も収縮してしまう場合（いわゆる収縮筋括約筋協調障害）もあり，このような場合は唾液の処理も困難になる．UES の開大障害にバルーン拡張法を行うこともあるが，この病態は嚥下出力パターンの問題であるので，筋を伸張してもその効果は乏しいと思われる．嚥下パターンが回復する可能性のある時期（2 か月程度）までリハを継続して，改善がなければ，輪状咽頭筋に対するボツリヌス毒素注入療法や輪状咽頭筋切断術などの外科治療を検討する．

仮性球麻痺のリハ

仮性球麻痺の特徴は，反射の惹起が遅いものの嚥下出力パターンに問題はないとされていたが，嚥下反射の持続時間が長く UES の開大時間が短いという報告[13]もあり，出力パターンの障害も考えられる．また，舌の運動障害，口腔や舌の協調性障害の他，嚥下障害以外に様々な障害，特に認知機能や精神機能の障害があり得ることなどがある．つまり，リハに利用できる残存機能が少ないことである．四肢体幹の運動障害があれば姿勢調整法が困難になる．口腔機能の障害があればいくつかの嚥下法は施行が難しくなる．認知機能障害があれば嚥下間接訓練が行いにくくなるし，姿勢調整法や嚥下法を遵守してもらえなくなる．

このような場合，できることは限られるが，反射惹起を促し，協調運動障害を軽減する工夫が重要である．まずは薬物療法を検討する．嚥下障害を悪化するような薬剤を使用していないかどうか，使用していたら減薬や中止を検討する．また，嚥下反射を促進するような薬を使用してみる．具

体的には抗痙攣剤，抗不安剤，睡眠剤のような中枢神経を抑制するような薬は極力控えること，副作用に錐体外路症状がある薬物を使用しないこと，ACE 阻害剤やシロスタゾールのように誤嚥性肺炎を減らすとされる薬を使用すること，アマンタジンの使用を検討することなどであろう．特にアマンダジン等のパーキンソン症候群に使用する薬剤は，嚥下反射惹起性に対する作用や固縮の軽減で嚥下に有利に働くことが想定される．幻覚などの副作用に注意が必要であるが，使用したほうがよい薬剤と思われる．ただし，これらの薬剤の使用に関しては明確なエビデンスはない．

リハは嚥下間接訓練が行いにくいので，嚥下直接訓練を行うことが中心になる．具体的には，姿勢調整や嚥下法が行いにくいので，食形態の調整が主になる．リクライニング位などの簡単な姿勢調整と組み合わせて，食形態や一口量を決定する．この場合，誤嚥を起こさずに，最も負荷の大きい条件を見つけるのがポイントである．嚥下直接訓練を継続して，改善をみられれば，リクライニングの角度，一口量，食形態を健常者の状態に近づけるように条件を変更する．リクライニングの角度は垂直位の方向，一口量は 15 ml 程度まで多くする方向，食物物性は嚥下調整食ⅠからⅣへの方向である．そして，誤嚥しないギリギリの条件を嚥下造影，あるいは嚥下内視鏡検査で見つけ，その条件でさらに直接訓練を一定期間行う．そして，再評価し条件を再設定することを繰り返し，改善を認めなくなるまで継続する．

各種神経刺激方法について

非侵襲的大脳刺激方法は経皮頭蓋直流電気刺激と経皮頭蓋磁気刺激が行われている．これらについて，最近のシステマティックレビュー[14]によると，否定的な見解ではないが，刺激方法や安全面の確証についての研究が不十分であり，広く臨床に推奨するレベルには未だ達していないとの見解である．

文 献

1) 脳卒中合同ガイドライン委員会（編）：嚥下障害に対するリハビリテーション. 脳卒中治療ガイドライン2015, pp. 303-305, 協和企画, 2015.

2) Cohen DL, et al：Post-stroke dysphagia：A review and design considerations for future trials. *Int J Stroke*, 11：399-411, 2016.
   〈Summary〉狩猟したなかで最も新しい総説. 脳卒中の嚥下障害のメカニズムに関する磁気刺激の研究成果の紹介あり. 診断, 介入方法に関する研究成果は未だ十分ではないとまとめている.

3) Singh S, Hamdy S：Dysphagia in stroke patients. *Postgrad Med J*, 82：383-391, 2006.
   〈Summary〉2005年にまとめられた脳卒中嚥下障害の総説. 診断, 介入等について的確にまとめている. TMSの研究成果から片側性脳卒中嚥下障害のメカニズムに言及している.

4) Hamdy S, et al：Recovery of swallowing after dysphagic stroke relates to function reorganization in the intact motor cortex. *Gastroenterology*, 115：1104-1112, 1998.
   〈Summary〉片側性脳卒中嚥下障害に対してTMSを行い, 開始時, 1か月後, 3か月後の変化を検討した論文. 嚥下障害の改善したものは, 非障害側大脳皮質の咽頭運動領域が拡大しており, これが嚥下障害の改善のメカニズムの可能性であることを示唆した.

5) Martino R, et al：Dysphagia after stroke Incidence, diagnosis, and pulmonary complications. *Stroke*, 36：2756-2763, 2005.
   〈Summary〉1966～2005年の脳卒中嚥下障害に関する論文のシステマティックレビュー. 嚥下障害の発生率は, 器機を使用する診断法で64～78%. 肺炎発症の相対危険度は嚥下障害ありで3.11, 誤嚥ありで11.56と報告している.

6) 前島伸一郎ほか：急性期脳出血における摂食・嚥下障害の検討. *Jpn J Rehabil Med*, 50：290-297, 2013.
   〈Summary〉急性期脳卒中504例の肺炎発症を検討. 入院期間中（平均26日）の発症率は18.1%. 肺炎発症群は高齢, 認知障害, 多発病変が多かったと報告している.

7) Barer DH：The natural history and functional consequence of dysphagia after hemispheric stroke. *J Neurol Neurosurg Psychiaty*, 52：236-241, 1989.
   〈Summary〉急性期の片側性脳卒中357例の嚥下障害の発症率を報告した1987年の古典的な論文. 嚥下障害の評価を10 mlの飲水で行っている.

8) 前島伸一郎ほか：脳卒中に関連した肺炎：急性期リハビリテーション介入の立場からみた検討. 脳卒中, 33：52-58, 2011.
   〈Summary〉急性期脳出血447例の嚥下障害の発生と帰結を検討している. ベッドサイド評価による嚥下障害の診断例数, VFを用いた誤嚥の診断例数, 急性期病院退院時の帰結などを報告している.

9) Aoki S, et al：The Multidisciplinary Swallowing Team Approach Decreases Pneumonia Onset in Acute Stroke Patients. *PLoS One*, 11：e0154608, 2016.
   〈Summary〉急性期脳卒中に専門的口腔ケアチームを組織して, 介入前後の肺炎発症を検討. 介入前は脳卒中132例で肺炎発生は15.2%, 介入後は脳卒中173例で肺炎発生は6.9%と報告している.

10) Dennis MS, et al：Effect of timing and method of enteral tube feeding for dysphagic stroke patients（FOOD）. *Lancet*, 365：764-772, 2005.
    〈Summary〉脳卒中の経管栄養に関する多施設無作為比較研究で, 脳卒中嚥下障害に7日以内に経鼻経管栄養を行った群と7日以内に行わなかった群を比較. 7日以内に開始した群の死亡率が低かったと報告している. 早期（7日以内）のPEG導入と経鼻経管との比較も行われ, 早期のPEGの死亡率や機能帰結が悪かったと報告している.

11) Takahata H, et al：Early intervention to promote oral feeding in patients with intracerebral hemorrhage：a retrospective cohort study. *BMC Neurol*, 11：6, 2011.
    〈Summary〉急性期脳卒中に経口摂食に対する早期介入プログラムを行い, プログラム開始前の群と比較検討した報告. 129例に発症後24時間以内に口腔ケアを行い, 可及的早期に経口摂食訓練を施行. プログラム開始前90例と比較して, 経口摂食獲得率が67%から86%に増し, 肺炎発症が35%から21%に減ったとしている.

12) 巨島文子：延髄外側症候群（Wallenberg症候群）による嚥下障害. 臨床神経学, 51：1068-1071, 2011.
    〈Summary〉第52回日本神経学会（2011年）のシンポジウム難治性嚥下障害に対する治療戦略の会議録. Wallenberg症候群の嚥下障害の病態を食道入口部開大とその通過パターンに着目して

3つに分類して解説している。詳細は藤島一郎(編)よくわかる嚥下障害(永井書店, 2012)に記載されている.

13) Ertekin C, et al：Mechanisms of dysphagia in suprabulbar palsy with lacunar infarct. *Stroke*, 31：1370-1376, 2000.

〈Summary〉 ラクナ梗塞の 38 例と健常者 39 例を対象に筋電図と喉頭挙上を計測するセンサーを用いて，障害者の嚥下反射時間の延長と，輪状咽頭筋弛緩時間の短縮を観察．反射時間の延長の要因についてはよくわからないが，錐体外路系が延髄嚥下中枢に影響を与えているのだろうと考察

している.

14) Pisegna JM, et al：Effect of non-invasive brain stimulation on post-stroke dysphagia：A systematic review and meta-analysis of randomized controlled trials. *Clin Neurophysiol*, 127(1)：956-968, 2016.

〈Summary〉 2014 年までの脳卒中後嚥下障害に対する TMS に関する論文のシステマティックレビュー．非障害側への刺激が有効であるようだが，その機序が不明確であり，安全性の測定がなされていない．広く臨床応用を勧めるには未だ不十分であると結論している.

特集:摂食嚥下障害リハビリテーションABC

Ⅱ. 各 論

2. パーキンソン病

山本敏之*

Abstract パーキンソン病は経過中にしばしば摂食嚥下障害を合併し，その合併頻度は進行期の患者ほど高い．しかしながら，発症早期の，パーキンソン症状が軽度な時期であっても摂食嚥下障害を合併している患者もいる．摂食嚥下障害の診断には嚥下造影検査が有用であり，嚥下造影検査では気道防御の障害と食物輸送の障害に注目する．気道防御の障害は誤嚥性肺炎のリスクであり，食物輸送の障害は栄養障害や気道閉塞のリスクの他，内服治療の障害にもなる．これらは必ずしも同時に現れる所見ではないため，摂食嚥下障害の程度や病態に合わせた対応が必要になる．パーキンソン病患者の摂食嚥下障害への対応として，抗パーキンソン病薬の調整や姿勢調整，嚥下調整食の導入，そして摂食嚥下リハビリテーションなどがあり，患者のパーキンソン症状や認知機能を勘案し，適切な治療を選択する必要がある．

Key words パーキンソン病(Parkinson's disease)，嚥下障害(dysphagia)，嚥下(swallowing)，リハビリテーション(rehabilitation)

パーキンソン病の嚥下障害は
いつから現れるのか？

　脳血管障害による嚥下障害と異なり，パーキンソン病(Parkinson's disease)の嚥下障害は，その合併時期がわかりづらい．一般にはパーキンソン症状が重度であるほど，嚥下機能も悪い傾向にある[1]．しかしながら，発症早期にも1/4～1/3の患者が食物を飲み込む速度の低下や咽頭での食物のつまり感，液体嚥下後の湿性嗄声や咳嗽を自覚している[2]．また，パーキンソン病の嚥下障害はL-dopaでは必ずしも改善しない症状である[3]．そのため，抗パーキンソン病薬の効果でパーキンソン症状が軽度であっても嚥下障害を認める患者が存在するし，抗パーキンソン病薬の効果が不十分なため

パーキンソン症状が重度，かつ嚥下障害を認める患者も存在する．さらに嚥下障害が出現する時期に個人差があることや，パーキンソン病では不顕性誤嚥が多いことも合併時期を不明確にする要因である．パーキンソン病患者136人の経過を前向きに調査した研究では，嚥下障害の出現は発症から約15年で半数を超えるようになる(図1)[4]．この時期にはパーキンソン病としての様々な症状を合併しており，摂食嚥下リハビリテーション(以下，リハ)導入の障害になる．また，この研究では発症から20年で100人(74％)が死亡しており，パーキンソン病の嚥下障害は進行期に頻度の高い合併症であるといえよう．

嚥下における気道防御の障害

　パーキンソン病患者に摂食嚥下リハを導入するにあたって，方針決定には嚥下造影検査を実施することが望ましい．パーキンソン病の嚥下造影検査では様々な異常所見が得られるが，そのすべて

---

* Toshiyuki YAMAMOTO, 〒187-8551 東京都小平市小川東町4-1-1 国立精神・神経医療研究センター嚥下障害リサーチセンター，センター長・同センター病院神経内科，医長

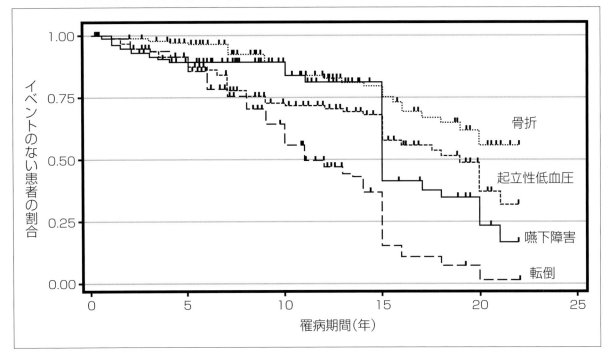

図 1. イベント出現までの期間

（文献 4 より）

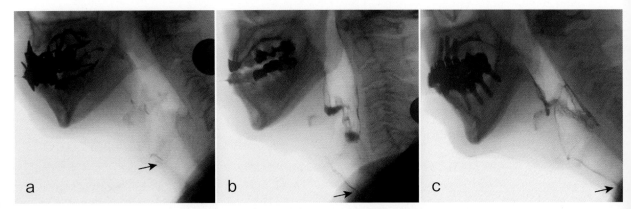

図 2. 液体バリウムの誤嚥

a：パーキンソン病，78 歳，男性．Hoehn & Yahr Ⅳ度．バリウムが声帯を越えて気管に侵入（矢印）
b：パーキンソン病，58 歳，男性．Hoehn & Yahr Ⅲ度．バリウムが気管内に侵入（矢印）．この後，咳嗽が惹起された．
c：パーキンソン病，62 歳，男性．Hoehn & Yahr Ⅲ度．バリウムが気管内に侵入（矢印）．咳嗽反射は惹起されなかった．

が臨床的に問題になるわけではない．まず注目すべきは，パーキンソン病患者の肺炎発症のリスク因子である誤嚥である．嚥下造影検査で誤嚥したパーキンソン病患者の，検査から 2 年後の累積肺炎発症率は 45.8% で，誤嚥しなかった患者の 3.2% より有意に高い[5]．一方，喉頭侵入は健常高齢者でもみられることがあり，喉頭侵入のみで誤嚥がないパーキンソン病患者は肺炎発症のリスクは低い．嚥下造影検査の側面像で気管に侵入した液体を量的に評価することは困難であるが，口腔に注入する液体量が一定していれば，気管の下方まで侵入している患者ほど肺炎発症のリスクは高いと推察される．また，パーキンソン病では咳嗽反射の惹起が障害されていることが多い[6]．むせ

のない誤嚥(不顕性誤嚥)は気道から異物を排出することができず，肺炎発症のリスクはより高いと推察される．また，パーキンソン病患者は随意の咳の呼気流速が遅く，有効な咳嗽が惹起されない指摘もある[7]．咳嗽を促しても，気管から異物を排出できなければ，やはり肺炎発症のリスクは高い．

図2はいずれもパーキンソン病患者が液体バリウム10 m*l* を嚥下した後の写真である．図2-aの患者は不顕性誤嚥であったがバリウムの気道への侵入は浅い．この患者は経口摂取を継続し，検査から1年経っても肺炎発症はなかった．図2-bの患者は，バリウムが気道内を深くまで侵入しているが，検査中に咳嗽が惹起された．この患者は経口摂取を継続し，検査から1年経っても肺炎の発症はなかった．図2-cの患者は誤嚥したバリウムが気道内を深くまで侵入し，かつ咳嗽反射がなかった．検査では肺野までバリウムは侵入しなかったが，経口摂取を継続した結果，検査から5日後に肺炎を発症した[8]．誤嚥したパーキンソン病患者すべてに誤嚥性肺炎発症のリスクはあるが，気道に侵入した異物の深達度，咳嗽反射の有無，そして有効な咳嗽であるかを呼気流速から総合的に判断し，経口摂取継続の可否を決定する必要がある．

嚥下における輸送の障害

パーキンソン病患者はしばしば食物輸送の障害を認め，嚥下後，喉頭蓋谷と梨状窩に食物が残留する．パーキンソン病患者の剖検から，咽頭筋に神経原性変化が現れたという報告があり[9]，咽頭筋の筋力低下や筋萎縮が原因で食物輸送が障害される可能性がある．梨状陥凹の固形物の残留はそれ自体が食物通過の障害になり，続けて液体を飲んだ場合に誤嚥することがある．すなわち，食物輸送の障害は，連続した嚥下で誤嚥の原因になる場合がある．

咀嚼が悪いパーキンソン病患者は，しばしば十分に食物を粉砕しないまま咽頭に送り込む．図3

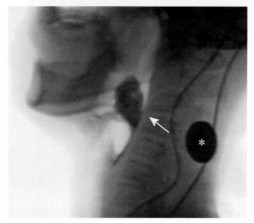

図3．バリウム加コンビーフの咽頭残留
食事中の窒息を繰り返したパーキンソン病．57歳，女性(脳深部刺激療法あり)．Hoehn & Yahr Ⅳ度．咽頭腔に残留あり(矢印)．頸部に直径2.3 cmのマーカー(＊)

は食物による気道閉塞を繰り返したパーキンソン病患者の嚥下造影検査の写真である．食塊が広い咽頭腔内を占拠しようとしており，気道閉塞のリスクがある．食物を適切な大きさに調理し，また咽頭で凝集するような食物(餅やパンなど)を避けることで窒息を予防する．

咽頭でのつまり感を自覚している患者は，十分量の食事摂取ができないまま食事を中断することがあり，栄養失調に留意する必要がある．体重減少が続く場合には，嚥下障害の可能性を考える．

嚥下における輸送の障害は食物だけではなく，治療薬(錠剤)でも起こりうる．錠剤が咽頭に停留するために，一定の薬物血中濃度を維持できず，内服時間からは予期できない日内変動を伴うことがある．

パーキンソン病の嚥下障害への対応

嚥下障害への対応は，肺炎発症や栄養失調のリスクマネジメントと食べる楽しみ，すなわち生活の質の維持という二面性があることに留意する．筆者の施設では，パーキンソン病患者の嚥下障害への対応を以下のようにしている(図4)[10]．まず，日常の食事を経口摂取しているパーキンソン病患者に，たまたま嚥下造影検査で嚥下障害が発見された場合には，経口摂取を継続し，嚥下調整食の導入や摂食嚥下リハの実施を検討する．

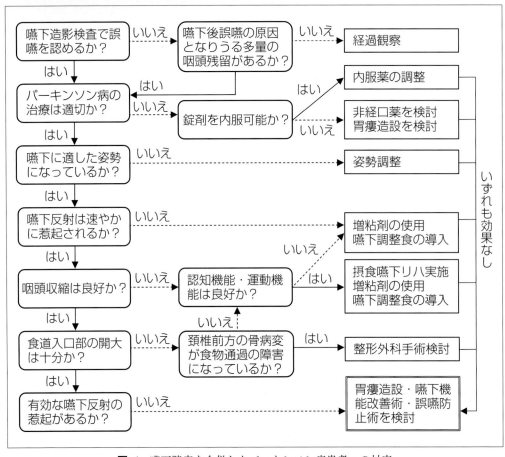

図 4. 嚥下障害を合併したパーキンソン病患者への対応

　肺炎を発症したり，体重減少が現れたりした患者で，嚥下造影検査で明らかな異常を認めなければ，嚥下に影響する他の因子がないかを評価する．特に進行期のパーキンソン病患者は日内変動を伴うことが多く，オフではオンに比べて嚥下が悪くなる．オフで嚥下障害が現れる場合，食事の時間帯をオンにするように内服時間を調整する[11]．また，骨折や感染症などの合併症を契機に，パーキンソン症状が悪化し，嚥下障害が現れることがある．全身状態が改善後，再評価し方針を判断する．
　嚥下造影検査で誤嚥や多量の咽頭残留を認めた場合，錐体外路徴候が強ければその治療を優先させる．治療によって十分に錐体路徴候が改善しているパーキンソン病患者は，嚥下障害の改善を目的にL-dopaを増量しても効果を期待できないことが多い．一方，錐体外路徴候が強い患者はパーキンソン症状の改善で嚥下障害が改善することがある．前述のように，嚥下障害がある患者にウェ

アリングオフ現象やオンオフ現象などの日内変動がある場合は，オンで嚥下するようにする[11]．錐体外路徴候が強い患者は，しばしば口腔準備期や口腔送り込み期に障害が現れ，食物を咽頭に送り込むことや口腔で保持することが困難になる[12]．それだけではなく，口腔期の障害のために錠剤の内服が困難な患者は，十分にパーキンソン病を治療できずパーキンソン症状が悪化する．口腔内崩壊錠や非経口薬などの抗パーキンソン病薬の導入を検討する．ただし，パーキンソン病の治療はL-dopaが主体である．L-dopaを内服できないためにパーキンソン症状が改善しない患者には，胃瘻からの投薬も検討する．最近では，胃瘻から小腸にポンプでカルビドパ・レボドパを注入するカルビドパ・レボドパ配合腸注液療法も行われている．筆者は，カルビドパ・レボドパ配合腸注液療法の導入が，オフでの嚥下障害の改善に有効だった経験がある．今後，症例を集積したい．

パーキンソン病ではしばしば腰曲がり，首下がりなどの姿勢異常が出現する．頚部伸展位の患者の場合，頚椎による咽頭や食道入口部の圧迫が嚥下障害の原因になりうる．姿勢異常がある患者は，姿勢の調整を行う(図4)．パーキンソン病患者の嚥下障害は頚部前屈位で改善することがある[13].

嚥下造影検査で，造影剤が下咽頭に到達してから嚥下反射が惹起され，そのために誤嚥している患者は，嚥下反射の惹起が遅れていると判断する．嚥下反射の惹起が遅れる原因は，錐体外路徴候による動作開始の遅れや咽頭における感覚障害[14]などが考えられる．対症療法として，咽頭での食物の通過速度を抑える増粘剤の使用が有効である．パーキンソン病患者や認知症患者の嚥下障害には，蜂蜜状とろみが最も効果があり，次いでネクター状とろみに効果があるとされている[13]．粘性が高い食物は咽頭残留の原因になるため，適切な粘性と凝集性が得られるように調整する．患者に指導するだけでなく，増粘剤の使用方法を介護者に指導することも重要である．

咽頭収縮が悪い患者には摂食嚥下リハを試みる[15]．パーキンソン病患者に対する摂食嚥下リハの効果についてはまだエビデンスに乏しく，認知機能の低下や錐体外路徴候を勘案し，総合的に摂食嚥下リハの適応を判断する．

パーキンソン病では輪状咽頭筋の弛緩が悪いため，食道入口部の開大が悪い場合がある[16]．食道入口部の開大不全は食物通過の障害となり，誤嚥や咽頭残留の原因となり得る．椎体の骨棘や前縦靱帯骨化症が物理的に食道入口部の開大を制限し，誤嚥している場合には，整形外科での手術を検討する．また，輪状咽頭筋切断術などの嚥下機能改善術の適応も検討する．

パーキンソン病では嚥下反射後の咽頭の収縮・弛緩，上部食道括約筋の弛緩などの，連続した嚥下の障害がみられることがあり，その原因として嚥下の中枢パターン発生器(central pattern generator；CPG)の異常が考えられている[17]．CPGの障害が原因の嚥下障害の治療には難渋する．また，

意識レベルの低下やパーキンソン症状の悪化などが原因で，嚥下反射が惹起されない患者も治療に難渋する．安全な経口摂取を続ける方法を考える一方で，確実な投薬と栄養管理のために胃瘻造設も検討する必要がある．

文 献

1) Monte FS, et al：Swallowing abnormalities and dyskinesia in Parkinson's disease. *Mov Disord*, 20 (4)：457-462, 2005.

2) Volonte MA, et al：Clinical assessment of dysphagia in early phases of Parkinson's disease. *Neurol Sci*, 23(Suppl 2)：S121-S122, 2002.

3) Menezes C, Melo A：Does levodopa improve swallowing dysfunction in Parkinson's disease patients？ *J Clin Pharm Ther*, 34(6)：673-676, 2009.

4) Hely MA, et al：The Sydney multicenter study of Parkinson's disease：the inevitability of dementia at 20 years. *Mov Disord*, 23(6)：837-844, 2008.

5) Yamamoto T, et al：Risk of pneumonia onset and discontinuation of oral intake following videofluorography in patients with Lewy body disease. *Parkinsonism Relat Disord*, 16(8)：503-506, 2010.

6) Ebihara S, et al：Impaired efficacy of cough in patients with Parkinson disease. *Chest*, 124(3)：1009-1015, 2003.

7) Hegland KW, et al：Sequential voluntary cough and aspiration or aspiration risk in Parkinson's disease. *Lung*, 192(4)：601-608, 2014.

8) 山本敏之：パーキンソン病における嚥下障害の造影検査所見. *Fronti Parkinson Dis*, 5(1)：34-38, 2012.

9) Mu L, et al：Alpha-synuclein pathology and axonal degeneration of the peripheral motor nerves innervating pharyngeal muscles in Parkinson disease. *J neuropathol Exp Neurol*, 72(2)：119-129, 2013.

10) 山本敏之，村田美穂：Parkinson病の嚥下障害・構音障害. 神経内科，86(2)：161-168, 2017.

11) 「パーキンソン病治療ガイドライン」作成委員会(編)：嚥下障害，流涎，構音障害の治療はどうするか. パーキンソン病治療ガイドライン2011, p. 126, 医学書院, 2011.

12) Nagaya M, et al：Videofluorographic study of

swallowing in Parkinson's disease. *Dysphagia*, 13
(2)：95-100, 1998.

13) Logemann JA, et al：A randomized study of three interventions for aspiration of thin liquids in patients with dementia or Parkinson's disease. *J Speech Lang Hear Res*, 51(1)：173-183, 2008.

14) Mu L, et al：Parkinson disease affects peripheral sensory nerves in the pharynx. *J Neuropathol Exp Neurol*, 72(7)：614-623, 2013.

15) 日本摂食嚥下リハビリテーション学会医療検討委員会：訓練法のまとめ(2014版). 日摂食嚥下リハ会誌, 18(1)：55-89, 2014.

16) Lieberman AN, et al：Dysphagia in Parkinson's disease. *Am J Gastroenterol*, 74 (2)：157-160, 1980.

17) Alfonsi E, et al：Electrophysiologic patterns of oral-pharyngeal swallowing in parkinsonian syndromes. *Neurology*, 68(8)：583-589, 2007.

特集:摂食嚥下障害リハビリテーション ABC

Ⅱ. 各 論

3. 筋ジストロフィーと摂食嚥下障害

野﨑園子*

Abstract 筋ジストロフィーには様々な型があるが,小児ではデュシェンヌ型筋ジストロフィー(DMD)が最も頻度が高く重症であり,次いで頻度が高いのは福山型筋ジストロフィー(FCMD)である.ともに重度の摂食嚥下障害を合併する.DMDでは摂食嚥下障害が病状の進行とともに顕著に現れ,FCMDでは低年齢から嚥下反射の遅延や誤嚥が問題になる.成人では,筋強直性ジストロフィー(我が国では1型:DM1)が最も頻度が高く,摂食嚥下障害も重度で,自覚のない不顕性誤嚥が少なくない.

DMDでは初期には固形物より液体のほうが嚥下が良好であるが,DM1では液体の誤嚥リスクが高いことは臨床上特に注意すべきである.

呼吸不全の進行と嚥下障害の進行は関連している.呼吸不全初期の日中は非侵襲的間欠的呼吸管理(NIV)を外している時期でも,食事中のSpO_2低下がみられた場合は,食事中もNIV装着が望ましい.

進行期に胃瘻を選択する場合,呼吸不全合併例では,造設時の唾液誤嚥や呼吸不全の悪化に注意し,十分なモニタリング下に行う,またはNIV装着下で造設する.

Key words 摂食嚥下障害(dysphagia),デュシェンヌ型筋ジストロフィー(Duchenne muscular dystrophy;DMD),1型筋強直性ジストロフィー(myotonic dystrophy type 1;DM1),呼吸不全(respiratory failure),胃瘻(percutaneous endoscopic gastrostomy;PEG)

はじめに

筋ジストロフィーには様々な型があるが,小児ではデュシェンヌ型筋ジストロフィー(DMD)が最も頻度が高く重症であり,次いで頻度が高いのは福山型筋ジストロフィー(FCMD)である.ともに重度の摂食嚥下障害を合併する.DMDでは摂食嚥下障害が病状の進行とともに顕著に現れ,FCMDでは,低年齢から嚥下反射の遅延や誤嚥が問題になる.

成人では筋強直性ジストロフィー(DM)が最も頻度が高く摂食嚥下障害も重度で,次いで頻度が高いのが顔面筋罹患のある顔面肩甲上腕型(FSH)であり,進行期には摂食嚥下障害を高率に合併する.他に有病率は低いが,嚥下障害が主症状である眼咽頭筋型筋ジストロフィーがある.筋ジストロフィーは国の指定難病(113)であり,他の病型の概要は難病情報センターホームページ(http://www.nanbyou.or.jp/entry/4522)を参照されたい.

現時点では筋ジストロフィーに根本的な治療法はない.しかし,ステロイド等の薬物治療,リハビリテーションは進行の抑制や生活レベル維持に一定の効果があり,呼吸ケア,心筋障害治療は生命予後の改善をもたらした[1].

2014年には「デュシェンヌ型筋ジストロフィー診療ガイドライン2014」[2]が発刊された.このガイドラインはDMDを対象としているが,DMD

---

* Sonoko NOZAKI,〒660-8511 兵庫県尼崎市稲葉荘 3-1-69 関西労災病院神経内科,部長

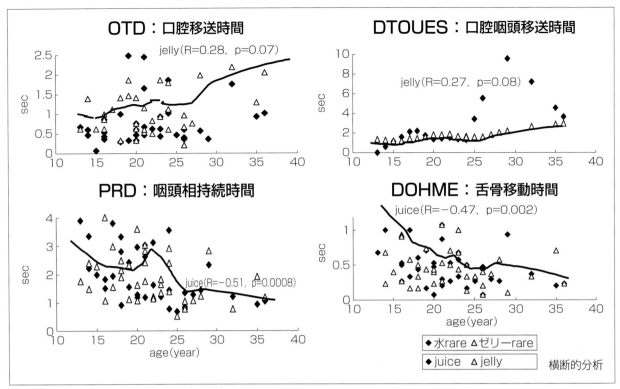

図 1. DMD の VF 所見と年齢の関連
口腔・咽頭移送時間は年齢とともに延長し，舌骨移動時間は年齢とともに短縮する．

(文献 5 より)

以外の疾患においても共有できる部分が多い．

筋ジストロフィーの摂食嚥下障害の一般的特徴としては，咬合不全，口唇閉鎖不全，巨舌または舌萎縮，舌圧低下，舌運動障害，咀嚼運動障害，咽頭筋力低下による移送障害，喉頭蓋谷や梨状窩への残留，食道括約筋機能不全，喉頭挙上減弱，上肢筋力低下による摂食困難，脊柱変形による摂食姿勢保持困難，呼吸不全による嚥下困難や呼吸不全への影響などがあり，これらの出現時期や重症度などは病型によって異なる．

本稿では誌面スペースの都合上，筋ジストロフィーの小児期・成人期の代表的疾患であるDMD と DM の摂食嚥下障害について述べる．

デュシェンヌ型筋ジストロフィー（DMD）

1. 疾患概要

DMD は筋細胞膜蛋白であるジストロフィン遺伝子の異常による伴性劣性の遺伝性疾患で，有病率は男子 10 万人当たり約 7 人である．同じジストロフィン遺伝子の異常で発症するベッカー型筋ジストロフィー（BMD）とともに，最近ではジストロフィン異常症（dystrophinopathy, Duchenne/Becker muscular dystrophy；DMD/BMD）と総称されることも多い．

DMD は，2 歳頃に下腿の偽性肥大，3～5 歳に転びやすいことや走れないことで気づかれることが多いが，今日の日本では乳幼児期に別の目的で実施された採血で高 CK 血症を指摘され，発症前に診断を受けることも多い．運動能力は 5 歳頃までは伸びていくが，以後緩徐に低下し 10 歳頃に歩行不能となる．徐々に関節拘縮や側弯が出現し進行する．一般に 10 歳以降に呼吸不全，心筋症を認めるようになるが，その発症時期や進行のスピードには個人差がある．呼吸管理や心筋障害治療の普及により生命予後が延長しており，最近の平均寿命は 30 歳を超えた．寿命延長とともに摂食嚥下障害が重症化して肺炎や栄養障害を合併し，予後に影響を与えている．

2. 摂食嚥下障害の特徴

DMD の摂食嚥下障害は幼少時から慢性に進行

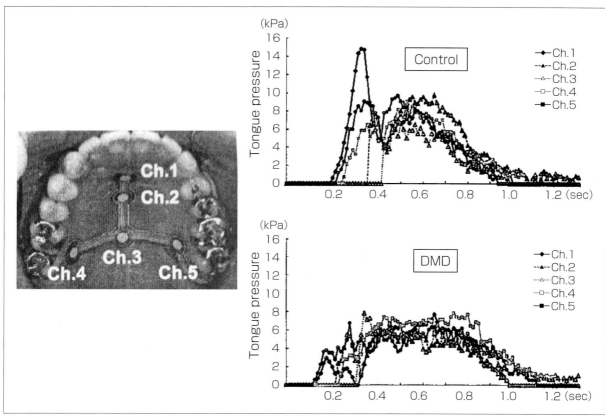

図 2. DMD の舌圧
舌圧の低下と分布の不均衡があり，前方の舌圧がより低下している．

（文献 7 より）

するため，患者は初期は必ずしも障害を自覚していない．詳細な問診と観察が必要である．

DMD の摂食嚥下障害の問診として Sydney Swallow Questionnaire (SSQ) が感度が高く有用との報告がある[3]．また，Neuromuscular Disease Swallowing Status Scale (NdSSS) は，経管栄養の stage も重症度分類に含めた神経筋疾患の嚥下障害スケールで，摂食嚥下障害の経過を把握し，情報共有するのに有用である[4]．

DMD 患者の嚥下造影（videofluorography；VF）所見と年齢との関係における検討では，経時的変化としては，10 歳代より口腔期の異常が存在し，さらに 20 歳頃より咽頭残留などの咽頭期障害が出現することが示された．また定量的評価では，口腔・咽頭移送時間は年齢とともに遅延し，舌骨の前上方への運動時間は年齢とともに短縮すると報告されている（図 1）[5]．

以下，摂食嚥下障害の各プロセスにおける障害について述べる．

1）準備期・口腔期

閉口筋と開口筋の機能の不均衡により，しばしば開口障害と開咬を認め，咬合不全がある．最大咬合力は，10 歳以降には年齢による変化が認められず，10 歳頃の咬合力のままで推移すると報告されている．また，巨舌や筋力低下のため，明らかな舌の可動域制限がみられる．歯列は，前後径が小さく左右径がやや大きく，相対的に側方に広がり，そのため舌の左右運動量が多くなり咀嚼効率が低下する[6]．巨舌と舌の可動域制限・咽頭内圧低下のため，奥舌への移送や咽頭への移送が，特に固形物のほうが強く障害される．また，舌圧の低下と分布の不均衡があり，前方の舌圧低下が知られている（図 2）[7]．

2）咽頭期

咽頭筋力低下による咽頭移送障害と，舌骨挙上不全による食道入口開大不全があり，食道入口を

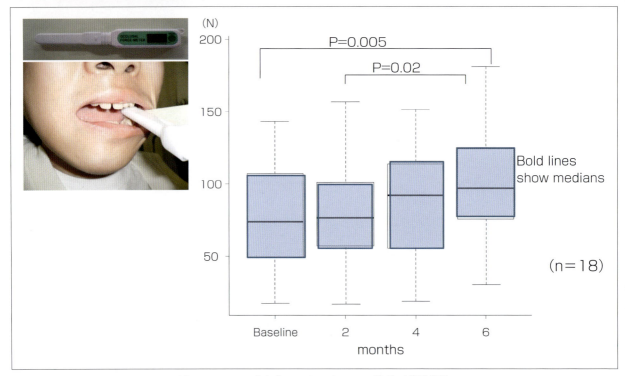

図 3. DMD の咬合力へのホットパック併用可動域訓練
6 か月後の咬合力は，ベースラインと 2 か月後に比し有意に増加した．

（文献 9 より）

表 1. 筋ジストロフィーの嚥下障害に対するバルン拡張法の効果
（バルーン法前後の変化）

病型	年齢	VF 所見				臨床所見	
		食道入口径	咽頭通過時間		梨状窩残留の変化	嚥下状態（摂食時間のみこみやすさ）	咽頭残渣（吸引量）
		バルーン後／前	前(sec)	後(sec)			
FCMD	13	2.0	2.8	0.52	減少	不変	不変
FCMD	19	3.0	0.3	0.28	不変	改善	減少
FCMD	24	2.6	9.55	2.05	不変	改善	減少
DMD	30	NE	NE	NE	不変	改善	減少
BMD	62	2.0	0.25	0.2	不変	改善	減少
MYD	40	1.2	1.48	0.8	減少	改善	不変
MYD	57	1.5	6.66	2.12	不変	不変	不変

咽頭通過時間：食塊先端の下顎枝通過から食道入口開大までの時間

（文献 10 より）

食塊が一度に通過せず，結果として送り込み運動中に食塊が口腔と咽頭を行きつ戻りつして，食塊の口腔への逆流が少なからず認められる[8]．

3）食道期

食道の移送障害は少ないといわれているが，胃食道逆流がみられることがある．

4）摂食障害

脊柱変形や上肢・体幹筋力低下による疲労が必発である．慢性進行性のため，患者は必ずしも疲労を自覚していないが，食事の後半に頻脈や体動が目立つときは，疲れているサインと判断する．

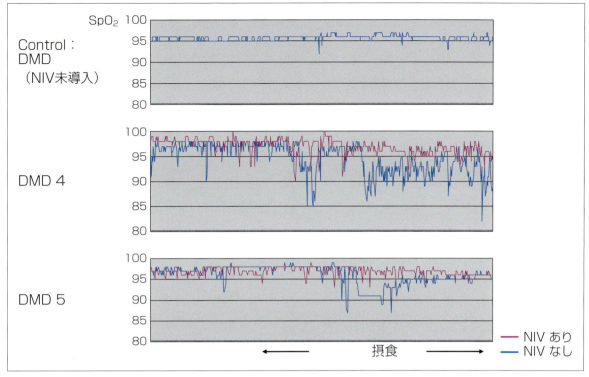

図 4. NIV 下摂食導入前後の SpO_2 変化
夜間のみ NIV 施行患者でも，食事中に SpO_2 が低下

(文献 8 より)

5）呼吸不全との関連

10 歳代後半頃より呼吸不全を合併する症例があり，呼吸不全は摂食嚥下状態に影響を及ぼす．

3．摂食嚥下障害の対策

1）口腔期障害

咬合力の低下には，重症化に伴いあまり咬筋や口腔周囲筋を使わなくなるという廃用の影響もあり，咬合訓練や口腔周囲筋のストレッチが可動域を拡大し，咬合力の改善をもたらすこともある（図 3）[9]．

2）咽頭期障害

咽頭筋力低下による咽頭移送障害と舌骨挙上不全による食道入口開大不全には，バルーン法（一回引き抜き法）が有効である（表 1）[10]．

3）摂食障害

食事時間の後半に頻脈や体動が目立つときは，疲れているサインと判断する．急に全介助に変更するのではなく，患者の自食意欲を尊重して，食事の後半を介助するなどの配慮が必要である．また，脊柱の変形を支持するためのクッションや座位保持装置を工夫し，摂食姿勢の安定をはかることや，上肢筋力低下について，テーブルの高さや食器を工夫することなどは，摂食動作を助ける．

4）呼吸不全との関連

10 歳台後半頃より呼吸不全を合併する症例があるが，呼吸不全初期には，夜間のみ鼻マスクによる呼吸管理（NIV）を行い，日中は呼吸器を装着しないことが多い．しかし，食事中の経皮的酸素飽和度（SpO_2）が低下する場合は，呼吸器を装着しての摂食も考慮する（図 4）[8]．

5）心 理

DMD 患者は他の疾患の患者よりも食事場所や食具に不安が強く，病気の進行とともに不安が増大してくる．嚥下能力に合わせた食形態や姿勢の変更を提案しても，当初は受容できない患者もあり，医療チームにより受容を助けるアプローチが重要である．

6）栄養管理

進行に伴い食事摂取量が減少して栄養状態が悪化する．口腔期障害のみで咽頭期障害が目立たな

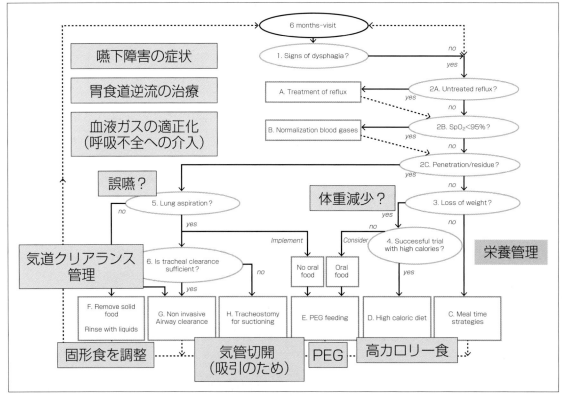

図 5. DMD の摂食嚥下障害のアルゴリズム

(文献 12 より)

い時期には,補助栄養として,経口的に栄養剤を安全に摂取することができる.また,偏食傾向がみられることもあり,食育も重要である.

7) 胃瘻(PEG)造設

PEG は進行期の DMD 患者の栄養管理の有用な手段であるが,呼吸不全進行期になると,PEG 造設時における呼吸不全悪化などのリスクが高くなる.近年は NIV 下の内視鏡的または外科的 PEG 造設の有用性が報告されている[11].

8) アルゴリズム

最近,DMD 嚥下障害治療アルゴリズムが提唱された(図 5)[12].

筋強直性ジストロフィー

1. 疾患概要

筋強直性ジストロフィー(MD)には,DM1 と DM2 の 2 つの病型がある.

DM1 は,筋萎縮・筋強直・多臓器障害を特徴とする常染色体優性遺伝の遺伝性筋疾患である.有病率は人口 10 万人当たり 5～6 人で,成人の遺伝性ミオパチーのなかでは最も頻度が高い.染色体 19q13 に存在する myotonia dystrophica protein kinase(DMPK)遺伝子 CTG 三塩基反復配列が延長していることが原因である.この反復回数が多いほど重症であり,また,世代を経るごとに反復塩基配列が長くなる表現促進現象がみられる.症状の現れ方に個人差が大きく,一生明らかな症状に気づかず過ごす場合もあれば,出生時にフロッピーインファントとしての症状を呈する先天性筋強直性ジストロフィーもある.

DM2(近位性筋強直性ミオパチー)は,染色体 3q に位置する zinc finger protein9(ZNF9)遺伝子イントロン 1 内の CCGT 繰り返し配列が延長することにより発症する.疾患概要の詳細は文献を参照されたい[13].DM2 の嚥下障害については 52%との報告がある[14].

本邦ではほとんどが DM1 であり,ここでは DM1 について述べる.

DM1 は側頭筋・胸鎖乳突筋や四肢遠位筋優位の筋力低下や萎縮を示す.筋強直現象は,手を強

く握ったときや（把握ミオトニー），診察用ハンマーで筋腹（母指球等）を叩打したとき（叩打ミオトニー）に生じる．多臓器疾患で，心病変（心伝導障害，心筋障害），中枢神経症状（認知障害，性格変化，傾眠），眼症状（白内障，網膜変性症），内分泌異常（耐糖能障害，高脂血症）等を示す．西洋斧様の顔貌，前頭部脱毛は診断に役立つ特徴である．

呼吸筋力低下と呼吸中枢の障害により，呼吸不全をきたしやすい．誤嚥による肺炎も合併する．国立病院機構の 2015 年の調査によれば，本疾患の死因は呼吸不全（約 30%），心不全（約 20%），呼吸器感染症（約 10%）であった．DM1 では誤嚥が高頻度に認められることを考えると，呼吸器感染症には誤嚥性肺炎も多く含まれると推察される．呼吸不全は嚥下障害にも影響を与えるため，摂食嚥下障害が DM1 の予後と強い関連をもつと考えられる．

また，突然死による死亡も多く，種々の良性・悪性腫瘍も合併しやすい[15]．

2．摂食嚥下障害の特徴

DM1 では，認知期・準備期の問題，口腔の形態的・機能的問題，咽頭期・食道期の問題がいずれも存在する．DM1 の摂食嚥下障害は準備期から食道期までの各プロセスに及ぶが，CTG 三塩基反復数と VF 所見の重症度との関連が認められている[16]．

以下，摂食嚥下運動の各プロセスにおける障害を述べる．

概して，嚥下関連筋の筋力低下がミオトニー現象よりも，摂食嚥下障害に関与しているとの報告が多い．

1）認知期

認知障害による摂食行動異常（次々に大きな食塊を口に詰め込むなどの行動）や病識の低下などがみられる．DM1 患者のなかには，誤嚥を繰り返しながら経口摂取を続けている者が少なからず存在すると推察されるが，自覚症状やスクリーニング検査で発見することは困難なことが多い．

2）準備期・口腔期

不正咬合は 35% にみられ，前歯と小臼歯部の歯が噛み合わない開咬があり，咬合力は健常者の 1/10 程度である．不正咬合と咀嚼筋（咬筋と内側翼突筋）筋力低下の両者による咀嚼力低下がみられるが，咀嚼障害について病識が少なく，不十分な咀嚼でのみ込む行動がみられ[17]，窒息の原因となる．

また，口腔周囲筋のミオトニー現象や口唇閉鎖力低下もみられ，鼻咽腔閉鎖不全，軟口蓋挙上の遅れ，咽頭への送りこみ障害も認められる．

3）咽頭期

咽頭筋の筋力低下と咽頭蠕動の低下による食物の咽頭残留，喉頭蓋閉鎖不全や嚥下反射遅延[18]による誤嚥が挙げられる．特に，誤嚥については自覚のない不顕性誤嚥が少なくない．DMD と異なり，液体の誤嚥リスクが高いことは臨床上特に注意すべきである．健常人に比して，食塊通過時間は長く，舌骨の動き始めが遅く，食道入口部の開大開始が遅い[19]．

咽頭期では咽頭筋力が弱いだけではなく，咳嗽反射が弱いことなどが知られており，クエン酸吸入による咳誘発試験では咳嗽反射閾値が高く[20]，むせない誤嚥が多いこととの関連が示唆される．

4）食道期

上部食道括約筋（UES）の静止圧の低下と食道蠕動の欠如や低下があり，胃食道逆流もみられる．VF 所見では，食道上部の内腔拡張を認め，食後も食道内に造影剤が高率に残留している[21]．病理学的検討では，食道の平滑筋病変・横紋筋病変が同程度に認められている．全体として口腔から食道までの食物通過時間が延長する．

5）摂食障害

食器把持による手のミオトニー現象や頚部の筋力低下があり，首下がりや後屈位が摂食嚥下障害を増強させることがある．

6）呼吸障害

呼吸筋の筋力低下による拘束性換気障害と，中枢神経の呼吸調節機能障害がある．食事中に

SpO_2 低下を認める患者があるが，DMD と同様に呼吸筋負荷によると思われる者と，誤嚥を疑う者がある．

3．摂食嚥下障害の対策

1）認知期

摂食嚥下障害の自覚に乏しく，自食患者の誤嚥のリスクはかなり高い．この点を踏まえた見守りと管理体制が必要である．嚥下障害の自覚症状として，のみ込みにくさを45％が，むせを33％が訴えているとの報告もあるが，一般に自覚の乏しい場合が多く，誤嚥リスク管理上十分な観察が必要である．あわせて家族指導も必要である．自覚症状の有無にかかわらず，診断時より定期的な経過観察が必要である．

2）口腔期

咬合不全・不正咬合に対し，口腔外科的矯正手術が有効との報告がある．

温熱療法は電気生理学的にミオトニー現象軽減効果があること，DM1患者は寒冷時にミオトニーが増強し，暖かくなると開口しやすいことより，咬筋のホットパックなどの温熱療法は有効と考えられる．我々はDM1患者にホットパック併用の口腔期可動域訓練を行い，可動域の改善を認めた[22]．

また，開口閉口を繰り返すことにより，口腔周囲筋のミオトニー現象が軽減するウォームアップ現象があり，軽い食前の口腔周囲筋の体操は有効と考えられる．

3）咽頭期

DMD同様，UES機能不全にはバルーン法（1回引き抜き法）が有効なことも多い[10]．

4）食道期

胃食道逆流への内服治療により，誤嚥性肺炎の誘因を減らす．

5）嚥下体操

廃用性機能低下の予防や筋力維持に効果がある．

6）呼吸不全との関連

呼吸不全の初期の日中NIVを外している時期でも，食事中のSpO_2低下がみられた場合は，食事中もNIVマスクの装着が望ましい．

また，気管切開後において気管カニューレは喉頭挙上を妨げるため，もともと咽頭期障害があり誤嚥のリスクが高い本疾患では，気管切開により誤嚥が顕性化されることがある．気管切開後のケアは，気切孔からの吸引に重点が置かれがちであるが，口腔咽頭の分泌物や食物の貯留を同程度に吸引し，カフの周囲を伝っての誤嚥を防止しなければ，誤嚥性肺炎の予防は難しい．

7）PEG造設時

PEGを選択する場合，呼吸不全合併例では造設時の唾液誤嚥や呼吸不全の悪化に注意し，十分なモニタリング下に行う[23]．

おわりに

筋ジストロフィーにおける摂食嚥下障害の対策のエビデンスはまだ不十分である．

しかし，進行性疾患であっても，様々な介入によって（廃用部分を含めた）機能改善やリスク管理ができることを日常臨床で経験しており，筋ジストロフィーの摂食嚥下障害について，さらなる臨床研究の推進が望まれる．

文　献

1) 多田羅勝義ほか：国立病院機構に於ける筋ジストロフィー医療の現状．医療，60：112-118，2006.
2) 日本神経学会ほか（監）：デュシェンヌ型筋ジストロフィー診療ガイドライン2014，南江堂，2014.
   〈Summary〉DMDの診断・病態・医療的ケア・リハビリテーションについて，最新の情報を医療者に提供している（日本神経学会・日本小児神経学会・国立精神・神経医療研究センター合同による初の日本版ガイドライン）．
3) Archer SK, et al：Dysphagia in Duchenne muscular dystrophy assessed by validated questionnaire. *Int J Lang Commun Disord*, 48(2)：240-246, 2013.
4) Wada A, et al：Development of a new scale for dysphagia in patients with progressive neuromuscular diseases：the Neuromuscular Disease

Swallowing Status Scale (NdSSS). *J Neurol*, 262
(10) : 2225-2231, 2015.

5) Nozaki S, et al : Videofluorographic assessment
of swallowing function in patients with Duchenne
muscular dystrophy. *Rinsho shinkeigaku*, 47 :
407-412, 2007.

6) 舘村　卓ほか：デュシェンヌ型筋ジストロフィー
例における摂食嚥下障害の発生に関わる歯科的
因子についての検討．医療，61(12)：804-810,
2007.

7) Hamanaka-Kondoh S, et al : Tongue pressure
during swallowing is decreased in patients with
Duchenne muscular dystrophy. *Neuromuscul
Disord*, 24(6) : 474-481, 2014.

8) 野﨑園子：筋ジストロフィーの嚥下を測る．神経
内科，65：17-22，2006.

9) Nozaki S, et al : Range of motion exercise of
temporo-mandibular joint with hot pack increas-
es occlusal force in patients with Duchenne
muscular dystrophy. *Acta Myologica*, 29:392-397,
2010.

10) 野﨑園子ほか：筋ジストロフィーの食道入口開大
不全に対するバルーン拡張法の試み．医療，59：
556-560，2005.

11) Birnkrant DJ, et al : Noninvasive ventilation
during gastrostomy tube placement in patients
with severe duchenne muscular dystrophy : case
reports and review of the literature. *Pediatr
Pulmonol*, 41(2) : 188-193, 2006.

12) Toussainta M, et al : Dysphagia in Duchenne
muscular dystrophy : practical recommenda-
tions to guide management. *Disabil Rehabil*, 38 :
2052-2062, 2016.

13) 木村　隆ほか：2型筋強直性ジストロフィー．

Brain and Nerve, 63：1151-1160，2011.

14) Tileman AA, et al : Gastrointestinal involvemnt
is frequent in Myotonic Dysteophy type 2.
Neuromuscul Disord, 18 : 646-649, 2008.

15) Saito T, et al : Changes in clinical condition and
causes of death of inpatients with myotonic
dystrophy in Japan. *Neuromuscul Disord*, 25 :
S212, 2015.

16) Marcon M, et al : Positive correlation of CTG
expansion and pharyngoesophageal alterations in
myotonic dystrophy patients. *Ital J Neurol Sci*,
19 : 75-80, 1998.

17) Kiliaridis S, et al : The effect of myotonic
dystrophy and Duchenne muscular dystrophy on
the orofacial muscles and dentofacial morpholo-
gy. *Acta Odontol Scand*, 56 : 369-374, 1998.

18) Ertekin C, et al : Electrophysiological evaluation
of oropharyngeal swallowing in myotonic dystro-
phy. *J Neurol Neurosurg Psychiatr*, 70(3) : 363-
371, 2001.

19) Leonard RJ, et al : Swallowing in myotonic
muscular dystrophy : a videofluoroscopic study.
Arch Phys Med Rehabil, 82(7) : 979-985, 2001.

20) 高橋宣成ほか：筋強直性ジストロフィー患者の咳
嗽反射．*Jpn J Rehabil Med*, 39：141-144，2002.

21) Costantini M, et al : Esophageal motor function in
patients with myotonic dystrophy. *Dig Dis Sci*, 41
(10) : 2032-2038, 1996.

22) 野﨑園子ほか：MyotonicDystrophy type 1(DM1)
のホットパック併用口腔期訓練．医療，65(11)：
555-561, 2011.

23) 野﨑園子ほか：慢性神経・筋疾患における PEG
の安全性と合併症に関する検討．*IRYO*, 59(2)：
89-94, 2005.

Monthly Book
MEDICAL REHABILITATION

No.183
2015年5月
増刊号

知りたい！聞きたい！認知症Q&A

大好評発売中！

認知症診療の実践に直結できるトピックスを網羅！

B5判 174頁 定価 4,980円＋税

編集企画 遠藤英俊（国立長寿医療研究センター長寿医療研修センター長）

目次

Q 1 認知症の定義とは？……谷向 知ほか
Q 2 メモリークリニックとは？
　　　……………………………梅垣 宏行
Q 3 かかりつけ医・専門医・認知症疾患医療
　　　センターとは？………谷向 知ほか
Q 4 認知症の診断過程と鑑別とは？
　　　……………………………梅垣 宏行
Q 5 認知症の画像診断とは？ 金岡 秀高ほか
Q 6 認知症の神経心理検査とは？
　　　……………………………鐘本 英輝ほか
Q 7 アルツハイマー病とは？…櫻井 博文ほか
Q 8 血管性認知症とは？………丹羽 篤ほか
Q 9 レビー小体型認知症とは？
　　　……………………………井関 栄三ほか
Q10 前頭側頭型認知症とは？ 遠藤 邦幸
Q11 若年性認知症にはどのような特徴が
　　　あり，その対応は？……新井 平伊
Q12 認知症の薬物療法・中核症状とは？
　　　……………………………遠藤 英俊
Q13 認知症の薬物療法・BPSDとその対応
　　　は？……………………吉川 顕次ほか
Q14 認知症ケアの特徴とは？ 永田久美子
Q15 認知症の疾患別ケアとは？
　　　……………………………山口 達也ほか
Q16 認知症の介護サービスとは？
　　　……………………………大西 丈二
Q17 認知症の人の施設サービスとは？
　　　……………………………大西 丈二
Q18 認知症の人の在宅医療は，医療と介護の
　　　連携がなぜ必要か？……平原佐斗司
Q19 認知症の人の入院ではどのようなことが
　　　起きやすいか？…………遠藤 邦幸

Q20 認知症の家族支援とは？…片山 禎夫
Q21 認知症短期集中リハビリテーションとは？
　　　……………………………大河内二郎
Q22 地域包括ケアにおける認知症支援とは？
　　　……………………………江澤 和彦
Q23 認知症のオレンジプランと新オレンジ
　　　プランとは？……………遠藤 英俊
Q24 認知症ケアパスとは？……数井 裕光
Q25 認知症初期集中支援チームとは？
　　　……………………………粟田 主一
Q26 認知症の非薬物療法とは？
　　　……………………………大沢 愛子ほか
Q27 認知症の作業療法とは？…来島 修志
Q28 認知症の発症に影響する栄養とは？
　　　……………………………佐竹 昭介
Q29 認知症と摂食嚥下障害とは？
　　　……………………………菊谷 武
Q30 認知症の成年後見制度とは？
　　　……………………………大西 丈二
Q31 認知症の人と高齢者虐待とは？
　　　……………………………和田 忠志
Q32 行方不明時SOSネットワークとは？
　　　……………………………永田久美子
Q33 認知症のエンドオブライフケアとは？
　　　……………………………西川 満則ほか

Column 尿失禁・便失禁の対処法は？/不穏，危険行動のある患者さんに抑制帯，離床センサー，薬物などを使用するときは？/夕暮れ症候群への対処法は？/オムツいじり，外しの対処法は？/入院中にインフルエンザにかかり，隔離が必要となった認知症の人へのケアは？/昼夜逆転へのケアは？

（株）全日本病院出版会

各誌目次がご覧いただけます！
http://www.zenniti.com

〒113-0033　東京都文京区本郷3-16-4　　電話(03)5689-5989　　FAX(03)5689-8030
おもとめはお近くの書店または弊社ホームページまで！

特集：摂食嚥下障害リハビリテーションABC

Ⅱ．各　論

4．老嚥(presbyphagia)

倉智雅子[*]

Abstract 老嚥(presbyphagia)は，加齢以外に明らかな原因のない健常高齢者の嚥下機能の低下で，顕在する摂食嚥下障害は認めない．背景にフレイル(fraity)やサルコペニアが存在するともいわれている．口腔，咽頭，喉頭，食道等の嚥下器官の形態的・機能的変化の他，味覚や嗅覚の鈍化，呼吸器系の機能低下の影響で，嚥下反射の惹起性や嚥下運動の低下，呼吸と嚥下のタイミングのずれが起こる．若年者に比べ，高齢者では嚥下各器官の予備能力が低下するため，身体的なストレスがかかることで誤嚥や誤嚥性肺炎に結びつきやすい．早期の発見と早期の対応，悪化の予防が極めて重要である．老嚥は可逆性の機能低下であるため，運動訓練によって機能の改善をはかることができる．舌や舌骨上筋群を含む嚥下関連筋の筋力増強訓練は効果的で，適切な栄養管理と組み合わせて高齢者のQOLを支えることが可能である．

Key words 老嚥(presbyphagia)，嚥下(swallowing)，加齢(aging)，リハビリテーション(rehabilitation)，予防(prevention)

老嚥とは

1．老嚥(presbyphagia)の定義

加齢以外に明らかな原因のない健常高齢者の嚥下機能の低下は，presbyphagiaと呼ばれる．「老人」を意味するギリシャ語presbysから派生した連結形のpresbyと，「食べる」を意味するギリシャ語phageinから派生した語尾に用いる連結形phagiaが語源である[1]．本邦では，「老嚥」や「老人性嚥下機能低下」といった訳語が使われており，ここでは「老嚥」を用いる．

老嚥は顕在する摂食嚥下機能の異常やその自覚がない状態を指すことから，摂食嚥下障害には含まれない[2)3)]．しかし，高齢者にみられる身体面の変化が純粋に健常範囲の加齢によるものなのか，それとも背景に何らかの疾患が潜んでいることの徴候なのか，自覚症状のない段階で区別することは極めて難しい．若林[4]は，老嚥は嚥下のフレイルであるとし，嚥下筋のサルコペニア（筋減弱症）が一因になっていると指摘している．また，飯島[5]は，歯科口腔機能における軽微な衰えを「オーラルフレイル」と呼び，全身的な衰えへの始まりであることを警告している．老嚥は，常に摂食嚥下障害と隣り合わせのリスク因子であることを認識する必要がある．

2．摂食嚥下に影響を及ぼす加齢性変化

1990年当時，Logemann[6]は論文のなかで，85歳以上の超高齢健常者の嚥下研究が不足していると記述しているが，その後10年ほどの間に90歳を超える高齢者の研究結果を目にすることができるようになった[7)8)]．加齢が嚥下に及ぼす影響は，加齢性変化そのものによる一次的影響，高齢者が罹患しやすい病気や常用する薬剤などによる二次的影響，環境・心理面・社会的要因（独居や孤食，経済的な理由による貧粗な食生活，不十分な医療

---

[*] Masako KURACHI，〒958-0053 新潟県村上市上の山2-16　新潟リハビリテーション大学大学院リハビリテーション研究科，教授

表 1. 摂食嚥下に影響を及ぼす身体の加齢性変化

影響を受ける領域		生じる変化	考えられる摂食嚥下への影響
神経系	感覚	感覚刺激に対する反応鈍化	嚥下反射の惹起遅延
	運動	運動機能低下	嚥下運動速度や可動域低下
口腔領域		歯牙数減少	
		歯槽骨萎縮	
		咀嚼力低下	
		不適合義歯	
		唾液分泌減少（口腔乾燥）	摂食嚥下運動低下・食の楽しみ低減
		舌の結合組織・脂肪の増加	
		舌圧低下	
		舌の萎縮	
		味覚低下	
咽喉頭領域		感覚低下	嚥下反射惹起遅延・咽頭残留
		喉頭下垂	喉頭挙上運動低下または予備能力低下
		咽頭腔の拡大	咽頭の嚥下圧低下
		喉の渇きの感覚低下	水分摂取量減少
		咳反射低下	気道防御機能低下
食道		筋トーヌス低下	食塊移送低下・胃食道逆流
		蠕動運動低下	
呼吸器官		呼吸筋筋力低下	呼吸機能低下
		繊毛運動低下	浄化作用低下
		嚥下と呼吸相の関係	嚥下と吸気のタイミングのずれ
その他		嗅覚低下	食の楽しみ低減
（異常の自覚がない状況）		認知レベルの変化	食事中の集中力低下や注意散漫
		ライフスタイル（活動量低下）	呼吸機能や嚥下機能低下
		疲労	食欲減退
		眠りの質の低下	食欲減退
		動脈硬化	（嚥下反射惹起性低下との関連を示唆する報告あり）

など）による三次的影響として分類することができる[6].摂食嚥下に影響を及ぼすと考えられる加齢性の変化で,過去に報告されている代表的な一次的影響を表 1 に示す[2)~14)].口腔,咽頭,喉頭,食道等の嚥下器官の形態的・機能的変化の他,中枢神経や末梢神経にも変化が生じ,嚥下反射の惹起性や嚥下運動の低下につながると考えられている.また,呼吸筋の筋力や肺の繊毛運動（浄化作用）の低下,呼吸相と嚥下のタイミングのずれ,咳反射の閾値上昇は誤嚥や誤嚥性肺炎に結びつきやすいため,軽視できない.その他,食の楽しみを低減させる味覚や嗅覚の鈍化,筋肉の萎縮につながる不活発な生活スタイル,認知面の衰えから生じる食事中の集中力の欠如や注意力の散漫,疲労や睡眠の質の低下が原因で起こる食欲減退なども摂食嚥下に影響を及ぼす因子となる.

嚥下器官の器質的な変化のなかで,舌圧低下は嚥下動態に特に大きな影響を及ぼす.従来,加齢によって低下する舌圧は最大舌圧（舌を最大限の力で等尺性に口蓋に押しつけたときの圧）のみで,嚥下に必要な舌圧（嚥下中の舌圧）は保たれると考えられてきた[9)].これは,1 つのセンサーで口腔内の単一部位の舌圧を測定した結果であったが,複数のセンサーを用いて口蓋の複数部位の圧を測定した近年の研究からは,測定部位によって嚥下中の舌圧も高齢者では低下することが明らかにされている[10)11)].

加えて,嚥下にかかわる加齢の変化には性差が存在することも知られている[7)8)12)].加齢に伴い,男性では嚥下器官の可動域の低下が女性よりも顕著に認められ,嚥下機能の予備能力が低下していることが示された.これは,男性は女性よりも嚥

表 2. 加齢による嚥下動態の変化

領域	生じる嚥下動態の変化
全般	嚥下運動遂行速度の低下 嚥下時間の延長 嚥下運動の予備能力低下 嚥下運動のタイミングのずれ
口腔領域	口腔期の延長 食塊の保持位置の後退 口腔期の舌送り込み動作増加 舌圧低下
咽喉頭領域	嚥下反射惹起遅延 喉頭挙上時間の延長 舌骨および喉頭の挙上低下 咽頭収縮の低下 気道閉鎖開始の遅れ 喉頭蓋反転の遅延 食塊の喉頭侵入頻度の増加 （誤嚥の増加にはつながっていない） 食道入口部開大開始の遅れ 食塊量に応じた食道入口部開大幅の柔軟性低下 咽頭残留増加（咽頭のクリアランス低下） 食塊の咽頭通過時間延長
食道領域	胃食道逆流の増加 食塊の食道通過時間の延長

下障害のリスクが高いことを示唆している[7)8)]．三瀬ら[12)]は，咳反射や声門閉鎖反射も，男性は女性よりも感受性が低かったと報告しており，その他，全身骨格筋率の低下や動脈硬化の進行も嚥下機能低下に深く関与する可能性があると述べている[12)]．

加齢と摂食嚥下障害との関連

1. 加齢による嚥下動態の変化

加齢によって嚥下動態に変化が生じても，嚥下の効率や安全性が直ちに'異常'の域に陥るわけではないが，嚥下の様々な側面に若年者との違いがみられる．これまでに報告されている加齢による嚥下動態の変化を表2に示す[2)~12)]．

全体としての特徴は嚥下運動の遂行が遅くなることで，中枢神経系の変化が影響していると考えられている[9)]．特に咽頭期においては，閉鎖の遅れた気道周辺に食塊が長時間停滞（残留）することとなり，喉頭侵入や誤嚥が起こる危険性が増す．また，食道入口部開大幅が減少することで咽頭残留が増えると，やはり喉頭侵入と誤嚥につながり

やすい．高齢者では，喉頭侵入の程度が若年層より重度であったとの報告もある[9)]．

嚥下の速度以外に，身体が虚弱になる加齢のプロセスでは嚥下器官の筋力低下（舌圧低下，咽頭収縮低下など）や予備能力の低下が生じる[2)3)]．Logemann ら[7)8)]は，若年者では嚥下する食塊量に応じて UES の開大幅が増減したのに対し，高齢者ではその柔軟性（予備能力）が低下していたと述べている．喉頭挙上においても高齢者では挙上距離の余力が低下することが報告されている．

2. 摂食嚥下障害のリスク

老嚥そのものは摂食嚥下障害ではないが，予備能力の低下によって咽頭残留が増え，その結果，喉頭侵入や誤嚥を起こしやすい状況が生じていることがある．また，予備能力が低下している状態に疲労や病気（例えば風邪やインフルエンザ）など，身体的なストレスが加わると嚥下障害のリスクが高まることが推測される．NG チューブを健常者に挿入した Robbins らの嚥下の実験[9)]では，若年者よりも高齢者で喉頭侵入が増え，ストレスがかかる状態に高齢者は対処できないことが示さ

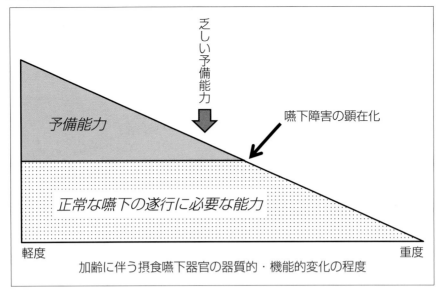

図1. 加齢に伴う予備能力低下と嚥下障害顕在化の関係

れた．つまり，身体に何らかのストレスがかかると，わずかに残された予備能力が失われ，高齢者はより喉頭侵入や誤嚥のリスクに直面することを意味している（図1）．身体機能の低下により誤嚥から誤嚥性肺炎を発症すると，それが日常の活動低下や栄養不良につながり，さらに嚥下機能の低下が進むという悪循環に陥る．予備能力という側面においても，老嚥と摂食嚥下障害は隣り合わせである．

リハビリテーションのポイント

老嚥に対するリハビリテーションでは，老嚥による機能低下があくまでも可逆的な衰えである点がポイントとなる．そのため，老嚥予備軍や老嚥の早期発見，早期対応，そして老嚥の悪化予防が大切である．

1．早期発見

老嚥を高齢者のフレイル（frailty）の現れとしてとらえ，早期発見の手段としてEAT-10（本誌「スクリーニング検査」中山渕利，p.77 表3参照）やオーラルフレイルの評価項目[5]を用いることができる．EAT-10では，10項目の質問のうち，0～4点の5段階評価の合計点が3点以上であれば老嚥を疑うことができる[4]．オーラルフレイルの評価は，「滑舌の低下」（オーラルディアドコキネシス，「た」/ta/の繰り返しが1秒間に6回未満），「食べこぼし・わずかのむせ」（お茶や汁物などでのむせ），「噛めない食品が増える」（さきいか・たくあんくらいの固さの食べ物が噛めない）の3項目のうち，2項目以上該当の場合に些細な口腔機能の衰えが始まっていると判断される[5]．

2．嚥下機能低下の予防対策

1）嚥下反射惹起性の強化

a）口腔ケア：口腔ケアの刺激は，サブスタンスPの放出を促し，口腔の唾液に対する刺激の閾値を下げ，嚥下反射と咳反射を正常に戻す働きがある．そのため，誤嚥性肺炎の予防に役立つ[15]．

b）カプサイシン：カプサイシンは嚥下反射惹起，上気道防御反射，咽頭収縮筋機能の改善に効果があることが報告されており，市販品の使用も可能である[12]．

2）嚥下関連筋の筋力増強訓練

嚥下機能の低下に対しては，嚥下関連筋の運動訓練を施す必要がある[9]．以下のa）～d）に示す具体的な訓練手技の指導手続きや刺激の強度（負荷量，繰り返し回数，訓練頻度，訓練期間を含む）については，日本摂食嚥下リハビリテーション学会医療検討委員会編集の「訓練法のまとめ（2014版）」[16]を参照されたい．運動訓練の施行にあたっては，対象者の全身状態，血圧，関節痛の有無などに注意を払いながら施行する．

a）喉頭挙上筋群強化訓練：シャキア法に代表

される頭部挙上訓練が舌骨上筋群の強化には有効
である．しかし，身体的な負荷が高いため，対象
者の身体状況に応じて，「嚥下おでこ体操」をはじ
めとするいくつかの変法(負荷の軽減を提唱した
方法)を用いるとよい．

b）舌筋力増強抵抗訓練：舌の等尺性押しつけ
訓練(舌先を口蓋に数秒押しつける運動を繰り返
す)は，舌の筋力増大，舌の体積増加をもたらし，
咽頭残留や誤嚥を軽減させることができる[9]．市
販の舌圧測定装置を利用すると負荷量を調整で
き，定量的な訓練や評価が可能となる．

**c）呼気筋トレーニング(expiratory muscle
strength training；EMST)**：EMST は呼吸機能，
咳嗽力，さらには舌骨上筋群の活動を高め，嚥下
機能を改善する運動訓練として注目されている．
1日20分，週5日，4週間のトレーニングで，パー
キンソン病患者に舌骨と喉頭挙上の改善，誤嚥・
喉頭侵入の軽減が認められたとの報告がある[17]．

d）前舌保持嚥下：前舌保持嚥下法は舌根部と
咽頭壁の接触を促すことを目的とした間接訓練
(筋トレ)で，喉頭蓋谷に残留が認められる症例に
対して効果があると考えられている．

e）運動訓練の留意点：Robbins ら[9]は，高齢者
にみられるゆっくりとした嚥下(速度の遅い嚥下)
は，神経系の反応自体が遅くなっている可能性も
あるため，スピードを上げることを目標にする訓
練は不適切かもしれないとの見解を示している．

3．栄養管理

老嚥への対応策において，栄養面の考慮が大切
であることを若林[4]は強調している．例えば，低
栄養の場合，嚥下筋の筋力増強訓練の直後には，
たんぱく質10g以上，分岐鎖アミノ酸2g以上を
含んだ栄養剤の摂取を検討する必要があると述べ
ており，栄養管理を伴わせてこそ最大限の訓練効
果をあげることにつながる．

文　献

1) ステッドマン医学大辞典編集委員会(編)：ステッ
ドマン医学大辞典　改訂第6版, メジカルビュー
社，2008.

2) Dejaeger M, et al：Presbyphagia. Speyer R, et al
(eds), Seminars in Dysphagia, pp. 55-67, In Tech
Open, 2015.〔http://www.intechopen.com/
books/seminars-in-dysphagia/presbyphagia〕
(accessed 2017 Jan 27)
〈Summary〉摂食嚥下機構に生じる形態的・機能的
加齢性変化の他，予防や早期発見の方策にも言及
した presbypahgia(老嚥)の総説.

3) Nogueira D：Presbyphagia. Mankekar G (ed),
Swallowing-Physiology, Disorders, Diagnosis
and Therapy, pp. 189-218, Springer India, 2015.

4) 若林秀隆：嚥下障害とフレイルはこう関連する.
Modern Physician, 35：2015-2017, 2015.
〈Summary〉老嚥，フレイル，サルコペニアと嚥下
障害の関連，老嚥への介入について，わかりやす
く簡潔に解説された論文.

5) 飯島勝矢：フレイル予防のための多面的アプロー
チ：高齢期の食力から再考. *Prog Med*, 36：1149-
1155, 2016.

6) Logemann JA：Effects of aging on the swallow-
ing mechanism. *Otolaryngol Clin N Am*, 23：1045-
1056, 1990.

7) Logemann JA, et al：Temporal and biomechani-
cal characteristics of oropharyngeal swallow in
younger and older men. *J Speech Lang Hear Res*,
43：1264-1274, 2000.

8) Logemann JA, et al：Oropharyngeal swallow in
younger and older women：videofluoroscopic
analysis. *J Speech Lang Hear Res*, 45：434-445,
2002.

9) Robbins J, et al：Oral, pharyngeal and esopha-
geal motor function in aging. GI Motility online,
doi：10.1038/gimo39, 2006.〔http://www.nature.
com/gimo/contents/pt1/full/gimo39.html〕(ac-
cessed 2017 Jan 20)

10) Tamine K, et al：Age-related changes in tongue
pressure during swallowing. *J Dent Res*, 89：
1097-1101, 2010.

11) Robbins J, et al：Age-related differences in
pressures generated during isometric pressure
and swallow by healthy adults. *Dysphagia*, 31：90-
96, 2016.

12) 三瀬和代ほか：抗加齢ドックからみた嚥下障害の
リスク因子. 嚥下医学, 6：22-28, 2017.
〈Summary〉嚥下障害の早期発見と予防に向け, 高
齢者における嚥下機能低下を増幅させる因子に
ついて検討した論文.

13) Martin-Harris B, et al：Breathing and swallowing dynamics across the adult lifespan. *Arch Otolaryngol Head Neck Surg*, 131：762-770, 2005.

14) Dicpinigaitis PV, et al：The influence of gender on cough reflex sensitivity. *Chest*, 113：1319-1321, 1998.

15) Yoshino A, et al：Daily oral care and risk factors for pneumonia among elderly nursing home patients. *JAMA*, 286：2235-2236, 2001.

16) 日本摂食嚥下リハビリテーション学会医療検討
委員会：訓練法のまとめ(2014版). 日摂食嚥下リ
ハ会誌, 18：55-89, 2014.
〈Summary〉本邦で用いられている摂食嚥下障害
領域の訓練法が50種類近く, 意義, 対象者, 方
法, 文献とともに紹介されている.

17) Troche MS, et al：Aspiration and swallowing in Parkinson disease and rehabilitaion with EMST：A randomized trial. *Neurology*, 75：1912-1919, 2010.

特集：摂食嚥下障害リハビリテーション ABC

Ⅱ．各 論

5．小児の摂食嚥下障害

田角　勝*

Abstract 子どもは食べる機能の発達期にあり，その障害は子どもの成長・発育の時期に起こる．そして種々の基礎疾患・合併症や全身状態があり，それぞれの重症度や予後が異なる．子どもの発達や成長と疾患特性を理解し，総合的な対応を行うことが重要である．

Key words 摂食嚥下障害（dysphagia），乳幼児（infant），合併症（complication），疾患（disease）

子どもの摂食嚥下障害の特徴

子どもにおいて始まった摂食嚥下リハビリテーションは高齢者に広がり，現在では摂食嚥下障害の議論は成人を中心になされることが多い．成人と子どもは共通点もみられるが相違は大きく，支援のためには，まず子どもの摂食嚥下障害の特徴を理解することが必要である．

1．発達期にある子ども

子どもと成人との最大の違いは，子どもは発達期にあるということである．高齢者は現状維持もしくは元の状況への回復が目標となるが，子どもは発達を促すことが必要であり，そのための新しい経験を積んでいくことが大切である．

2．栄養と成長

子どもの身体は発育するので，栄養必要量を考えるには，基礎代謝や活動エネルギーの他に発育するために必要な栄養を考慮する．そして栄養バランス，ビタミン・ミネラルや微量元素などの不足に注意を払う．しかしながら，基礎疾患や合併症があるときの栄養必要量などの推定は，必ずしも容易ではない．

3．基礎疾患・合併症と全身状態

すべての子どもにおいて，摂食嚥下障害の病態とともに，基礎疾患や合併症を考慮しなければならない．摂食嚥下機能に及ぼす直接的な影響としては，口腔形態の問題や嚥下に関与する中枢・末梢神経の障害などであるが，全身状態が悪いことは摂食嚥下機能の低下につながる．したがって，基礎疾患・合併症や日々変わる全身状態を評価できることが，摂食嚥下障害の対応に不可欠である．

4．軽症児から重症児まで

子どもの摂食嚥下障害には少食などの日常生活にみられる問題から，経管栄養が必要な場合まで幅広い問題が含まれる．それぞれの重症度を考慮したうえでの計画を作成することが必要である．

保護者にとっては食べさせることは育児の中心であり，それがうまくいかないことは大きなストレスとなる．そのため摂食嚥下障害の対応は，子育てのなかで行うため育児全般に関する知識が必要である（表1）．

子どもの摂食嚥下障害の評価

子どもの摂食嚥下障害の評価では，基礎疾患や合併症や全身状態の評価を行う．まず安静時の子どもを観察し，喘鳴の有無，唾液の処理，口唇の

---

* Masaru TATSUNO, 〒142-8666 東京都品川区旗の台1-5-8 昭和大学医学部小児科学講座，教授

表 1. 子どもの摂食嚥下障害の支援ため
に必要な基礎知識

子育てと生活
発育（成長・発達）
母乳，哺乳，離乳
栄養
体調評価
基礎疾患と合併症
口腔の解剖・機能とその発達
摂食嚥下機能の障害

閉鎖，顔面の動きや表情など，摂食嚥下機能に関することを評価する．そして少量の食物を食べる状況を観察する．子どもからは検査への協力が得られないので，成人で行われる摂食嚥下機能の簡易検査はほとんど活用できない．ビデオ嚥下造影検査は不顕性誤嚥などの診断に役立つので，適応と限界を考慮して行う．内視鏡検査は咽頭・喉頭機能の評価に役立つが，食物の嚥下状況をみる嚥下内視鏡検査は，検査時の誤嚥の危険がある．

摂食嚥下障害の対応

1．トータルケアとしての摂食嚥下機能支援

摂食嚥下障害の支援は，上手に食べさせることや食べる量を増やすことを考える前に，子どもが食事を楽しめるようにすることである．それにより食行動が広がり，社会性やコミュニケーションなどの子ども全体の発達が促される．毎日繰り返される食生活の支援計画を立てるときは，食事を訓練の時間にしないことである．摂食嚥下機能療法は，摂食嚥下機能向上のためだけのアプローチではなく，楽しく食べることを通した生活や成長・発達の支援である[1]．そして，栄養摂取や安全のために誤嚥を回避し，基礎疾患や合併症などの総合的な配慮のもと，子どもに適した目標を設定し摂食嚥下機能の促進をはかる．

2．食べる意欲を育てる

摂食嚥下機能療法においては，保護者や介助者が子どもとともに食事を楽しめる時間にする．技術的な対応法の前に，基盤となる身体や行動・心理面も含めた総合的な支援が重要である．また，不必要な支援や介入は自立を阻害する．摂食嚥下機能療法を頑張ったために食事を楽しむことができない状況では，機能を促すことはできない．子

どもが嫌がるような"摂食訓練"は不適切であり，頑張って少しでも多く食べさせても，次のステップにつながらない．

食事の基本は食べさせてもらう技術の向上ではなく，自分で食べることである．自分で食べようとする意欲は，摂食嚥下機能を最大に発揮させ，手や身体を動かすことにつながる．自分で食べることが困難である重症児においても同じである．

そのための支援は機能的な面に加えて，子どもの意思にどれだけ配慮できるかということになる．介助者がよいと考える姿勢や食物形態を子どもに押し付けるのではなく，子どもの状態に応じて柔軟に対応する．それは食事を楽しむための支援につながる．

3．重症児の摂食指導

基本的に食べることは楽しいことであるが，基礎疾患や摂食嚥下障害があるために食事が楽しいといえないこともある．さらに，誤嚥や誤嚥性肺炎で入院を繰り返す場合は，食べることが苦痛になる．そのような場合は経口摂取を回避することが，子どもの生活の質の向上につながるので，経管栄養や胃瘻からの注入による栄養補給も選択肢となる（表2）．そのうえで一口の味や香りを楽しめることにつなげる．

4．摂食嚥下機能支援の基盤

基礎疾患や合併症をもつことの多い摂食嚥下障害のある子どもが楽しく食べるためには，体調不良などの阻害する要因を排除する．そして安心できる環境において，空腹や食欲を引き出す感覚刺激を加える．このような環境を整えることにより，最大の摂食嚥下機能を発揮できる．

1）安心できる環境

食事は安心できる場所で食べることが大切である．あまり気が散らない環境が適し，皆で食卓を囲むような，食事への適度の意識をもてる環境がよい．

2）介助者との信頼関係

食事時間がたくさんの量を食べさせるための戦いとなってはいけない．摂食嚥下障害がある場合

表 2. 摂食嚥下障害の重症度を考えるための目安

	所見		目標	対応
	口唇閉鎖 唾液の飲み込み	指しゃぶり おもちゃなめ		
軽症～中等症	○	○	自分で食べるための 支援	手づかみ食べの促進※
中等症～重症	△～○	×～△	介助による食事	上手な介助
重症	×～△	×	経口摂取困難	胃瘻など

※手づかみできるような食物（固形物）を与えることが必要
○はできる，△はある程度できる，×はできない

は，保護者が栄養を摂らせねばならないという意識が強くなる．そして摂取量が少しでも減ると不安になり，子どもに食事を強要することにつながる．上手にたくさん食べさせようと思えば思うほど，子どもにも介助者にもストレスがかかる．親は過保護や溺愛，また過剰な心配や否定的な気分になることもあるため，親への対応も行う．

3）生理的欲求

空腹でなければ，他の条件を整えても食べる機能を十分に引き出せない．空腹を引き出すためには，体調や環境も整える．子どもが空腹のサインをしっかり出すわけではないので，小さなサインを感じとる．

4）食べる意欲

摂食嚥下障害のある場合は，"食べさせてもらう""食べさせてあげる"という関係になりがちである．このようにならないために，乳児期から自分で食べる意欲を引き出す．

5）呼吸と筋緊張のコントロール

重症児においては，呼吸と筋緊張のコントロールは重要であり，それぞれの障害に合わせて摂食嚥下機能が十分に発揮できる姿勢をとる．

摂食嚥下機能支援をいつから始めるか

多くの摂食嚥下障害は乳児期以前に起こるため，子どもへの支援は，なるべく早い時期から行う．しかしながら，不適切な対応が早期から行われると問題は大きくなる．摂食嚥下障害への最初の支援は，保護者への説明になる．基礎疾患や全身状態とのかかわりが大きく，食べることへの不安を解消する説明を行い，摂食嚥下機能を促すた

めの考え方の基盤を作る．機能療法を早期から行うことが早期支援ではなく，それぞれの年齢と病態に応じた計画を立て，育児や生活や治療計画に対応を組み込む．特に大切な乳児期の支援は，摂食嚥下障害の原因や病態の理解と，子どもの食べることが楽しいという感覚を育てることである．また，重症度によって支援内容は異なるが，基本的な考え方は同じである．

口腔周囲の過敏

口腔および口腔周囲の感覚刺激を行うと子どもは嫌がり，それをしばしば過敏と評価される．しかしながら，口は外界と体内がつながる場所であり，食べるときに危険な物を見分けて回避する行動が必要である．すなわち，口腔周囲を触れられて嫌がることは当然であり，乳児が安心して口腔内に入れるものは，母の乳首や自分の指などに始まる．指しゃぶりや玩具を口に持っていくが，他人の手やスプーンなどを嫌がる子どもは，過敏ではなく拒否である．子どもが嫌がる場合には，そのような刺激を入れずに，自分で食物などを口に持っていくことの経験をさせる．そして，食事の楽しい経験を積むなかで，食物に対する興味を引き出す．

子どもは口腔周囲の触覚刺激や歯肉マッサージを嫌がるので，その適応は限られる．嫌がる子どもの口腔周囲に無理に触れることは，食事の受け入れを悪化させる．口腔周囲への刺激を嫌がる場合は，遊び，入浴などの日常生活を通した感覚刺激の受容を促すことである．

重度の摂食嚥下障害のある場合の歯肉マッサー

表 3. 新生児，乳児，小児期の摂食嚥下障害の原因となる主な疾患

1　未熟性(低出生体重児，早産児)

2　解剖学的な構造異常(先天性，後天性)
　A．**口腔**：唇裂，口蓋裂，粘膜下口蓋裂など
　B．**舌**：巨舌(先天性リンパ管腫など)，無舌・小舌症など
　C．**鼻腔**：先天性後鼻腔閉鎖症・狭窄，鼻炎，副鼻腔炎など
　D．**下顎**：小顎症(Robin シークエンス，Treacher-Collins 症候群など)，顎関節強直症など
　E．**咽頭**：嚢腫，膿瘍，腫瘍，喉頭軟化症など
　F．**食道**：食道閉鎖症，狭窄症，血管輪，縦隔腫瘍など

3　中枢神経，末梢神経，筋障害
　A．**大脳，小脳**
　　1．脳性麻痺(原因としては下記の疾患も含まれる)
　　2．出生前原因：脳形成不全，染色体異常症，奇形症候群，低酸素・虚血性障害，先天性感染など
　　3．周産期原因：低酸素性虚血性脳症，核黄疸，低血糖，中枢神経系感染症，頭蓋内出血など
　　4．その他：中枢神経感染症・感染症後，代謝性疾患，ミトコンドリア脳筋症など
　B．**脳幹**
　　Arnold-Chiari 奇形，脊髄空洞症，脳神経核欠損(Möbius 症候群など)，骨形成不全症，腫瘍(脳幹，後頭蓋窩)，外傷性，脳幹脳炎など
　C．**脳神経(Ⅴ，Ⅶ，Ⅸ，Ⅹ，Ⅻ)，脊髄，末梢神経**
　　先天性(Werdnig-Hoffmann 病)，腫瘍(神経線維腫症など)，外傷性(分娩麻痺)，感染症・感染症後(Guillain-Barrè 症候群，破傷風)など
　D．**筋，神経・筋接合部**
　　進行性筋ジストロフィー症，フロッピーインファント(先天性筋ジストロフィー症，筋強直性ジストロフィー症，先天性ミオパチー，Prader-Willi 症候群など)，内分泌・代謝性(甲状腺機能低下症，先天性代謝異常症)，薬物性・中毒症(ボツリヌス毒素)など

4　咽頭・食道機能障害
　咽頭機能不全，輪状咽頭筋機能不全，食道弛緩症，食道無弛緩症(アカラシア)，食道炎，薬物性など

5　全身状態
　感染症，中枢神経疾患，心疾患，呼吸器疾患など

6　精神・行動・心理的問題
　乳幼児摂食障害(拒食，食事恐怖，幼児経管栄養依存症，栄養過剰)，偏食，自閉スペクトラム症など

7　その他
　口内乾燥(Sjögren 症候群，薬物性)，歯肉口内炎など
　薬物性・中毒症(向精神薬，睡眠薬，抗けいれん薬，筋弛緩薬)など

ジは，口腔ケアにつなげる目的で行う．このような場合は，食べるための能動的な動きを引き出すことを目的とせず，口腔ケアにより誤嚥性肺炎を予防し健康管理に役立てる．

口唇介助や筋訓練について

口唇閉鎖は，摂食嚥下機能において極めて重要なことである．姿勢や食形態や食具の工夫により閉鎖しやすい状況をつくる．姿勢は安定した状態を保つことが大切であり，頭頚部の適切な支持や介助で口唇や顎の動きを引き出す．指しゃぶりや玩具をなめること，ストローや玩具のラッパを吹くなど食事時間以外で口唇閉鎖することができれば，食事中にその機能を引き出し口唇閉鎖につなげる．

口唇閉鎖が不十分であるからといって食事中の口唇を介助することは，子どもにとって不快なことであり食事の意欲を減らす．口唇閉鎖ができない理由は，筋緊張の亢進や筋力低下や知的障害などと様々であり対応も異なるが，介助の基本は子どもの動きをコントロールするのではなく，子どもの動きを引き出すことにある．筋力が低下するような疾患では，低下した筋力を補うための姿勢や顎の適切な介助を行う．

成人では口腔周囲の筋を能動的に動かす嚥下体操などが行われ，摂食嚥下機能の維持や改善に有効である．子どもでも使用しない筋は廃用性萎縮が起こる．口腔周囲の筋を動かすことは重要であ

るが，摂食嚥下障害のある多くの子どもにおいて，指示に従って口腔周囲の筋肉を動かすことができない．口の周囲に外から力を加えると受動的に筋は動くが，それでは口を使うことを楽しむことにつながらない．食べること以外でも，笑う，泣く，声を出すことなどで口の周囲の筋は能動的に動く．さらに，指しゃぶりや玩具をなめるなどの遊びを楽しむことで，捕食，咀嚼，嚥下に関与する筋の運動を引き出す．

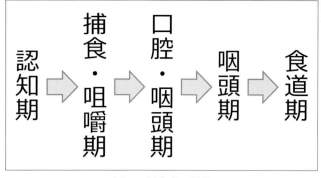

図 1. 摂食嚥下過程
乳児の哺乳は，捕食～咽頭期まで一連の動きとなる．

摂食嚥下障害の原因疾患と病態

表 3 は基礎疾患と病態をあわせて分類しているが，新生児期あるいは乳児期からみられる場合が多く，摂食嚥下障害の原因は複数の項目にわたることが多い．問題発生の時期や年齢から，胎児期，哺乳期，離乳期，離乳以後と分けることや，摂食嚥下過程（図 1）や解剖学的部位から，取り込み（捕食），咀嚼・哺乳（口腔），嚥下（咽頭，食道）の障害に分けることもできる．乳幼児期は発達過程にあるため，年齢とともにその病態は変化し，症状は固定されたものではない．また，予後は良好なものから不良なものまである．疾患により対応は異なるが，すでに述べたような基本となる考え方は疾患により変わるものではない．

1. 未熟性

ヒトは胎児期から羊水を嚥下している．出生後は胎児期と異なり呼吸と嚥下の協調が必要となる．早産児・低出生体重児は，哺乳力が弱く呼吸との協調が不十分である．そのため在胎 32 週未満，出生体重 2,000 g 未満の児では，栄養摂取不足と誤嚥の危険を考慮し経管栄養を行うことが多くなる．成長・発達に栄養は極めて重要であり，低栄養にならないことが望まれる．しかしながら，必要量を超えた経管栄養は，食欲の低下や胃食道逆流現象の増加につながるので注意する．

2. 唇裂・口蓋裂

唇裂や口蓋裂は胎生期の形成異常により起こる．唇裂はその程度が軽ければ，哺乳への影響はない．口蓋裂はその程度により摂食嚥下機能への影響が異なる．特に呼吸状況が大切であり，その評価に咽頭・喉頭の内視鏡検査が役立つ．口蓋裂が存在すると，口腔内の陰圧形成が悪く，鼻腔内への逆流も起こる．手術による修復を視野に入れて摂食嚥下障害への対応を行う．また基礎疾患に伴う唇裂・口蓋裂では，基礎疾患や合併症による摂食嚥下障害も関与する．

3. 脳性麻痺

脳性麻痺は種々の中枢神経系の障害で起こり，小児期の摂食嚥下障害の最も重要な原因疾患である．痙直型，アテトーゼ型，混合型などに分類され，筋緊張の亢進や呼吸と嚥下の協調が悪いために摂食嚥下障害が起こる．摂食嚥下障害は新生児・乳児期から起こることが多いが，年齢とともにその状況が変化し，学童期以降に悪化することもある．対応では重症度の評価や筋緊張と姿勢のコントロールが大切である．

重い摂食嚥下障害のある児は，重症心身障害児が多い．重症心身障害児は，呼吸障害，筋緊張，消化管障害，易感染性，栄養障害，側弯などを伴うので総合的にみる．

4. 奇形症候群，染色体異常症

奇形症候群や染色体異常症に伴う摂食嚥下障害は，解剖学的問題，中枢神経・筋，全身状態，心理的問題などの複合的な要因で起こる．Robin シークエンスのように口蓋裂や舌根の沈下と下顎の後退のために呼吸障害を伴う場合，Prader Willi 症候群のように低緊張を伴う場合，Cornelia de Lange 症候群のように行動特性や胃食道逆流症がみられるような疾患など様々な摂食嚥下障

害の状況がある．さらに脳性麻痺，呼吸障害，心疾患を合併することもしばしばあり，それぞれの病態に応じた対応を行う．複合的問題がある場合は，それぞれの原因と摂食嚥下障害の関係を考慮した対応を行う．

5．フロッピーインファント

フロッピーインファントは，全身の筋緊張の低下を認める乳児の総称である．このなかには神経・筋疾患，染色体異常症，奇形症候群，代謝性疾患などが含まれ，低緊張が重度であると摂食嚥下障害につながる．筋緊張が低下しているときは，体幹や頸部などの支持による安定した姿勢が大切である．

6．神経・筋疾患

フロッピーインファントでもある疾患には Werdnig-Hoffmann 病，先天性筋ジストロフィー症，先天性ミオパチー，筋強直性ジストロフィー症などがある．Werdnig-Hoffmann 病は症状が進行する疾患である．Duchenne 型筋ジストフィー症は病気の進行により学齢期を過ぎる頃から嚥下障害が起こる．それぞれの重症度と予後を考慮した対応を行う．

7．全身状態

全身感染症，呼吸・心合併症などから摂食嚥下障害が起こる．乳児期早期では感冒による鼻閉でも呼吸障害や哺乳障害になる．摂食嚥下障害が日常的にある場合では，わずかな体調の崩れにより，摂食嚥下機能が容易に悪化する．それぞれの子どもが摂食嚥下機能を最大に発揮するためには，全身状態が良好であることが必要である．また，全身状態が悪いときに無理に食べさせることは，摂食拒否につながる．

8．精神・行動・心理的問題

乳幼児の摂食障害は，思春期などにみられる神経性食欲不振症とは大きく異なり，食事の経験からの摂食拒否が中心である．そのきっかけとしては，無理強いなどによる食事への恐怖や経管栄養による栄養過剰などがある．育児，行動，心理面に配慮し，その背景にある病態や体調，栄養管理などの身体的な対応の総合的な支援を行う．子どもの能力に合わせるというだけではなく，食べる意欲を引き出すことが重要である．また，病態の中心が精神・行動・心理的である場合に限らずに，すべての摂食嚥下機能障害において，食べようとする意欲を引き出すことを軽視してはならない．

おわりに

子どもは発達期にあり，現在の状況を維持することが目標ではない．その支援は機能の向上のために適切な経験を積み重ねることにより，子どもの能力を引き出すことである．そのためには子どもの行動をしっかりと観察し，正常発達，障害の評価，支援計画を立てることが重要である．障害のある場合は正常発達と同じ発達過程で進むわけではないが，正常発達の過程を理解して評価することは，治療計画に役立つことも多い．そして対応法に迷うときは，自分たちがおいしく感じる食事は何かを考えることである．

文　献

1) 田角　勝：子どもの摂食嚥下リハビリテーション―トータルケアで理解する　食べる機能を支援する 40 のポイント―，診断と治療社，2013.
〈Summary〉小児の摂食嚥下障害の全体をみていくための方法が書かれている．

特集：摂食嚥下障害リハビリテーションABC

Ⅱ．各 論
6．口腔がん

鄭　漢忠*

Abstract　口腔がん患者の術後の摂食嚥下障害の重症度は切除された組織量により決まる．つまり，術前の腫瘍の進展範囲から術後の摂食嚥下障害の重症度を予測できる．このことは脳血管障害や神経筋疾患などを基礎疾患とする摂食嚥下障害との大きな違いである．また，準備期・口腔期の確立が摂食嚥下リハビリテーションの中心になる．

嚥下造影検査を用いて患者ごとの嚥下機能の回復をみると，多くは術後1～6か月までに嚥下機能の回復がみられるが，術後1～6か月の間に徐々に悪化し全く回復しない症例や，術後3か月前後で突然悪化する症例もある．このことから，術後の嚥下機能の回復は6か月までが重要なターニングポイントであると考えられ，この時点までの慎重な経過観察と変化に備えた対応が求められる．さらに術後5年以上の経過をみると，嚥下機能は術後1年の状況と大きな変化はないものの，摂取可能な食形態は大きく改善しており，嚥下機能と実際の食行動との間に乖離がみられる．

口腔がん患者の術後嚥下機能を改善するためには術前，術中，術後の一貫したプログラムに則った訓練が必要である．術前からの教育や訓練，術中には様々な手術の工夫，術後早期の訓練の開始，上肢帯の訓練の併用，状況に応じた舌接触補助床の使用，さらには退院時の栄養指導が重要である．外来においては定期的な嚥下造影検査とともに，体重の変動や摂取可能な食形態の変化に留意することが重要である．特に，腹直筋皮弁を用いて再建した患者では皮弁の容積が体重の減少とともに低下するので注意が必要である．

義歯の使用は一般に術後の咀嚼や食塊形成に有用と信じられているが，嚥下機能にどのような影響を与えるかについては明らかではない．

Key words　口腔がん（oral cancer），術後の嚥下機能（postoperative swallowing function），舌接触補助床（palatal augmentation plate）

はじめに

口腔がんは全がんのおよそ1％を占める．本邦では年間約8,000例の発生と推測されている．好発年齢は50～70歳代で，男女比はおよそ3：2である[1]．口腔に発生する悪性腫瘍の約90％は上皮性がんであり，そのうちの約90％は扁平上皮がんといわれている．口腔がんに含まれるものは上下顎歯肉，頬粘膜，舌前方2/3，口底，口蓋の各部位に発生するがんである．発生部位別の頻度としては舌が半数以上を占め，以下下顎歯肉，口底，頬粘膜などが多い（図1）．口腔がんは予想以上に症状に乏しく，ある程度進行するまでは痛みを伴わないことが多い．このため初診時にすでに進行したものが多く，過半数は初診時に進行がんである．経過中に半数以上が頸部リンパ節に転移し，末期には遠隔転移も少なくない．遠隔転移臓器としては肺が最も多く，次いで肝臓や骨である．

発がんのリスクとして喫煙，飲酒，口腔衛生の不良などが挙げられている．口腔がんの治療は，早期がんでは主として手術療法や放射線療法が単

* Kanchu TEI，〒060-8586　北海道札幌市北区北13条西7　北海道大学大学院歯学研究科口腔顎顔面外科，教授

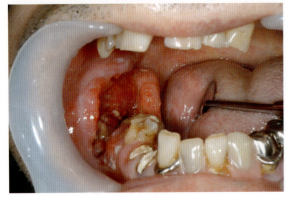

図 1. 右下顎歯肉がん
右下顎歯肉に大きな潰瘍を伴う歯肉がんを認める．

口腔がんの術後機能障害の特徴

　口腔がんの治療後には手術侵襲の大きさ，放射線・化学療法の有無により顔貌の変形などの審美面の障害に摂食嚥下機能，唾液腺（口腔乾燥）や構音の障害などが様々な程度に加わる．また，口腔は空洞器官であり，その形状を変えることにより様々な機能を発揮する．口腔がん切除後に再建された組織は多くが不動であるため，再建イコール機能回復ではない．

　口腔がんの術後摂食嚥下障害は準備期・口腔期の障害が中心となる．口唇の閉鎖，咀嚼運動，食塊形成とそれに続く食塊の咽頭への送り込みが障害される．舌がんではさらに嚥下圧の低下などの障害が加わる．中咽頭が切除範囲に含まれた場合には，鼻咽腔閉鎖不全や嚥下圧の低下が増強されることになる．口腔期の障害が嚥下反射の円滑な惹起を妨げている場合もあり，両側の頸部郭清術

独で用いられる．進行がんでは手術を先行し，術後に問題があれば化学併用放射線治療を行うのが標準治療とされている．近年，動注化学放射線併用療法の組織学的効果には目を見張るものがあるが，未だ臓器温存には至っていない．口腔がん全体の5年生存率はおよそ60%である．

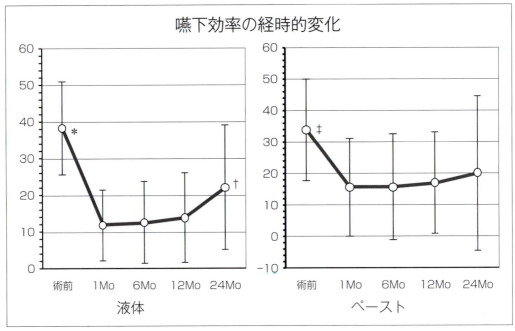

図 2. 嚥下効率グラフ
術後1, 6, 12, 24か月の嚥下効率は術前より有意に低い．*p<0.0001（液体）　‡p<0.04
液体の術後24か月の嚥下効率は術後1, 6, 12か月より有意に高い．†p<0.02
いずれも術後に嚥下機能は悪化する．1年後も嚥下機能は術前レベルまでは回復していない．
左側：液体嚥下時
右側：ペースト嚥下時

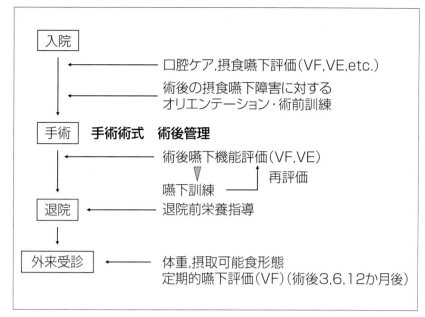

図 3. 摂食嚥下リハの流れ

や頸部の放射線治療を伴う場合には，舌骨上筋群の切除，術創の瘢痕，組織の線維化などにより咽頭期の障害も出現する．

口腔がん患者の術後の摂食嚥下障害の重症度は切除された組織量により決まる．つまり，術前の腫瘍の進展範囲から術後の摂食嚥下障害の重症度を予測できる．このことは脳血管障害や神経筋疾患などを基礎疾患とする摂食嚥下障害との大きな違いである．

口腔がんの摂食嚥下機能の経過

術後 1，3，6，12 か月に定期的嚥下造影検査を行った口腔がん症例（術前照射 40 Gy，片側もしくは両側の頸部郭清術施行，血管柄付き遊離皮弁で再建）の検討から以下のことが明らかになっている[2]．嚥下造影検査では患者の嚥下効率[3]は全体でみると術後に大きく低下し，術後 12 か月の時点でもほとんど回復しない（図 2）．患者ごとの嚥下効率の回復をみると，術後 1～6 か月の間に順調に回復するケースは多いものの，中には術後 1～6 か月の間に徐々に低下し全く回復しない症例や術後 3 か月前後で突然低下する症例もあり，患者によりかなりの変動がみられた．ただし，術後 6 か月以上になると嚥下効率の変動は少なくなっていた．このことから術後の嚥下機能は，術前照射を行っている場合には 6 か月までが重要なターニングポイントであると考えられ，この時点までの慎重な経過観察と変化に備えた対応が求められる．

さらに術後 5 年以上の経過をみると，嚥下機能は術後 1 年の状況と大きな変化はないものの，摂取可能な食形態は大きく改善しており，嚥下機能と実際の食行動との間に乖離がみられる[4]．

リハビリテーションの流れ

口腔がん患者のリハビリテーション（以下，リハ）の流れを図 3 に示す．入院した患者には腫瘍に対する評価と並行して，口腔ケア教育を行う．口腔ケアの目的は術後の誤嚥性肺炎，創部感染のリスクを減少させることである．

摂食嚥下障害に対するオリエンテーションは術前に行う．用いる資料は嚥下造影検査や嚥下内視鏡検査の結果とともに，患者自身の切除範囲に類似した他の患者の摂食嚥下障害の状況や訓練の内容などを記録したビデオである．他の患者のビデオをみることにより，患者は術後の障害に対して明確なイメージをもつことが可能となり，訓練へのモチベーションが形成される．術前訓練は舌の可動域拡大訓練や息こらえ嚥下，排痰訓練などを基本とするが，どの訓練に重きを置くかは予測さ

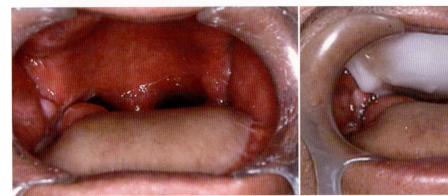

図 4. PAP
a：腹直筋皮弁で再建された舌．しかしこの容積では摂食時に再建舌は硬口蓋と接触しないので，食物を送り込むことは困難である．
b：口蓋に床をつくり，摂食時に再建舌と接触するように床を盛り上げて形成する．

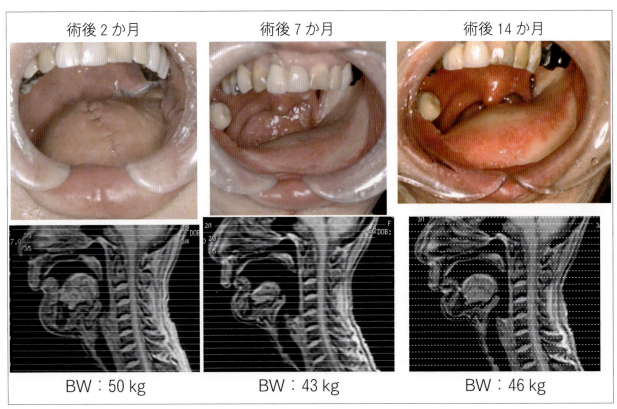

図 5. 体重変動と皮弁容積
体重の減少，増加に伴い皮弁の容積も変化している．

れる患者の摂食嚥下障害の病態により異なる．

手術の術式として，移植皮弁と歯肉・口底粘膜との縫合不全や死腔の防止などの術後感染の防止策と咬合関係の再現に留意する．創部の感染は局所の瘢痕形成を招き，術後早期にリハができないことと相まって，結果的に長期的な摂食嚥下機能の低下を招く．下顎骨の区域切除を伴う症例では，咬合関係や関節頭の位置のズレがのちの咀嚼機能の回復を妨げることになる．再建術式も摂食嚥下機能を大きく左右する．舌亜全摘以上の再建では腹直筋皮弁を隆起型（ハンモック状）に形成し，腹直筋外鞘を用いて再建組織の沈下防止をはかるなどの工夫[5]が必要である．切除が中咽頭に及ぶ症例では velopharyngoplasty が，両側の舌骨上筋

群が完全に切除される症例では喉頭挙上術（舌骨をフリーにした下顎骨甲状軟骨固定術など）ならびに輪状咽頭筋切除術が必要である．頸部郭清術は通法に従い深頸筋膜深層の温存や甲状舌骨筋枝の保存に努める．

術後の口腔ケアは口腔内の清拭と口腔の刺激という2つの意味をもつ．目指すところは口腔感覚入力の正常化である．気管チューブを早期に抜去することが重要である．サイドチューブからカフ上の分泌物量を定期的に測定し，1日量が10 ccを切った時点で呼吸状態に問題なければ抜管を試みる．気管チューブが抜去された時点で摂食嚥下機能を評価し必要な訓練方法を決定する．訓練に際しては，まず十分な水分・栄養の補給を優先する．患者の多くは頸部郭清術を施行されているため，頸部ならびに上肢帯のリハも並行して進めることがポイントである．

術直後より，再建舌と硬口蓋間距離に問題のあるケースでは送り込み障害が予想されるため，訓練開始時より舌接触補助床（palatal augmentation plate；PAP）を用いる（図4）．口腔期が確立され，咽頭期に大きな問題がなければ直接訓練へと移行する．直接訓練は空腹時に，患者が好む味付けで段階的に食形態をアップしていくことが重要である．経口摂取できないケースでは，間欠的経口食道栄養法（OE法）などを用いた代償的栄養法が必要となる．

再建した皮弁の管理では，腹直筋皮弁のように脂肪を大量に含む皮弁では，皮弁の容積は体重の変動により大きく変化することに注意を要する（図5）．摂取カロリーの不足により体重が減少した場合，皮弁の容積が低下し，それがさらに摂食嚥下機能を悪化させ，体重のさらなる減少を招くという悪循環になることも少なくない．

口腔がん患者の多くは，退院時には十分な食形態ではないにせよ，経口摂取が可能となる．しかし，この時点での摂食嚥下機能は安定していないため退院時の栄養指導が重要である．退院時の栄養指導は管理栄養士，看護師，主治医が本人ならびに家族に対して今後の食形態，栄養摂取の目標，自宅での摂食嚥下リハの内容とその目標などを説明するものであり，退院後の患者の方向性を決定づける．

退院後の外来診察では再発，転移の有無を確認すると同時に体重の変動，肺炎の有無と摂取可能な食形態の変化について詳しく聴取する．体重は栄養状態の最も簡便な指標であると同時に，腹直筋皮弁などの皮弁の容積とも関連する．摂取可能な食形態は患者の摂食嚥下機能を間接的に反映し，肺炎の発症は誤嚥の存在を疑わせる．

義歯の装着による咀嚼機能の回復は，上顎顎義歯を除いて通常術後6か月以降に行われることが多い．義歯を装着するためには皮弁の修正術，口腔前庭の拡張術などを必要とすることが多い．術後に義歯やインプラントを用いた咀嚼機能の回復が必要であることが想定される場合には，術前から補綴専門の歯科医師と情報を共有することが不可欠である．術後の義歯の装着がどの程度摂食嚥下機能の回復に有用かは現時点では不明である．腓骨皮弁で再建した患者は義歯を装着しても再建側で噛むことはない．ただし，義歯が入ることにより咀嚼時，嚥下時に舌骨が固定されより咀嚼，嚥下は安定する．また，義歯の装着により咽頭通過時間が改善するといわれている．

口腔がん患者の多くは，上述したプログラムにより退院時には経口摂取可能な状態にまで回復する．一方，口底がんで下顎正中部の区域切除，舌亜全摘，両側頸部郭清術を伴うケースでは，下顎再建，喉頭挙上術，輪状咽頭筋切除のような手技を行ったとしても，舌の送り込み障害により経口摂取できないことが少なくない．このような場合，やみくもに長期間にわたり訓練を続けるよりも，術前から胃瘻を造設し十分な水分ならびに栄養の確保を優先することも1つの選択肢である．また，原発や頸部の術後照射中に一時的に経口摂取が困難な状態になることもある．このような場合にも，できるだけ経管栄養の期間を短くするような管理が望まれる．

文 献

1) 富永祐民, 大島 明ほか(編)：がん・統計白書—罹患・死亡・予後, pp. 159-170, 篠原出版, 1999.

2) Tei K, et al：Recovery from post-surgical swallowing dysfunction in patients with oral cancer. *J Oral Maxillofac Surg*, 65：1077-1083, 2007.
   〈Summary〉 口腔がん術後1年以内の摂食嚥下機能の回復を嚥下造影検査結果から報告した論文であり, 術後半年まで嚥下機能は安定しないと述べている.

3) Tei K, et al：Does the swallowing function recover during the long-term in patients with surgically treated tongue carcinomas？ *J Oral Maxillofac Surg*, 70(11)：2680-2686, 2012.
   〈Summary〉 舌がん術後5年以上経過した患者の摂食嚥下機能を嚥下造影検査結果から報告した初めての論文.

4) Logemann JA, Kahrilas PJ：Relearning to swallow after stroke—application of maneuvers and indirect biofeedback：a case report. *Neurology*, 40：1136-1138, 1990.
   〈Summary〉 嚥下機能の経時的変化をみるには嚥下効率が有用であると初めて述べた論文.

5) Yokoo S, et al：Indications for vascularized free rectus abdominis musculocutaneous flap in oromandibular region in terms of efficiency of anterior rectus sheath. *Microsurgery*, 23：96-102, 2003.

特集：摂食嚥下障害リハビリテーション ABC

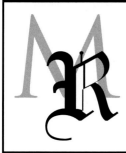

Ⅱ．各 論

7．頭頸部がん
―病態に応じたリハビリテーション―

藤本保志*

Abstract 頭頸部がんは舌がんや口腔底がんなどの口腔がん，上・中・下咽頭がん，喉頭がん，上顎がんなどのがんを含む総称で，がんの進行によって嗅覚・視覚・味覚・聴覚が障害され，呼吸・嚥下・音声など生存に不可欠な機能が脅かされる．治療は手術と放射線治療が中心となるが，治癒率の向上と機能温存が課題である．治療による嚥下障害の病態は予測可能であり，未然に防ぎ，軽減するための方策を講じる．術後は切除や再建による構造の変化を把握して訓練計画を立てる．気管切開を併施されることが多く，その対応についても理解したい．放射線治療では薬物療法の併用によって治癒率は向上したが，障害は重症化した．それを未然に防ぐための対応として疼痛緩和，栄養管理などの支持療法が重視される．放射線治療の晩期障害にも留意が必要であり，継続的な患者教育も求められる．また，リハビリテーションに携わるうえで，がん治療中の患者の心理的負担や不安に対する理解も求められる．

Key words 機能温存手術（organ function preservation surgery），化学放射線治療（concurrent chemo-radiotherapy），気管切開（tracheostomy）

はじめに―機能予後の予測とゴールの設定

がんのリハビリテーションガイドライン（2013）において，がんのリハビリテーション（以下，リハ）はがん患者の生活機能と生活の質（quality of life；QOL）の改善を目的とする医療ケアであり，がんとその治療による制限を受けたなかで患者に最大限の身体的，社会的，心理的，職業的活動を実現させることと定義されている．

治療開始前の患者への説明は生命予後と治療法のみでなく，がんによる，あるいは治療に関連した障害やそのリハについても言及することが求められる．手術後の障害の原因は基本的には切除した構造が担当していた機能の喪失であるし，放射線治療の障害も照射野内の組織障害であるから，

同様に計画的な障害である．したがって，リハは治療開始前から準備可能である．

器質的疾患による嚥下障害を整理すると，入力がない（知覚鈍麻，感覚低下），動かそうとしても命令が伝わらない（運動神経麻痺），動かすものがない（筋や骨の切断，切除），動くものが変わった（放射線治療による筋の線維化，瘢痕，再建手術後）の4つに分類することができる（表1）．

リハの立案は病態に基づいて行う．例えば，組織が温存されているが浮腫や瘢痕などによる可動制限をきたしている場合であれば，運動制限や機能低下に対して"訓練"を行って可動域の拡大や筋力の回復を目指す．筋の切除や神経の切断により不可逆な病態であれば，"代償"できる方法を工夫することとなる．適切にゴールを設定しないと無用な努力を強いることとなる．

---

* Yasushi FUJIMOTO，〒 466-8550 愛知県名古屋市昭和区鶴舞町 65 名古屋大学大学院医学系研究科耳鼻咽喉科，准教授

表 1. 器質的嚥下障害の原因

入力がない	（放射線治療）	
	粘膜炎／知覚受容器損傷	口腔（味覚低下, 食塊形成）
	知覚・感覚神経麻痺	咽頭（嚥下反射惹起）
		喉頭（気道防御反射低下）
命令が届かない	（神経の切断, 損傷）	三叉神経第 3 枝
	運動神経麻痺	顔面神経頬筋枝, 下顎縁枝
		舌咽神経
		迷走神経
		舌下神経
動かすものがない	（切除）	
	筋群	咀嚼筋群
		咽頭収縮筋
		舌骨上筋群
		内・外喉頭筋
	骨	下顎骨
		舌骨
		甲状軟骨
		披裂軟骨, 輪状軟骨
動くものが変化	（放射線治療）	嚥下関連筋群の線維化, 筋力低下
	（術後瘢痕）	瘢痕による可動制限
	（再建手術）	構造そのものの変化

（藤本保志：器質的疾患に伴う摂食・嚥下障害. 熊倉勇美ほか（編）, 標準言語聴覚障害学・摂食嚥下障害学, pp. 69-75, 医学書院, 2014 より改変）

手術による障害

切除による嚥下関連臓器の喪失, 支配神経の喪失が障害の主たる原因である. その機能喪失を補うために, 時に行われる再建手術がそれを修飾する. また, 気道確保を優先して気管切開が併施されることも多いが, 嚥下機能への影響が避けられない. さらに加齢の影響や基礎疾患, 既往症の状況も踏まえてリハを立案する. 以下に代表的な障害のメカニズムを整理する.

1. 口唇閉鎖不全
1）病 態

頸部郭清術において顎下リンパ節領域の郭清を行うとき, 郭清上縁（下顎下縁）付近を顔面神経下顎縁枝が走行する. 通常, 郭清操作の早い段階にて下顎縁枝を同定, 温存するが, 一過性の麻痺であるのか, 顎下リンパ節転移巣との位置関係により合併切除されているのかによって対応が変わる.

口唇の知覚は三叉神経第 3 枝支配であるので, 頭蓋底の卵円孔付近および側頭下窩における下顎神経の温存の有無, 下顎離断術や lower cheek flap approach による下歯槽神経の切断の有無を確認する. 知覚鈍麻のみでも口唇からの漏れを気にして外食しなくなる患者がいるし, それによって口腔保持がうまくいかず嚥下そのものに悪影響をみることがある.

2）対 応

訓練としては, 箸・ボタンを加えて引っ張るなどの抵抗運動を指導する. 顔面神経切断による不可逆な変化であっても対側の代償を促す効果をみることがある.

2. 開口制限
1）病 態

内側翼突筋, 外側翼突筋, 咬筋などの咀嚼関連筋群への手術操作や炎症の波及, 放射線治療による線維化などにより, 開口制限が生じる.

2）対 応

瘢痕形成による開口制限は難治である. 専用の開口練習器, バルーン開口器や 3 角形の積み木を用いた開口練習を促す. 適切な鎮痛も必要である. 術後創治癒が得られたらできるだけ早く開始する.

3．咀嚼・口腔内搬送

1）病　態

咀嚼運動は上顎と下顎，歯牙に注目が集まるが，食物摂取における咀嚼能力は可動部舌の切除範囲が大きく影響する．また，咀嚼中に口腔内に食物を保持する働き，咀嚼しながら喉頭蓋谷へ送り込みつつ調節する働きの要も舌である．

2）対　応

舌の可動域訓練と残存舌の筋力増強訓練[1]を行う．挺舌，舌の左右への運動などを等尺性運動あるいは等張性運動で指導する．頭頸部がん患者の特徴として，自主練習が可能であることが挙げられるが，訓練メニューを紹介したら，病棟において自主的に訓練を促すことも重要である．残存舌の運動，頬粘膜の運動を促すための構音訓練も有効である．特に，拡大切除・再建後は構造の劇的な変化に患者は戸惑っているから，まずは気管切開孔を一時的にも閉鎖して発声させることから開始する．構音の状況から口蓋と舌あるいは再建舌との接触状況を推測することで，舌の可動性を最も簡便にみることができる．

代償的な対応としては食事形態の工夫である．古くからの刻み食でなく，ペースト食，とろみ調整食が安全である．ただし，放射線治療後症例では唾液分泌障害による障害，知覚鈍麻も加わるので粘性が強いとかえって嚥下しにくい．

4．鼻咽腔閉鎖不全

1）病　態

軟口蓋，中咽頭収縮筋群の切除後は鼻咽腔閉鎖不全と咽頭収縮力の低下が問題となる．切除終了後の軟口蓋周辺の縫合や再建皮弁の縫着時に有効な鼻咽腔閉鎖が得られるよう工夫する．

2）対　策

放射線治療による上咽頭・下咽頭の線維化，あるいは切除再建後の不十分な鼻咽腔閉鎖に対する訓練としてはブローイングが用いられる．また，息こらえ嚥下時に鼻腔を用手的に閉鎖（鼻をつまむ）する，あるいは補綴による閉鎖改善が有効な場合がある．

5．舌根後方運動減弱

1）病　態

舌根が切除されても，舌神経・舌下神経が温存されたまま可動部舌が残存する場合は問題ないが，深部浸潤により舌下神経の温存が困難であり，さらには可動部舌や対側へ切除が及ぶと顕著な障害を生じる．舌根の後方運動は嚥下造影評価においてもキーポイントである．側面像での観察時には舌根のラインは二重にみえるようになる．咽頭後壁と接するようにみえても，左右差から中咽頭レベルの閉鎖ができず，嚥下圧低下をきたす．

2）対　応

訓練としては前舌保持嚥下法（マサコ法），アンカー強調嚥下法，努力嚥下法，昭大式嚥下法などが提唱されているが，いずれの方法も舌根後方運動を強調することができる．Fujiu らの唱えた前舌保持嚥下法[2]は舌を前歯列で噛んだままで嚥下運動をさせるものである．大前らのアンカー強調嚥下法[3]は舌尖を口蓋前方に押さえつけたまま嚥下をさせる指導法である．

代償的な指導としては chin tuck（顎引き：上部頸椎の屈曲）法が選択される．この方法は舌根を後方へ引く体位であると理解される．喉頭蓋谷の残留を減らし，あるいは喉頭蓋切除後の代償としても有効である．

6．声門閉鎖不全

1）病　態

喉頭・下咽頭部分切除や半切除などの術後はほとんどの場合に声門閉鎖不全をきたしている．また，食道がん，甲状腺がん，胸部外科術後の反回神経麻痺，頭蓋底切除時の迷走神経麻痺などが原因となる．

2）対　応

声門閉鎖強化あるいは随意的喉頭挙上を促す方法を選択する．代表的な指導法として，息こらえ嚥下法[4]（supraglottic swallow），Mendelsohn 法などがある．息こらえ嚥下法はもともと "supraglottic swallowing maneuver" として，声門上がん（supraglottic cancer）術後，すなわち喉頭水平

部分切除後の嚥下障害を念頭に提唱されたことが語源である．水平部分切除以外にも，喉頭半切，亜全摘後の嚥下動態を考えれば，第一選択となる指導法である．吸気—呼気リズムのなかで，呼気が開始された直後に嚥下性無呼吸が始まり，嚥下終了後には再び呼気が入るのが正常な嚥下呼吸パターンであるが，息こらえ嚥下はこれを強調する．ポイントは2点で，息をこらえた後に嚥下を開始すること，それから終了後の強制呼気である．本法適応の条件は気管孔の一時的閉鎖である．気管カニューレを発声可能なタイプへ変更する，レティナを使用するなどが望ましい．往々にして長期気管切開後には呼吸パターンが乱れており，また，患者もイメージしにくいことがある．術式の検討から，術後訓練メニューに本法が入ると予測される場合には術前の指導が望ましい．

ところで，患者によっては息こらえのタイミングで努力嚥下法のように力を入れることも観察される．この嚥下指導は喉頭運動にも影響し，嚥下開始時の喉頭—舌骨の高さは安静時よりも明らかに上昇する．喉頭挙上運動の軌跡のなかで，嚥下開始時にすでに喉頭が高くなることも咽頭期惹起遅延や喉頭閉鎖不全による誤嚥軽減に貢献する．ただし，喉頭挙上制限に対しての指導を目的とする場合には舌骨上筋群の機能温存が前提である．

代償的な対応としては，頸部前屈である chin down[5]（うなずき嚥下・顎引き嚥下法：下部頸椎の屈曲）法の指導が第一選択である．喉頭蓋の傾斜を増し，喉頭前庭の“ひさし”としての機能を増強すると理解される．声門閉鎖不全による挙上期誤嚥の軽減，咽頭期惹起遅延による誤嚥の軽減が目的となる．

患側への頸部回旋[6]は左右差のある病態に有効である．回旋による健側の lateral food channel の有効利用を促す．

もう1つ重要な代償法としては食事形態の工夫（とろみの添加）が挙げられる．挙上期誤嚥あるいは嚥下中誤嚥・嚥下前誤嚥の対策としてのとろみ添加は最も簡便な代償法である．

7．喉頭挙上制限／咽頭期惹起遅延
1）病　態

舌骨上筋群は嚥下運動における喉頭挙上（前進）の要である．オトガイ舌骨筋，顎二腹筋，顎舌骨筋などは主に三叉神経第3枝の支配を受け，嚥下第2相開始時の主役となる．舌／口腔底の切除が頸部郭清と一塊に行われるとき，少なくとも患側の舌骨上筋群も合併切除されていることが多い．また，顎舌骨筋は温存されていることがあっても顎下部郭清のあとにはオトガイ舌骨筋枝や顎舌骨筋枝の温存がなされていないことが多く，喉頭挙上は健側の筋群に委ねられることが多い．したがって，口腔底がん，舌がんの切除においては口腔底において対側までの切除が必要か，必要だとすると対側の舌骨上筋群の温存がされているかが重要なチェックポイントとなる．

2）対　応

喉頭挙上制限に対する訓練としてはシャキア法[7]，杉浦法[8]などの筋力増強訓練が推奨される．頭頸部がん手術において喉頭挙上制限は頻繁にみられる病態である．原因は多彩で，舌骨上筋群の切除，喉頭周辺あるいは気管周辺の手術操作後の瘢痕，三叉神経第3枝麻痺，舌下神経麻痺等が原因である．筋力増強訓練の前提は少なくとも1側の筋群および関連神経の温存である．両側の舌骨上筋群切除など，舌骨の前進挙上が不可能な場合にはこれら訓練は行うべきでなく，下顎骨甲状軟骨固定術などの喉頭挙上術の絶対適応[9]である．

代償としては，前述の chin down 法や息こらえ嚥下法の指導も有効である．物理的な挙上制限の他，咽頭期惹起遅延も喉頭挙上制限の要因となりうる．これら代償的嚥下法が有効となる．

8．混合性喉頭麻痺
1）病　態

頸静脈孔を通過する舌咽神経，迷走神経の障害が多く，頸静脈孔症候群と表現されることもある．迷走神経麻痺を含む，複数の神経麻痺による障害で小脳橋角部腫瘍，髄膜腫，脳血管障害，頭蓋底腫瘍，副咽頭間隙腫瘍等あるいはその術後にみら

れる．頭蓋内疾患による小脳失調や片麻痺等があると重症化，難治化する．

2）対 応

末梢のみの問題であれば，基本的な対応は病態に応じた代償的嚥下法の指導と食事内容の調節である．一般的には頸部回旋による健側機能の利用，息こらえ嚥下あるいは顎引き嚥下による声門閉鎖不全の代償，そしてとろみの追加である．

難治例に対して，あるいはより安全な摂食嚥下を目標とする場合には披裂軟骨内転術，輪状咽頭筋切断術などの手術により病態を劇的に改善させることができる[10]．

9．気管切開の取り扱い

気管切開は最も確実かつ安全な気道確保法であるが，嚥下機能に与える悪影響が無視できない．声門下圧の維持不能，喉頭挙上制限，気道感覚閾値上昇，カフによる頸部食道圧迫などが複合して嚥下機能低下を助長する．

なぜ気管切開の適応としたか，その原因が解消すれば抜去できるはずである．基本的には次の3点を確認する．

- ●痰が気管孔から喀出できるか
- ●上気道が確保できるか
- ●痰を経口喀出できるか

まず，気管孔から喀痰可能となればカフは不要となり，内視鏡で確認して上気道が確保できておれば抜去を考えてよい．痰の経口排出が可能であれば早めに抜去する．上気道確保が不十分な場合にはカニューレを維持することになるが，気管切開カニューレの存在下でも嚥下造影検査は可能であるし，状況に応じて嚥下訓練を進めてよい．

最低限の気道確保を維持したい場合，例えば術後放射線治療を控えている場合（照射開始後の浮腫等による気道の再狭窄）や懸念事項（高齢，喀出力が弱いなど）の存在下では，レティナなどの使用が便利である．

これら判断基準は施設によって異なってよい．病棟看護師や主治医を含めた総合的な管理能力によって決める．

放射線治療による障害

放射線治療は臓器温存治療としては非常に優れたものであるが，照射野内の組織には相応の障害を残す．

進行がんでは化学療法と放射線治療を同時併用する（化学放射線治療：chemoradiotherapy；CRT）ことで喉頭がんにおいて喉頭温存率の向上がはかれ，手術に代わる有効な治療法[11]として普及したが，化学療法による放射線治療の増感効果（効き目が強くなる）の一方で，嚥下障害や粘膜炎などの有害事象も重症化した．化学療法併用療法の標準的方法はシスプラチン（CDDP）を3週間ごとに投与するものである．腎機能障害，骨髄抑制，嘔気などの有害事象が問題となる．5FUやS1などの併用では粘膜炎が重症化しやすい．また，分子標的治療薬セツキシマブを併用する場合（bio-radio-therapy；BRT）も重症粘膜炎が避けられない．BRTの障害は放射線治療単独と同等という報告[12]も，CRTよりもむしろ嚥下障害が重症化するとの報告[13]もあり，丁寧な管理が必要である．

1．急性期障害

1）病 態

急性期には放射線性粘膜炎による疼痛と唾液分泌不全が最も大きな原因となる．咽頭知覚鈍麻，喉頭感覚低下[14]などによる気道防御反射の劣化も避けられず，不顕性誤嚥，誤嚥性肺炎のリスク増大が問題となる．嚥下造影の解析からは口腔・咽頭通過時間や残留率などは有意に低下すると報告されている．

治療中の疼痛・粘膜炎等による嚥下障害は避けられない．そのため，栄養摂取を重視してしばしば胃瘻造設が前提とされるが，放射線治療開始後早期から胃瘻に依存しすぎると廃用をきたし，また，照射による筋力低下が著しいと治療終了後も胃瘻に依存することになる．胃瘻造設しても，できるだけ経口摂取を維持する努力と治療前からのリハが重要である．化学放射線治療中の疼痛緩和や栄養の維持を含めて維持療法が重要である．

2）対 応

a）放射線治療を完遂するための努力：最優先は安全に治療を継続することである．栄養を確実に取り，誤嚥性肺炎を予防し，苦痛をできるだけ軽減する努力はすなわち，放射線治療完遂に貢献する．

b）食べ続けること：廃用予防，これが第一の対策である．胃瘻を前提とした治療戦略の弊害として嚥下障害がクローズアップされているが，米国からの報告では30〜40％の胃瘻依存率の報告が多い一方，かつて胃瘻を前提とすることが少数であった本邦ではそれほど経口摂取不能例がみられなかった．米国からも胃瘻造設に疑問を呈する報告[15]がみられるようになり，また，治療前からの言語聴覚士の介入効果が報告された．これらのことが示す最も単純な対策は"口から食べ続けること"である．

支持療法の充実が治療完遂率を向上させると同時に嚥下障害への第一の対応となる．急性期の嚥下障害の最大の原因は痛みであるので，初期から積極的に鎮痛剤を使用する．多くの場合はシスプラチンが併用されるが，腎機能障害を考慮して，鎮痛剤も腎機能障害の危険性の少ない薬物を選択し，麻薬性鎮痛剤も積極的に使用する．

c）照射野の確認：照射野は原発巣により，リンパ節転移状況によって異なる．近年のIMRT（強度変調放射線治療）では唾液線や咽頭後壁への照射線量軽減の工夫が可能となったが，施設差が生じている．

下顎骨・上顎骨への照射の有無も重要で，治療前の歯科受診が必須である．治療を要する歯牙の処置，スペーサー作成など，放射線治療計画策定前に適切に準備する．

d）口腔衛生，咽頭衛生：治療中の誤嚥性肺炎予防のために，口腔衛生状況の改善が肝心である．

e）食事形態の工夫：放射線性粘膜炎や唾液分泌障害があっても嚥下しやすい形態を工夫する．栄養摂取量のチェックと指導などを総合的に管理する[16]．NSTの介入などのチームアプローチが有用である．

2．晩期障害

1）病 態

晩期障害[17]としては，照射野内の組織の血流障害や線維化による筋力低下・知覚鈍麻，感覚閾値上昇が問題となる．照射終了後数年経っての嚥下障害の増悪がみられることがある．

また，時に下咽頭・食道では瘢痕拘縮による狭窄が問題となる．多くは不可逆的な変化であるため対応が困難なことがある．

急性期から引き続き，慢性的な唾液分泌障害や味覚障害に加えて廃用が問題となる場合もある．

2）対 応

a）予防：口腔・咽頭衛生：治療終了後も口腔・咽頭衛生の指導継続は重要である．下顎骨への照射後は容易に抜歯ができない．日頃の口腔衛生徹底のため，患者自身の習慣づけと指導が必要である．

b）晩期障害と気付く：晩期障害による嚥下障害の対応はしばしば放射線治療施行施設でなく，一般的な地域医療施設で問題となる．既往歴を確認することが重要である．

c）照射野の確認—病態診断：原発巣の部位により，標準的な照射野は推測されるものの必ず治療施設に問い合わせる．

がん治療施設とリハ施設

急性期病院での在院日数の制約は，術後患者のリハに対して時に大きな障壁となる．ほとんどの頭頸部がん患者では適切な訓練により早期経口摂取が可能となるが，時に胃瘻等の経管栄養のままの退院を強いられる．そのとき，あとはお任せ，と丸投げでは有効なリハプログラムを作ることは困難である．手術記事の正確な記載と情報提供はすべての基礎となる．が，時に詳しすぎる内容は頭頸部外科医不在のリハ病院では解読が難しいかもしれない．訓練を引き受ける側と委ねる側の双方に適切な情報交換が必要である．

また，放射線治療例ではその照射野の情報も重

要である．喉頭感覚低下に伴う不顕性誤嚥のリスク，歯牙欠損や齲歯治療が必要になった場合の下顎骨骨髄炎リスク，歯科治療上の注意などを適切に情報提供する必要がある．

さらに，患者は訓練中に生じた痛みのそれぞれを再発の徴候だと思い，悩むこともある．情報交換は定期的，継続的に行う必要がある．

文　献

1) Robbins J, et al：The effects of lingual exercise on swallowing in older adults. *J Am Geriatr Soc*, 53：1483-1489, 2005.

2) Fujiu M, Logemann J：Effect of a tongue-holding maneuver on posterior pharyngeal wall movement during deglutition. *Am J Speech Lang Pathol*, 5：23-30, 1996.

3) 大前由紀雄ほか：舌前半部によるアンカー機能の嚥下機能に及ぼす影響. 耳鼻と臨床, 44：301-304, 1998.

4) Ohmae Y, et al：Effects of two breath holding maneuvers on oropharyngeal swallow. *Ann Otol Rhinol Laryngol*, 105：123-131, 1996.

5) Okada S, et al：What is the chin down posture？A questionnaire surgery of speech language pathologists in Japan and the United States. *Dysphagia*, 22：204-209, 2007.

6) Ohmae Y, et al：Effects of head rotation on pharyngeal function during normal swallow. *Ann Otol Rhinol Laryngol*, 107：344-348, 1998.

7) Shaker R, et al：Augmentation of deglutitive upper esophageal sphincter opening in the elderly by exercise. *Am J Physiol*, 272(6 Pt 1)：G1518-G1522, 1997.

8) 杉浦淳子ほか：頭頸頭頸部腫瘍術後の喉頭挙上不良を伴う嚥下障害症例に対する徒手的頸部筋力増強訓練の効果. 日摂食嚥下リハ会誌, 12(1)：69-74, 2008.

9) Fujimoto Y, et al：Swallowing function following extensive resection of oral or oropharyngeal cancer with laryngeal suspension and cricopharyngeal myotomy. *Laryngoscope*, 117：1343-1348, 2007.

10) Woodson G：Cricopharyngeal myotomy and arytenoid adduction in the management of

combined laryngeal and pharyngeal paralysis. *Otolaryngol Head Neck Surg*, 116：339-343, 1997.

11) Forastiere AA, et al：Concurrent chemotherapy and radiotherapy for organ preservation in advanced laryngeal cancer. *N Engl J Med*, 349(22)：2091-2098, 2003.
　〈Summary〉シスプラチン同時併用放射線治療が喉頭温存率を向上させることが実証されたRTOG91-11 試験.

12) Bonner JA, et al：Association of human papillomavirus and p16 status with mucositis and dysphagia for head and neck cancer patients treated with radiotherapy with or without cetuximab：Assessment from a phase 3 registration trial. *Eur J Cancer*, 64：1-11, 2016.

13) Riaz N, et al：Concurrent Chemoradiotherapy With Cisplatin Versus Cetuximab for Squamous Cell Carcinoma of the Head and Neck. *Am J Clin Oncol*, 39(1)：27-31, 2016.
　〈Summary〉シスプラチン併用放射線治療とセツキシマブ併用放射線治療との比較試験. 有害事象の頻度と治療成績を検討している.

14) Ozawa K, et al：Changes in laryngeal sensation evaluated with a new method before and after Radiotherapy. *Eur Arch Otorhinolaryngol*, 267：811-816, 2010.
　〈Summary〉放射線治療によって喉頭感覚低下がみられることを定量的測定により実証した.

15) Goff D, et al：Swallowing outcomes for patients with oropharyngeal squamous cell carcinoma treated with primary (chemo) radiation therapy receiving either prophylactic gastrostomy or reactive nasogastric tube：A prospective cohort study. *Clin Otolaryngol*, 2017. doi：10.1111/coa.12836.［Epub ahead of print］

16) 浅井昌大ほか(著)：頭頸部がん化学放射線療法をサポートする口腔ケアと嚥下リハビリテーション，オーラルケア，2009.

17) Machtay M, et al：Factors associated with severe late toxicity after concurrent chemoradiation for locally advanced head and neck cancer：an RTOG analysis. *J Clin Oncol*, 26(21)：3582-3589, 2008.
　〈Summary〉RTOG91-11 試験の長期経過による晩期合併症の検討をした貴重な報告.

好評雑誌特集号・書籍のご案内

認知症予防とリハビリテーション 最前線

MB Medical Rehabilitation 誌 No.206

編集／繁田雅弘（首都大学東京大学院教授）
竹原　敦（湘南医療大学准教授）

B5判　82頁
定価　2,500円＋税
2017年2月発行

最前線で活躍する執筆陣が事例・症例を紹介しながら解説。認知症予防とリハの"今"を深く掘り下げた、リハ関係者必読の一冊です！

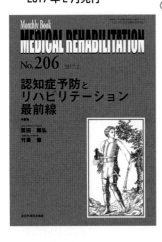

＜目　次＞

- 作業療法モデルに基づく認知症の人がうまく生活するためのアプローチ …………………… 竹原　敦
- ウェルビーイングからみた認知症の人の作業療法 ……………………… 西田　征治
- 認知機能の低下と認知症予防 ………………………………………… 山口　智晴
- MCI の評価と予防的介入 …………………………………………… 植田　恵
- 運動と認知症予防とその可能性 ……………………………………… 斉藤　琴子ほか
- 認知症の人に対する家電使用上の困難と assistive technology を用いた生活適応 …………………… 長尾　徹ほか
- 地域在住高齢者の心理社会面に着目した認知症予防―武豊プロジェクト― …………………… 竹田　徳則
- 在宅認知症高齢者を介護する家族の評価と支援 ……………………… 上城　憲司
- 認知症の人のための法的整備と予防事業 ……………………………… 田平　隆行ほか
- アルツハイマー病の先入観や偏見がもたらす自己効力感および自尊感情の低下
　―リハビリテーションの効果を左右する要因として― ………………… 繁田　雅弘
- 認知症の症状と薬物治療 ……………………………………………… 角　徳文

睡眠からみた認知症診療ハンドブック
―早期診断と多角的治療アプローチ―

編集／宮崎総一郎（中部大学教授）
浦上　克哉（鳥取大学教授）

B5判　146頁
定価　3,500円＋税
2016年9月発行

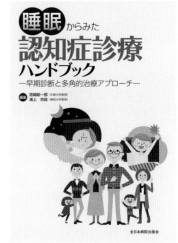

＜目　次＞

Ⅰ 総　論
　1. 睡眠とは／2. 認知症とは／3. 健やかに老いるための時間老年学／4. 認知症の基礎研究

Ⅱ 各　論
　1. 睡眠障害と認知症／2. 睡眠呼吸障害と認知症／3. 昼寝と認知症／4. 光と認知症／5. 聴力低下と認知症／6. においと睡眠

Ⅲ 診　断
　1. 認知症の早期診断／2. 認知症の嗅覚検査／3. 嗅覚障害からみた認知症早期診断／4. 認知症の臨床検査／5. アルツハイマー型認知症のバイオマーカー

Ⅳ 治　療
　1. 認知症の治療総論／2. 睡眠衛生指導―地域における Sleep health promotion と施設での睡眠マネジメント―／3. 薬物療法／4. 運動による認知症予防／5. 口腔衛生と認知症予防

睡眠の観点から認知症予防と診療を解説！

問い合わせ先

（株）全日本病院出版会

〒113-0033　東京都文京区本郷 3-16-4

Tel (03)5689-5989
Fax (03)5689-8030
HP http://www.zenniti.com

特集：摂食嚥下障害リハビリテーションABC

II. 各 論

8．誤嚥性肺炎のリハビリテーション

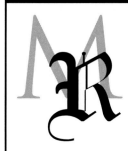

谷口　洋[*1]　宮川晋治[*2]

Abstract 誤嚥性肺炎は定義や診断基準が不明瞭な点もあるが，高齢化社会に伴って増加している．誤嚥性肺炎における嚥下障害の特徴はその原因疾患による．また，誤嚥性肺炎による発熱，喀痰，呼吸の促迫，酸素投与，気管切開の存在が嚥下へ悪影響を与えることを忘れてはならない．誤嚥性肺炎の治療は適切な化学療法，薬物療法，栄養管理，嚥下リハビリテーション（以下，リハ）を組み合わせて行う．間接訓練としては特に口腔ケアと呼吸リハに留意する．気管切開例では気管カニューレの選択と気管切開孔の閉鎖のタイミングが重要なポイントとなる．直接訓練として特別なものはないが，開始のタイミングに配慮が必要である．

Key words 誤嚥性肺炎（aspiration pneumonia），嚥下障害（dysphagia），嚥下リハビリテーション（dysphagia rehabilitation），不顕性誤嚥（silent aspiration）

誤嚥性肺炎は嚥下障害に起因する肺炎で，狭義には唾液や食塊の誤嚥に基づく肺炎を意味する．広義には嘔吐物の誤嚥によるメンデルソン症候群や人工呼吸器管理中の人工呼吸器関連肺炎も含めることもある．

誤嚥性肺炎（aspiration pneumonia）は嚥下性肺炎と呼ばれることもある．どちらの用語が適切かは様々な意見があり，各学会の用語集をみても統一性はない．一般的には古い教科書には嚥下性肺炎との記載が多く，最近は誤嚥性肺炎としているものが多い．よって本稿では誤嚥性肺炎と記載する．

疾患の概念

1．疫　学

日本人の死因は悪性新生物，心疾患，脳血管障害が，長きにわたりワースト・スリーを占めてきた．それが2011年に肺炎が脳血管障害を抜いて死因第3位となり，以後その順位が続いている．これは薬剤耐性菌の出現も関与しているが，主に高齢化社会となり誤嚥性肺炎が増えていることによると推察される．

Teramotoらは入院を要した589例の肺炎のうち，394例（66.8％）が誤嚥性肺炎であったと報告した．特に70歳以上では誤嚥性肺炎が80.1％と高頻度であった．肺炎は病態や治療法の違いから市中肺炎と院内肺炎に分けて考えることが多いが，誤嚥性肺炎は市中肺炎（60.1％）でも，院内肺炎（86.7％）でも多く認めた[1]．

誤嚥性肺炎は神経疾患に合併することが多く，予後に大きく影響する．脳卒中では16〜19％に肺炎を認め，その多くは嚥下障害と関連すると報告されている[2]．パーキンソン病では肺炎による死亡が40.9％と一番多く[3]，肺炎には誤嚥性肺炎が多く含まれると思われる．

誤嚥性肺炎の定義や診断については不明瞭な点があるが，いずれにせよ高齢者や神経疾患では想像以上に誤嚥性肺炎が多いと思われる．そして，

[*1] Hiroshi YAGUCHI, 〒277-8567 千葉県柏市柏下163-1 東京慈恵会医科大学附属柏病院神経内科，診療部長
[*2] Shinji MIYAGAWA, 同，診療医員

表 1. 嚥下性肺炎の臨床診断基準

肺炎の診断基準
　　肺炎の診断基準は，次の①，②を満たす症例とする.
　　① 胸部 X 線または胸部 CT 上で肺胞浸潤影を認める.
　　② 37.5℃以上の発熱，CRP 異常高値，末梢血白血球数 9000/μl 以上，喀痰などの気道症状のいずれ
　　　か 2 つ以上が存在する.

確実例：誤嚥の直接観察
　　A　明らかな誤嚥が直接観察され（食物，吐物等），それに引き続き肺炎を発症した例.
　　B　肺炎例で気道より誤嚥内容が吸引などで確認された例.

ほぼ確実例：嚥下機能障害の存在
　　A　臨床歴に飲食に伴ってむせなどの嚥下機能障害を反復して認め，肺炎の診断基準 ① および ② を
　　　満たす例.
　　B　確実例の A または B に該当する症例で，肺炎の診断基準 ① または ② のいずれか一方のみを満
　　　たす例.

疑い例：嚥下機能障害の可能性
　　A　臨床的に誤嚥や嚥下機能障害の可能性をもつ下記の基礎病態ないし疾患を有し，肺炎の診断基準
　　　① または ② を満たすもの.
　　B　嚥下機能障害が，経過中に客観的な検査法によって認められた症例（嚥下誘発試験等）.

嚥下機能障害の可能性をもつ基礎病態および疾患
　　・陳旧性ないし急性の脳血管障害
　　・嚥下機能障害をきたしうる変性性神経疾患，神経筋疾患
　　・意識障害や高度の認知症
　　・嘔吐や胃食道逆流をきたしうる消化器疾患（胃切除後も含む）
　　・口腔咽頭，縦隔腫瘍およびその術後，気管食道瘻
　　・気管切開，経鼻胃管による経管栄養
　　・その他の嚥下機能障害をきたしうる基礎疾患

（文献 4 より）

今後も高齢化に伴い，ますます誤嚥性肺炎が増え
ていくであろう.

2. 診 断

　誤嚥性肺炎は主に嚥下障害の存在によって診断
されるが，世界中で汎用されている診断基準はな
い．それは食事でむせること＝誤嚥ではないし，
誤嚥が必ず肺炎に結びつくわけではなく，肺炎の
原因が誤嚥であると確定しづらいからであろう.
また，夜間の不顕性誤嚥についても，これが肺炎
の原因と断定することは難しい．本邦では嚥下性
肺疾患研究会から表 1 の診断基準が提案されてい
る[4].

3. 内科的治療

1）誤嚥性肺炎の起炎菌

　誤嚥性肺炎の主な起炎菌は口腔，鼻腔，咽頭の
常在菌であるグラム陽性球菌や嫌気性菌である.
黄色ブドウ球菌（*Staphylococcus aureus*），肺炎球
菌（*Streptococcus pneumoniae*），微好気性グラム
陽性連鎖球菌である *Streptococcus milleri* group
（*S. anginosus*, *S. constellatus*, *S. intermedius*），嫌
気性菌である *Peptostreptococcus* 属，*Fusobacte-*

rium 属，*Bacteroides* 属，*Prevotella* 属等が起炎
菌としてよく知られている.

2）抗生物質の選択

　誤嚥性肺炎は罹患者が多いにもかかわらず，海
外のガイドラインには疾患自体や抗生物質の選択
に関する記載が乏しい．本邦の日本感染症学会・
日本化学療法学会の「JAID/JSC 感染症治療ガイ
ドライン」では，耐性菌リスクがない場合の第一
選択薬は SBT/ABPC で，第二選択薬は CLDM
としている．耐性菌リスクがあるか重症の場合は，
緑膿菌もカバーする TAZ/PIPC, IPM/CS, MEPM,
DRPM，BIPM を第一選択薬としている[5].

摂食嚥下障害の特徴

　誤嚥性肺炎における摂食嚥下障害の特徴は，そ
の基礎疾患によるところが大きい．例えばワレン
ベルグ症候群による誤嚥性肺炎では，ワレンベル
グ症候群による球麻痺の所見を呈する．テント上
の多発性脳梗塞が原因であれば，仮性球麻痺の特
徴を示す．よって誤嚥性肺炎だけを診るのではな
く，その基礎疾患や病因についてもしっかり把握

表 2. （誤嚥性）肺炎の嚥下への影響

発熱や低酸素による意識レベルの低下
喀痰や吸引による出血での口腔内汚染
酸素投与による口腔内乾燥
炎症や吸引による咽喉頭感覚の低下
嚥下後の吸気の増加
（気管切開，気管カニューレの存在）

しなければならない．

1．不顕性誤嚥

誤嚥性肺炎の病因を考えるうえで忘れてはならないのは不顕性誤嚥（silent aspiration）の存在である．夜間を中心に起こる唾液や胃食道逆流物の誤嚥は不顕性誤嚥と呼ばれる（むせない誤嚥も不顕性誤嚥であり，言葉の使い方に注意）．食事のときの誤嚥は察知されやすいので，誤嚥性肺炎の原因として挙げられることが多い．一方，夜間を中心とした不顕性誤嚥は目立たないが，実は誤嚥性肺炎の原因であることが少なくない．市中肺炎に罹患した高齢者の歯に放射性同位元素を付着させたところ，翌日には71％の症例で放射性同位元素が肺に取り込まれており，高齢者の肺炎には不顕性誤嚥が大きく関与していることが示唆される[6]．

胃の内容物が胃から食道に逆流する胃食道逆流症は広く認識されているが，その逆流がさらに食道から咽喉頭に達しているときには咽喉頭逆流症（laryngopharyngeal reflux disease；LPRD）と表現される．唾液の誤嚥と並んで，LPRD は不顕性誤嚥の原因となる．LPRD は高齢者に多く，誤嚥性肺炎を診ていくうえで忘れてはならない病態である．

2．（誤嚥性）肺炎による嚥下への影響（表2）

誤嚥性肺炎を診ていく際にはもとにある嚥下障害をきたす疾患や病因があると述べたが，誤嚥性肺炎そのものが嚥下に悪影響を与えることも忘れてはならない．健常人ならなんでもない発熱でも，高齢者では意識レベルの低下につながることは珍しくない．意識レベルの低下は認知期を中心に摂食嚥下に影響する．喀痰の増加や吸引による出血などは口腔内汚染につながる．また，酸素投与による口腔内乾燥も口腔内汚染につながったり，口腔準備期・口腔期に悪影響を与えたりする．炎症，喀痰の存在，吸引の刺激は咽喉頭感覚の低下につながることがある．一般的に健常人では嚥下後の呼吸が呼気で再開されることが多い．一方，肺炎で呼吸が促迫していると，嚥下後の呼吸が吸気で再開されることが増えると予想される．嚥下後の吸気は咽頭の残留物の誤嚥につながりうる．

摂食嚥下障害の治療

1．酸素投与，気管切開孔の管理

誤嚥性肺炎では呼吸状態に応じて酸素投与や気管切開が施行される．嚥下リハビリテーション（以下，リハ）を進めていくうえで酸素投与や気管切開孔の存在は無視できない．

酸素投与が必要なくらい呼吸が促迫しているときは嚥下後の吸気が増加しうるので，嚥下には不利な状態である．また，嚥下の際には呼吸が止まるので，誤嚥をしなくても，嚥下性無呼吸により酸素飽和度が低下することがある．よって明確な基準はないが，中～高流量の酸素をマスクで投与中は食事を控えるべきである．酸素の流量が減り，鼻カニューラで低流量の酸素投与になってから，経口摂取を試みるようにする．

誤嚥性肺炎で気管切開に至った際には，気管カニューレの選択と気管切開孔の閉鎖のタイミングが重要なポイントとなる．① 喉頭挙上への影響，② 嚥下時の声門下圧の低下，③ 喉頭への侵入物のクリアランスの低下，④ 慢性的刺激による喉頭や気管の感覚低下から，気管切開孔や気管カニューレの存在は嚥下にとって不利である．よって気管切開孔を閉鎖してから経口摂取としたいが，食事開始により肺炎の再増悪も懸念される．よって誤嚥性肺炎の重症度や基礎疾患の存在にもよるが，経口摂取を開始して大丈夫そうであれば気管切開孔を閉鎖することが望ましい．

その際には気管カニューレをカフなしカニューレにして喉頭挙上への影響を減らすようにする．また，ワンウェイバルブを装着して嚥下時の声門下圧の低下を防ぎ，呼気が声門へ行くようにすることで喉頭侵入物に対するクリアランスを改善さ

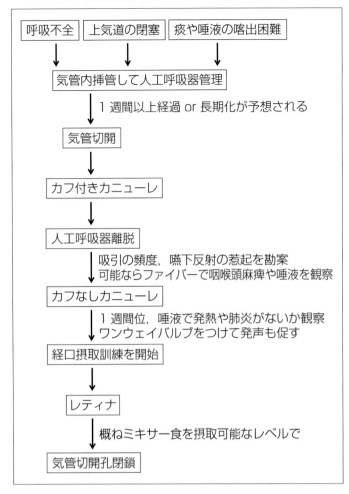

図 1.
当科での気管切開例における経口摂取と気管カニューレの変更の流れ
カフなしカニューレでなくレティナまで変更してから，経口摂取を開始する例もある．

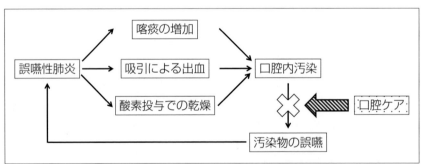

図 2. 誤嚥性肺炎における口腔内汚染の悪循環
この悪循環を断ち切るために口腔ケアが必要である．

せる．当科での気管カニューレを変更していくチャートを図1に示す．

2．薬物治療

嚥下障害を劇的に改善し，保険適用がある薬剤は存在しないが，嚥下反射の改善作用が示唆されている薬剤はいくつか存在する．ACE 阻害薬[7]，アマンタジン[8]，シロスタゾール[9]は高齢者や脳梗塞後の症例で誤嚥性肺炎の発症を減らす効果が報告されている．薬物治療単独ではなく，嚥下リハと組み合わさることで効果が期待される．

3．栄養管理

誤嚥性肺炎では食止めになることが多いが，その間に適切な栄養管理を行わないと筋肉量の減少や筋力の低下（サルコペニア）をきたす．近年，サ

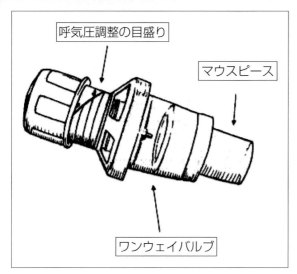

図 3. EMST 装置
呼気圧を調整して、呼気筋に負荷をかけることが可能である。

(文献 11 より)

表 3. 誤嚥性肺炎における直接訓練開始のポイント

高熱時は避ける
発熱や CRP 高値は誤嚥の検出が遅れる(CRP 5 mg/dl 以下が目安)
酸素投与は鼻カニューラでの低流量になってから
気管切開例ではカフ付きカニューレからカフなしに変更できてから

ルコペニアは嚥下障害の原因として注目されている。もとに嚥下障害をきたす基礎疾患が存在するなか、サルコペニアが加わると嚥下障害の治療はさらに難渋する。誤嚥性肺炎の治療期間や基礎疾患の病態を勘案して、中心静脈栄養や経鼻経管栄養を適時、選択していくべきである。経鼻経管栄養の際には嚥下に配慮して細径の経鼻胃管を選択する。また、胃管が中下咽頭で交差しないように、挿入した外鼻孔と同側の食道入口部を胃管が通過するように配慮する。

4. 間接訓練

1) 口腔ケア

口腔内が汚染されると細菌が増殖して、唾液とともに誤嚥することで誤嚥性肺炎につながる。誤嚥性肺炎では喀痰の増加や吸引による出血などにより口腔内が汚染されやすくなり、悪循環に陥りやすい。この悪循環を断ち切るためには口腔ケアが必要である(図2)。食事をしていなくても口腔内汚染は起こるので、経口摂取をしていないときから口腔ケアを開始する。口腔ケアの詳細については本誌「口腔衛生の意義と方法」(角 保徳, pp. 157~162)に譲る。

2) 呼吸リハ

肺炎では呼吸機能の改善や排痰の介助のために呼吸リハを施行する。呼吸機能の改善方法としてはリラクゼーション、呼吸介助(胸郭可動域訓練)、横隔膜呼吸の指導などがある。排痰の介助としては体位ドレナージ、スクイージング、強制呼出手技(ハフィング)などが行われる。リラクゼーション、深呼吸、強制呼出手技を組み合わせた排痰訓練は active cycle of breathing technique(ACBT)として知られている[10]。

呼気筋トレーニング(expiratory muscle strength training; EMST)は呼吸機能や咳嗽力を改善する(図3)。近年では EMST が呼吸だけでなく嚥下機能を改善することが報告されている[11]。EMST は呼気筋だけでなく、喉頭挙上に関与する舌骨上筋群の訓練になると期待される。

5. 直接訓練

誤嚥性肺炎における直接訓練の一番のポイントは、その開始時期である。誤嚥性肺炎の原因となる疾患にもよるが、直接訓練を開始する際には、前述した誤嚥性肺炎による嚥下への影響に配慮が必要である。

具体的には、発熱があり意識レベルが変動しているときは避ける。また、発熱や炎症反応が高値のときは誤嚥の検出が遅れるので望ましくない。エビデンスは乏しいが、経験的には CRP 5 mg/dl 以下が直接訓練を開始する目安である。酸素投与が中～高流量のときは嚥下性無呼吸や嚥下後の吸気の点から好ましくない。低流量の酸素投与になってから直接訓練を開始すべきである。気管切開例ではカフなしカニューレやレティナに変更できてから直接訓練とする(表3)。

直接訓練の内容に関しては誤嚥性肺炎として特別なものはなく、他の疾患による嚥下障害と同様に食形態の調節や体位調節を行う。これらの詳細は本誌「直接訓練の方法と現時点でのエビデンス」(清水充子, pp. 135~140)に譲る。

文　献

1) Teramoto S, et al：High incidence of aspiration pneumonia in community- and hospital-acquired pneumonia in hospitalized patients：a multicenter, prospective study in Japan. *J Am Geriatr Soc*, 56：577-579, 2008.
　〈Summary〉市中肺炎でも院内肺炎でも誤嚥性肺炎が多いことを示した本邦からの論文. 引用されることが多い.

2) Martino S, et al：Dysphagia after stroke：Incidence, diagnosis, and pulmonary complications. *Stroke*, 36：2756-2763, 2005.

3) Nakashima K, et al：Prognosis of Parkinson's disease in Japan. *Eur Neurol*, 38（suppl 2）：60-63, 1997.

4) 嚥下性肺疾患研究会：概念と臨床診断基準. 嚥下性肺疾患の診断と治療, pp.5-8, ファイザー, 2003.

5) 三笠桂一ほか：JAID/JSC 感染症治療ガイドライン. 呼吸器感染症. 日化療会誌, 62：1-109, 2014.

6) Kikuchi R, et al：High incidence of silent aspiration in elderly patients with community-acquired pneumonia. *Am J Respir Crit Care Med*, 150：251-253, 1994.

7) Arai T, et al：ACE inhibitors and protection against pneumonia in elderly patients with stroke. *Neurology*, 64：573-574, 2005.

8) Nakagawa T, et al：Amantadine and pneumonia. *Lancet*, 353：1157, 1999.

9) Shinohara Y：Antiplatelet cilostazol is effective in the prevention of pneumonia in ischemic stroke patients in the chronic stage. *Cerebrovasc Dis*, 22：57-60, 2006.

10) Lewis LK, et al：The active cycle of breathing technique：A systemic review and meta-analysis. *Respir Med*, 106：155-172, 2012.
　〈Summary〉ACBT を review し，meta-analysis にてその有効性を示した.

11) Pitts T, et al：Impact of expiratory muscle strength training on voluntary cough and swallow function in Parkinson disease. *Chest*, 135：1301-1308, 2009.
　〈Summary〉パーキンソン病 10 例で EMST を行い，咳嗽能力とともに嚥下造影での誤嚥の改善を認めた.

特集：摂食嚥下障害リハビリテーション ABC

II. 各 論
9. サルコペニア

若林秀隆*

Abstract サルコペニアとは進行性，全身性に認める筋肉量減少と筋力低下であり，その原因は加齢，活動，栄養，疾患に分類される．サルコペニアの摂食嚥下障害とは，全身および嚥下関連筋の筋肉量減少，筋力低下による摂食嚥下障害である．誤嚥性肺炎，大腿骨近位部骨折術後，禁食を伴う廃用症候群，不適切な栄養管理による低栄養などで入院患者に生じることが多い．

サルコペニアの摂食嚥下障害では，栄養改善を目指した攻めの栄養管理と摂食嚥下障害リハビリテーション（以下，リハ）の併用，すなわちリハ栄養が治療となる．KTバランスチャートの活用も，サルコペニアの摂食嚥下障害の治療に有用である．「とりあえず安静」「とりあえず禁食」「とりあえず水電解質輸液」といった安易な指示で，医原性サルコペニアと医原性摂食嚥下障害を医師，看護師が作っていることがある．リハ栄養の考え方と KT バランスチャートを活用して，早期リハ，早期経口摂取，早期からの適切な栄養管理を徹底的に行ってほしい．

Key words 医原性サルコペニア（iatrogenic sarcopenia），リハビリテーション栄養（rehabilitation nutrition），KT バランスチャート（KT index）

はじめに

サルコペニアとは進行性，全身性に認める筋肉量減少と筋力低下であり，身体機能障害，生活・人生の質（QOL）低下，死のリスクを伴う[1]．サルコペニアは2016年に ICD-10 に含まれ，国際的に1つの疾患であると認識された．サルコペニアは摂食嚥下障害の一因であり，超高齢社会の日本ではサルコペニアの高齢者，障害者が今後も増加する．サルコペニアの摂食嚥下障害の患者は現時点でも多く，今後さらに増加することが予測される．そのため，サルコペニアの評価と対応は，摂食嚥下障害リハビリテーション（以下，リハ）において極めて重要である．本稿では，サルコペニア，サルコペニアの摂食嚥下障害，リハのポイントとしてリハ栄養，KT バランスチャートについて解説する．

サルコペニアの診断

サルコペニアの診断には，Asian working group for sarcopenia（AWGS）によるコンセンサスを用いる[2]．筋力低下（握力：男性26 kg 未満，女性18 kg 未満），もしくは身体機能低下（歩行速度0.8 m/s 未満）を認めた場合に筋肉量を評価して，筋肉量減少も認めればサルコペニアと診断する．AWGSの筋肉量減少のカットオフ値は，四肢骨格筋量（kg）÷身長（m）÷身長（m）で計算した骨格筋指数が，DXA（二重エネルギーX線吸収測定法）で男性 $7.0\,kg/m^2$，女性 $5.4\,kg/m^2$，BIA（生体インピーダンス法）で男性 $7.0\,kg/m^2$，女性 $5.7\,kg/m^2$ である．私見であるが，摂食嚥下障害リハを要する入院高齢者の場合には，下腿周囲長が男

---

* Hidetaka WAKABAYASHI，〒232-0024 神奈川県横浜市南区浦舟町4-57 横浜市立大学附属市民総合医療センターリハビリテーション科，講師

表 1. リハ栄養評価のポイント

項目	内容
栄養障害	栄養障害を認めるか評価する. 何が原因か評価する
サルコペニア	サルコペニアを認めるか評価する. 何が原因か評価する
嚥下障害	摂食嚥下障害を認めるか評価する
予後予測	現在の栄養管理は適切か, 今後の栄養状態はどうなりそうか判断する
訓練内容判断	機能改善を目標としたリハを実施できる栄養状態か評価する

性 31 cm 未満, 女性 30 cm 未満をカットオフ値にするのがよいと考える. 回復期リハ病棟の脳卒中患者では, これらの数値が低栄養のカットオフ値として最適である[3].

サルコペニアの原因

サルコペニアは, 加齢のみが原因の原発性サルコペニアと, その他が原因(活動, 栄養, 疾患)の二次性サルコペニアに分類される(表 1)[1]. ここでは二次性サルコペニアについて述べる.

活動によるサルコペニアは, 廃用性筋萎縮である. 安静臥床によって筋肉量は 1 日約 0.5% 減少し, 筋力は 1 日 0.3~4.2% 減少する[4]. 医師による不要な安静指示で入院患者にサルコペニアを生じた場合には, 医原性サルコペニアといえる. 廃用症候群の高齢入院患者の 88% に低栄養を認めるため[5], 廃用症候群は安静臥床単独ではなく低栄養や疾患の影響も受けた結果で生じると考えるべきである.

栄養によるサルコペニアは, エネルギー摂取不足による飢餓で生じる. 例えば, 禁食で 1 日 300 kcal 程度の水電解質輸液のみの末梢静脈栄養を継続するなど, 医師による不適切な栄養管理で生じた場合, 医原性サルコペニアといえる. 廃用症候群の高齢入院患者の 44% に飢餓(1 日エネルギー摂取量が基礎エネルギー消費量より少ない状態と定義)を認めた[5].

疾患によるサルコペニアは, 侵襲, 悪液質, 原疾患に分類される. 侵襲とは, 生体の内部環境の恒常性を乱す可能性がある刺激であり, 手術, 外傷, 骨折, 急性感染症, 熱傷など急性の炎症で生じる. 侵襲では, 一時的に代謝が低下する傷害期, 代謝が亢進して骨格筋の分解が増加する異化期, 骨格筋や脂肪を合成できる同化期に分類する.

CRP 5 mg/dl 以上を異化期, CRP 3 mg/dl 以下を同化期と判断する目安がある.

悪液質とは, 「併存疾患に関連する複雑な代謝症候群で, 筋肉の喪失が特徴である. 脂肪は喪失することもしないこともある. 顕著な臨床的特徴は成人の体重減少(水分管理除く), 小児の成長障害(内分泌疾患除く)である. 食思不振, 炎症, インスリン抵抗性, 筋蛋白崩壊の増加がよく関連している. 飢餓, 加齢に伴う筋肉喪失, うつ病, 吸収障害, 甲状腺機能亢進症とは異なる」[6]. がん, 慢性心不全, 慢性腎不全, 慢性呼吸不全, 慢性肝不全, 慢性感染症, 関節リウマチなどの膠原病が, 悪液質の原因疾患である. これらの疾患を認める患者が低栄養, サルコペニアで 6 か月に 5% 以上の体重減少かつ CRP 0.5 mg/dl 以上が持続する場合には, 悪液質の存在を疑う.

サルコペニアの摂食嚥下障害

サルコペニアの摂食嚥下障害とは, 全身および嚥下関連筋の筋肉量減少, 筋力低下による摂食嚥下障害である[7][8]. サルコペニアの摂食嚥下障害は, 誤嚥性肺炎, 大腿骨近位部骨折術後, 禁食を伴う廃用症候群, 不適切な栄養管理による低栄養などで入院患者に生じることが多い. 入院前は老嚥(presbyphagia)で 3 食経口摂取していたほうが, 入院後に重度の摂食嚥下障害となりやすいのが特徴である.

サルコペニアの摂食嚥下障害診断フローチャートを図 1 に示す[9]. 嚥下関連筋の筋肉量を CT, MRI, 超音波検査で評価することは可能である. しかし, 日常臨床で嚥下関連筋の筋肉量を測定することは容易ではない. そのため, 現時点ではフローチャートの活用が, サルコペニアの摂食嚥下障害の診断に有用と考える. 嚥下筋群の筋力低下

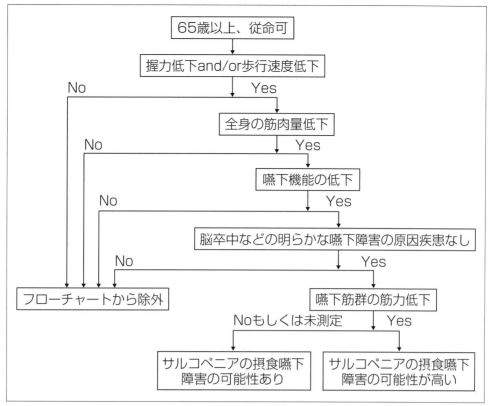

図 1. サルコペニアの摂食嚥下障害診断フローチャート

は，舌圧が 20 mPa 以上か未満かで評価する．ただし舌圧計がない場合には，嚥下筋群の筋力低下を評価する段階まで行った時点で，サルコペニアの摂食嚥下障害の可能性ありと判断してよい．

Maeda らは，摂食嚥下障害のない高齢入院患者で，入院後 2 日間以上禁食となった患者を対象に，入院中に摂食嚥下障害を生じた患者と生じなかった患者で比較して危険因子を調査した[10]．その結果，摂食嚥下障害を生じた患者には全員，全身のサルコペニアを認めた（$p=0.002$）．さらに摂食嚥下障害発生の独立したリスク因子は，骨格筋量減少，Barthel index 低値，BMI 低値であった．これより，サルコペニアの摂食嚥下障害が高齢入院患者の禁食後に生じる原因として，骨格筋量減少，低活動，低栄養が重要といえる．

嚥下関連筋のサルコペニアが重度の場合，嚥下反射が消失することがある．脳卒中やパーキンソン病などの既往のある患者が，誤嚥性肺炎などで入院して摂食嚥下障害が急速に悪化した場合，脳卒中の再発やパーキンソン病の進行と誤解されやすい．しかし，これらもサルコペニアの摂食嚥下障害が生じた可能性が高い．つまり，フローチャートの「脳卒中などの明らかな嚥下障害の原因疾患なし」=「脳卒中の既往なし」ではないことに留意してほしい．

サルコペニアの対応：リハ栄養

サルコペニアの摂食嚥下障害では，飢餓と侵襲による低栄養や廃用性筋萎縮が，サルコペニアと摂食嚥下障害の原因である．廃用性筋萎縮に対しては，機能訓練で改善可能なことが多い．一方，飢餓と侵襲による低栄養を，機能訓練で改善させることは不可能である．低栄養の治療は当然，栄養改善である．栄養改善には，エネルギー蓄積量を付加して栄養改善を目指した攻めの栄養管理を要する．攻めの栄養管理と摂食嚥下リハの併用，すなわちリハ栄養がサルコペニアの摂食嚥下障害の治療となる．リハ栄養とは，栄養状態も含めて国際生活機能分類で評価を行ったうえで，障害者や高齢者の機能，活動，参加を最大限発揮できる

表 2. サルコペニアの原因

原発性サルコペニア	加齢の影響のみで、活動・栄養・疾患の影響はない
二次性サルコペニア	活動によるサルコペニア 　廃用性筋萎縮, 無重力
	栄養によるサルコペニア 　飢餓, エネルギー摂取量不足
	疾患によるサルコペニア 　侵襲：急性疾患・炎症（骨折, 手術, 外傷，急性感染症など） 　悪液質：慢性疾患・炎症（がん, 慢性心不全, 慢性腎不全, 慢性呼吸不全, 慢性肝不全, 関節リウマチなどの膠原病, 化膿性・結核性関節炎などの慢性感染症など） 　原疾患：筋萎縮性側索硬化症, 多発性筋炎, 甲状腺機能亢進症など

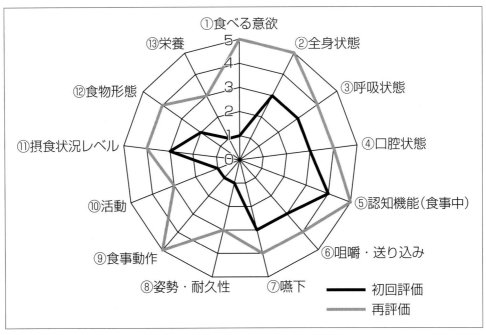

図 2. KT バランスチャートでの評価例

（文献 11 より）

ような栄養管理を行うことである[7]. リハ栄養評価のポイントを表 2 に示す[7].

加齢が原因の場合, レジスタンストレーニングと分岐鎖アミノ酸を含む栄養剤摂取の併用が最も効果的である. 活動が原因の場合, 不要な安静臥床や禁食を避けて, 早期離床と早期経口摂取を徹底的に行い, 全身と嚥下関連筋の筋肉量を減少させないことが予防, 治療である. 入院患者で治療上, 安静や禁食が必要な場合でも, 入院直後からベッドサイドリハを開始して, 廃用性筋萎縮をできるだけ予防する.

栄養が原因の場合, 1 日エネルギー必要量＝1日エネルギー消費量＋エネルギー蓄積量（1 日 200～750 kcal）とした攻めの栄養管理で体重や筋肉量を増加させることが治療である. 理論的には, エネルギーバランスを 7,000～7,500 kcal プラスにすれば, 1 kg の体重増加を期待できる. 飢餓のときに筋肉量増加を目指した高負荷のレジスタンストレーニングを行うと筋肉量はむしろ減少するため, 廃用性筋萎縮の予防を目的とした軽負荷にとどめる. 一方, 攻めの栄養管理を実施しているときには, 必ずレジスタンストレーニングを併用する.

疾患が原因の場合, 原疾患の治療が最も重要である. 侵襲が原因の場合, 異化期では栄養状態の悪化防止を目標とする. 異化期の 1 日エネルギー投与量

は，内因性エネルギーを考慮して15～30 kcal/kg程度を目安とする．同化期ではエネルギー蓄積量を考慮した攻めの栄養管理を行う．筋肉量増加目的のレジスタンストレーニングは，異化期では実施せず，同化期に移行してから開始する．

終末期ではない悪液質が原因の場合，栄養療法，運動療法，薬物療法を含めた包括的な対応を行う．高たんぱく質食（1日1.5 g/体重 kg），n-3脂肪酸（エイコサペンタエン酸），六君子湯が有効という報告もある．運動による抗炎症作用を期待して，レジスタンストレーニングや持久性トレーニングを実施する．

サルコペニアの摂食嚥下障害では，加齢，活動，栄養，疾患すべての原因を認めることが多い．また，脳卒中の急性期から回復期とは異なり，自然経過で摂食嚥下機能が改善することは少ない．栄養管理が不適切な場合，摂食嚥下障害リハのみで摂食嚥下機能が改善することは少ない．摂食嚥下障害リハのみに関心をもち栄養管理に無関心の医療人は少なくないが，サルコペニアの摂食嚥下障害では栄養改善なしに摂食嚥下機能の改善を期待できない．そのため，摂食嚥下障害リハにかかわるすべての医療人に栄養管理に関心をもってほしい．

KT バランスチャート

KTバランスチャートは，口から食べる支援において，包括的な視点で多職種による評価とアプローチをするためのアセスメントツールである[11]．「口から食べる」ための要素を13項目（食べる意欲，全身状態，呼吸状態，口腔状態，認知機能（食事中），咀嚼・送り込み，嚥下，姿勢・耐久性，食事動作，活動，摂食状況レベル，食物形態，栄養）に分類して，各項目を5段階で評価することで全体のバランスをみる（図2）．点数が低い項目はケアやリハを充実させ，伸ばしたい点や強みへのアプローチとへつなげる．KTバランスチャートの信頼性，妥当性は検証済みである[12]．

サルコペニアの摂食嚥下障害では，特に咽喉だ

けをみるのではなく，包括的な視点で多職種による評価とアプローチが求められる．そのため，KTバランスチャートの活用が，サルコペニアの摂食嚥下障害リハに有用と考える．

おわりに

サルコペニア，サルコペニアの摂食嚥下障害，リハのポイントとしてリハ栄養，KTバランスチャートについて解説した．サルコペニアの摂食嚥下障害は最近できた概念であり，診断基準が作成途上であるため，臨床現場で気づかれないことが少なくない．しかし，サルコペニアの摂食嚥下障害の可能性さえ疑えば，行うべきことが摂食嚥下障害リハと栄養改善を目指した攻めの栄養管理であることがみえてくる．

また，急性期病院を中心に，「とりあえず安静」「とりあえず禁食」「とりあえず水電解質輸液」といった安易な指示で，医原性サルコペニアと医原性摂食嚥下障害を医師，看護師が作っていることがある．病院で医原性サルコペニアや医原性嚥下障害を作らないよう，リハ栄養の考え方とKTバランスチャートを活用して，早期リハ，早期経口摂取，早期からの適切な栄養管理を徹底的に行ってほしい．

文　献

1) Cruz-Jentoft AJ, et al：Sarcopenia：European consensus on definition and diagnosis：report of the European Working Group on Sarcopenia in Older People. *Age Ageing*, 39：412-423, 2010.

2) Chen LK, et al：Sarcopenia in Asia：consensus report of the Asian Working Group for Sarcopenia. *J Am Med Dir Assoc*, 15：95-101, 2014.

3) Nishioka S, et al：Accuracy of non-paralytic anthropometric data for nutritional screening in older patients with stroke and hemiplegia. *Eur J Clin Nutr*, 71(2)：173-179, 2017.

4) Wall BT, van Loon LJ：Nutritional strategies to attenuate muscle disuse atrophy. *Nutr Rev*, 71：

195-208, 2013.

5) Wakabayashi H, Sashika H : Malnutrition is associated with poor rehabilitation outcome in elderly inpatients with hospital-associated deconditioning : a prospective cohort study. *J Rehabil Med*, 46 : 277-282, 2014.

6) Evans WJ, et al : Cachexia : a new definition. *Clin Nutr*, 27 : 793-799, 2008.

7) Wakabayashi H, Sakuma K : Rehabilitation nutrition for sarcopenia with disability : a combination of both rehabilitation and nutrition care management. *J Cachexia Sarcopenia Muscle*, 5 : 269-277, 2014.

8) Wakabayashi H : Presbyphagia and sarcopenic dysphagia : association between aging, sarcopenia, and deglutition disorders. *J Frailty Aging*, 3 :

97-103, 2014.

9) Mori T, et al : Development, reliability, and validity of a diagnostic algorithm for sarcopenic dysphagia. *JCSM Clinical Report*, in press.

10) Maeda K, et al : Decreased Skeletal Muscle Mass and Risk Factors of Sarcopenic Dysphagia : A Prospective Observational Cohort Study. *J Gerontol A Biol Sci Med Sci*, 2016. doi : 10.1093/gerona/glw190.

11) 小山珠美(著):口から食べる幸せをサポートする包括的スキル―KT バランスチャートの活用と支援. 医学書院, 2015.

12) Maeda K, et al : Reliability and validity of a simplified comprehensive assessment tool for feeding support : Kuchi-Kara Taberu index. *J Am Geriatr Soc*, 64(12) : e248-e252, 2016.

特集：摂食嚥下障害リハビリテーションABC

研究を読み解くために

摂食嚥下リハビリテーション研究で使われる統計解析の読み方

海老原　覚[*1]　水谷顕人[*2]　宮城　翠[*3]

Abstract　ランダム化比較試験は，評価のバイアス（偏り）を避け，客観的に治療効果を評価することを目的とした研究試験の方法であり，根拠の質の高い研究手法である．マン・ホイットニーのU検定（Mann-Whitney U test）はノンパラメトリックな統計学的検定の1つである．分散分析は，3つ以上の平均値の相違を検討する多群の比較に使用する検定法である．カプランマイヤー曲線はいわゆる生存曲線の統計解析法として広く知られ，多くは「死亡」「生存」など2値のアウトカムの時間の経過に伴うリスクの推移を考慮に入れながら，介入治療など曝露の効果を解析するときに広く用いられる．ロジスティック回帰分析（ロジット回帰分析）は，判別分析をロジスティック曲線によって前向き研究から得られたデータ用にした手法であり，多種類のリスクファクターに基づいて，被験者が疾患を発症するかどうかを予想したり，リスクファクターの影響力を検討したりするための手法である．

Key words　ランダム化比較試験（randomized controlled trial；RCT），マン・ホイットニーのU検定（Mann-Whitney U test），分散分析（analysis of variance；ANOVA），カプランマイヤー曲線（Kaplan-Meier curve），ロジスティック回帰分析（logistic regression analysis）

はじめに

嚥下障害の診療において質の高い診療を行うには，最新の臨床研究の成果を積極的に習得しようとする姿勢が求められる．このような，良心的に，明確に，分別をもって，最新最良の医学知見を用いる医療のあり方はevidence based medicine（EBM）と呼ばれている．このEBMで重視されるものの1つが，妥当な方法によって得られた統計データとその分析結果というわけである．

そこで本稿では，摂食嚥下リハビリテーション（以下，リハ）領域の論文のなかでもインパクトが高く，またエビデンスレベルとしても高い結果を導き出しているCarnabyらの *Lancet Neurology* に記載された論文を中心に解説していきたい[1]．

ランダム化比較試験

本論文の研究デザインはランダム化比較試験（randomized controlled trial；RCT）である．RCTとは，評価のバイアス（偏り）を避け，客観的に治療効果を評価することを目的とした研究試験の方法である．したがって根拠に基づく医療において，このランダム化比較試験を複数集め解析したメタアナリシスに次ぐ，根拠の質の高い研究手法である．主に医療分野で用いられる．略称はRCTである．

Carnabyらの論文では，306人の嚥下障害の既往のない急性脳梗塞による嚥下障害が発症した患者を，無作為に通常ケア群，低頻度嚥下リハ群，

[*1] Satoru EBIHARA，〒143-8541　東京都大田区大森西6-11-1　東邦大学大学院医学研究科リハビリテーション医学講座，教授
[*2] Akito MIZUTANI，同，非常勤医師
[*3] Midori MIYAGI，同，レジデント

表 1. 各介入群のベースラインデータ

	通常ケア群	低頻度群	高頻度群	P 値
年齢（歳）	69.8±12.5	72.0±12.4	71.4±12.7	＞0.05
在院日数	19.1±10.5	19.2±13.3	21.4±12.4	＞0.05

平均±標準偏差

（文献 1 表 2 より改変）

表 2. 各介入群における介入結果の ANOVA 解析

	高頻度群	低頻度群	通常ケア群	F 値	p 値
嚥下リハセッション数	11.6±6.3	7.8±3.8	4.8±3.9	51	＜0.0001
1 セッション当たりの時間（分）	24.2±7.6	24.8±6.7	16.0±9.2	38.9	＜0.0001
全治療日数	11.4±6.5	16.7±7.9	17.9±8.7	30	＜0.001

平均±標準偏差

（文献 1 表 2 より改変）

高頻度嚥下リハ群に割り付けた．すべての患者群に必要に応じて嚥下調整食や言語聴覚士（ST）による食事指導が入るが，それぞれの主な違いは，低頻度嚥下リハ群と高頻度嚥下リハ群には必ず嚥下造影あるいは嚥下内視鏡による専門的評価が入り，低頻度嚥下リハ群はそれに基づく週 3 日 ST のリハ介入が入り，高頻度嚥下リハ群では ST の介入が毎日となっている点である．

Carnaby らの論文では上記のように 3 群に分けた解析と，ST が定期的に入る嚥下リハ群（つまり低頻度嚥下リハ群と高頻度嚥下リハ群を合わせた群）と通常ケア群の 2 群に分けた解析を行っている．

そして主要アウトカムとしては，患者が元の食事に戻れたかどうかを設定した．

マン・ホイットニーの U 検定

マン・ホイットニーの U 検定（Mann-Whitney U test）はノンパラメトリックな統計学的検定の 1 つであり，特に特定の母集団がもう一方よりも大きな値をもつ傾向にあるときに，2 つの母集団が同じであるとする帰無仮説に基づいて検定する[2]．独立する 2 組の標本の有意差検定として用いられ，変数は順位としてとれば（つまり 2 つを比較してどちらが大きいかがわかっていれば）よい．2 つの観察された分布の間の重なりの度合が偶然で期待されるよりも小さいかどうかを，「両標本が同じ母集団から抽出された」との帰無仮説

に基づいて検定する方法である．ウィルコクソンの順位和検定と呼ばれるのも実質的に同じ方法であり，まとめてマン・ホイットニー・ウィルコクソン検定とも呼ばれる．マン・ホイットニーの U 検定は，正規分布の混合といった非正規分布については t 検定よりも有効性が高く，正規分布についても t 検定に近い有効性を示す．

Carnaby らの論文では表 1 に示されるように，3 群間でマン・ホイットニーの U 検定にてベースラインデータを比較したところ，有意差のない結果となっている．

分散分析（analysis of variance；ANOVA）

ANOVA とは，3 つ以上の平均値の相違を検討する多群の比較に使用する検定法である．例えば A，B，C の 3 群について比較するのに，AB 間，AC 間，BC 間をそれぞれ二標本検定するのでなく，3 群まとめて検定する方法である．

分散分析（ANOVA）は，観測データにおける変動を誤差変動と各要因およびそれらの交互作用による変動に分解することによって，要因および交互作用の効果を判定する，統計的仮説検定の一手法である．分散分析の帰無仮説は「各群の平均値はすべて等しい」ということである．基本的な手法として，まず，データの分散成分の平方和を分解し，誤差による変動から要因効果による変動を分離する．次に，平方和を自由度で割ることで平均平方を算出する．そして，要因効果（または交互

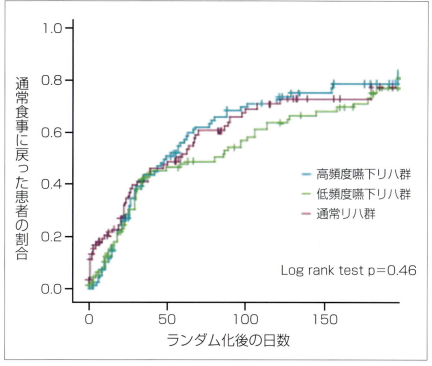

図 1．

作用)によって説明される平均平方を分子，誤差によって説明される平均平方を分母とすることでF値を計算する(F検定)．F値が大きければ大きいほど差が大きいことを示す．各効果の有意性については有意水準を設けて判定する．

Carnabyらの論文では，表2に示されるように3群間の医療の投入量の評価についてANOVA解析を行っている．嚥下リハセッション数，1セッション当たりの時間，全治療日数にすべて大きなF値をとっており，実際p値もとても小さなものとなっているので，3群間に有意な差があることが示されている．

カプランマイヤー曲線とログランクテスト

カプランマイヤー(Kaplan-Meier)曲線はいわゆる生存曲線の統計解析法として広く知られ，多くは「死亡」「生存」など2値のアウトカムの時間の経過に伴うリスクの推移を考慮に入れながら，介入治療など曝露の効果を解析するときに広く用いられる．観察する期間は個々の症例の生存時間であるが，これは一定した観察区間でなく，1人ひとりの時間データを用いる．観察開始～終了まででなく，治療開始～死亡までであり，死亡以外の観察期間の中断(打ち切り)は生存率に直接計上されない．右側打ち切りを考慮した生存時間の中央値(カプランマイヤー推定量)を求める方法がカプランマイヤー法である．

カプランマイヤー生存曲線において2つ以上の曲線を比較する際用いられる検定がログランクテスト(log rank test)である．原理はカイ二乗検定で，2つの生存曲線が同じである場合の期待される値(expected)を出し，それと観察された値(observed)がどれくらい隔たっているかを計算し，極端に隔たっていれば，統計学的に有意差ありと結論するのである．T検定で2つは同じであるという帰無仮説から入ったのと似ている．

「生存」を他のものとみなして解析することもよく行われる．Carnabyらの論文では「通常の食事でない状態(abnormal diet)」を「生存」として，「通常の食事」に戻った場合を「死亡」と見立てて統計解析をしている(図1)．この方法でログランクテストを行った結果，通常ケア群，低頻度嚥下リハ群，高頻度嚥下リハ群の間で「通常の食事でない状態」から「通常の食事」に戻るまでの期間に有意

表 3. 介入結果の通常ケアと嚥下リハの比較

6 か月後の結果	通常ケア群 (n = 102)	嚥下リハ群 (n = 204)	オッズ比(相対危険度) [95%信頼区間]
普通の食事が食べられる	57	136	1.19 [0.98—1.45]
機能的な嚥下ができる	33	93	0.73 [0.60—0.92]
何らかの合併症があった	64	94	0.56 [0.41—0.76]
下気道感染症が起きた	48	54	0.80 [0.49—1.3]

(文献 1 表 2 より改変)

差がない結果となっている(p = 0.46). しかしログランクテストは単変量解析であり, いくつかの重要な共変量が存在するとき, それらを解析に入れ, 交絡要因による影響を排除して, 生存の比較などを行うことが重要である. この方法が Cox 比例ハザード解析や, ロジスティック回帰分析である.

ロジスティック回帰分析

ロジスティック回帰分析(ロジット回帰分析)は, 判別分析をロジスティック曲線によって前向き研究から得られたデータ用にした手法であり, 多種類のリスクファクターに基づいて, 被験者が疾患を発症するかどうかを予想したり, リスクファクターの影響力を検討したりするための手法である[3].

ロジスティックモデル(ロジットモデル)とは, 以下の式で表される.

$$l = \ln(p/1-p) = b_0 + b_1 x_1 + \cdots + b_p x_p$$
$$p = 1/[1 + \exp(-l)] = 1/[1 + \exp(-b_0 - b_1 x_1 - \cdots - b_p x_p)]$$

l:ロジット(対数オッズ), p:疾患を発症する確率, b_0:定数, b_1~b_p:偏回帰係数

このモデルは, 判別スコアを確率に変換するロジスティック曲線の式において, 事前確率の項 $\ln\{\pi 1/(1-\pi 1)\}$ と定数 a_0 を一緒にして b_0 にしたものに相当する.

このモデルを前向き研究から得られたデータに適用し, 重回帰分析の原理を応用して定数と偏回帰係数を求める手法がロジスティック回帰分析である.

これは目的変数が名義尺度のデータで, 説明変数が計量尺度のデータである回帰分析に相当し, 2 分類(疾患の有無など)のデータを直線の代わりにシグモイド曲線(S 字状曲線)で回帰する手法である.

以上からおわかりのように, ロジスティック回帰では従属変数が, "あり" "なし" のように 2 値を採る場合に利用できる. 独立変数は, 連続値でも, 名義変数でもよい. ロジスティック回帰では, 各独立変数に対してオッズ比が計算される. このオッズ比は, その他の独立変数の条件が一定であると仮定した場合の値であり, 交絡因子の調整がされているという点が重要である.

目的変数が 2 値であること. 多変量解析の生存分析ではよく Cox 回帰分析とロジスティック回帰分析が使用されるが, ロジスティック回帰分析では打ち切り例は扱えない. ロジスティック回帰分析は, 5 年生存率など一定の観察期間での予後調査などに向いている.

Carnaby らの論文では表 3 に示されるように嚥下リハ介入した場合を通常ケアのみの場合に比べた, 6 か月後に通常の食事に戻れたかどうかのオッズ比, 機能的な嚥下ができるようになったかのオッズ比, 何らかの合併症があったかの相対危険度, 下気道感染症が起きたかの相対危険度をロジスティック回帰分析により示している. 95%信頼区間が 1 を跨ぐかどうかで有意差があるかどうかが判断される. 表 3 から, 嚥下リハを行っても有意に正常の食事に戻れるわけではないが, 嚥下リハを行ったほうが有意に機能的な嚥下ができるようになり, 合併症の発症が少なく, 下気道感染も少ないことが判明したのである.

おわりに

EBM においては, 信憑性の高いエビデンスの

創設が求められている．嚥下訓練では，代償的手法や運動訓練法が実践され，多くの研究や症例報告が蓄積されている．しかしながら，嚥下訓練の有用性に関するエビデンスの高い研究は多くないのが現状である．

ただし，摂食嚥下リハの領域においては，エビデンスがあれば答えが出るわけでもなく，エビデンスだけで個別化医療を提供することはできない．臨床の基本であるコミュニケーション技術・臨床力・倫理性が改めて必要とされる．また，エビデンスを個々の患者へ適用する際には，その患者に対する安全性と効用，患者の意向・ニーズなども十分に検討し，ヒューマン・ファクターを加算しなければならない．医療統計学的に有意であっても，臨床上意味があるとは限らない．エビデンスの結果をどう総合的に解釈するかがEBMの根幹であり，患者と社会に最善の診療を提供するという最大の目的のための手法であるEBMは，結局は個々の患者本位であるべきということを忘れてはならない．

文　献

1) Carnaby G, et al：Behavioural intervention for dysphagia in acute stroke：a randomised controlled trial. *Lancet Neurol*, 5(1)：31-37, 2006.
   〈Summary〉脳卒中後嚥下障害患者において嚥下リハの有用性をRCTで示した，エビデンスレベルの高い論文．
2) 対馬栄輝(著)：SPSSで学ぶ医療系データ解析—分析内容の理解と手順解説，バランスのとれた医療統計入門，東京図書，2007.
   〈Summary〉最も頻用される統計ソフトの1つであるSPSSを使って統計解析するときにとても役立つガイド本．医学論文を書くうえだけでなく，読むときも役に立つ．
3) 対馬栄輝(著)：SPSSで学ぶ医療系多変量データ解析—分析内容の理解と手順解説，バランスのとれた医療統計入門，東京図書，2008.

FAX による注文・住所変更届け

改定：2015 年 1 月

毎度ご購読いただきましてありがとうございます．

読者の皆様方に小社の本をより確実にお届けさせていただくために，FAX でのご注文・住所変更届けを受けつけております．この機会に是非ご利用ください．

◆ご利用方法

FAX 専用注文書・住所変更届けは，そのまま切り離して FAX 用紙としてご利用ください．また，注文の場合手続き終了後，ご購入商品と郵便振替用紙を同封してお送りいたします．**代金が 5,000 円をこえる場合，代金引換便とさせて頂きます．**その他，申し込み・変更届けの方法は電話，郵便はがきも同様です．

◆代金引換について

本の代金が 5,000 円をこえる場合，代金引換とさせて頂きます．配達員が商品をお届けした際に，現金またはクレジットカード・デビットカードにて代金を配達員にお支払い下さい(本の代金＋消費税＋送料)．(※年間定期購読と同時に 5,000 円をこえるご注文を頂いた場合は代金引換とはなりません．郵便振替用紙を同封して発送いたします．代金後払いという形になります．送料は定期購読を含むご注文の場合は頂きません)

◆年間定期購読のお申し込みについて

年間定期購読は，1 年分を前金で頂いておりますため，代金引換とはなりません．郵便振替用紙を本と同封または別送いたします．送料無料，また何月号からでもお申込み頂けます．

毎年末，次年度定期購読のご案内をお送りいたしますので，定期購読更新のお手間が非常に少なく済みます．

◆住所変更届けについて

年間購読をお申し込みされております方は，その期間中お届け先が変更します際，必ずご連絡下さいますようよろしくお願い致します．

◆取消，変更について

取消，変更につきましては，お早めに FAX，お電話でお知らせ下さい．

返品は，原則として受けつけておりませんが，返品の場合の郵送料はお客様負担とさせていただきます．その際は必ず小社へご連絡ください．

◆ご送本について

ご送本につきましては，ご注文がありましてから約 1 週間前後とみていただきたいと思います．お急ぎの方は，ご注文の際にその旨をご記入ください．至急送らせていただきます．2〜3 日でお手元に届くように手配いたします．

◆個人情報の利用目的

お客様から収集させていただいた個人情報，ご注文情報は本サービスを提供する目的(本の発送，ご注文内容の確認，問い合わせに対しての回答等)以外には利用することはございません．

その他，ご不明な点は小社までご連絡ください．

株式会社 **全日本病院出版会**　〒 113-0033 東京都文京区本郷 3-16-4-7 F
電話 03(5689)5989　FAX03(5689)8030　郵便振替口座 00160-9-58753

FAX 専用注文書

5,000 円以上代金引換
（前頁利用方法参照）

ご購入される書籍・雑誌名に〇印と冊数をご記入ください

〇	書 籍 名	定価	冊数
	ここからスタート！睡眠医療を知る―睡眠認定医の考え方― **新刊**	¥4,860	
	Mobile Bearing の実際―40 年目を迎える LCS を通して― **新刊**	¥4,860	
	髄内釘による骨接合術―全テクニック公開，初心者からエキスパートまで― **新刊**	¥10,800	
	カラーアトラス　爪の診療実践ガイド	¥7,776	
	睡眠からみた認知症診療ハンドブック―早期診断と多角的治療アプローチ―	¥3,780	
	肘実践講座　よくわかる野球肘　肘の内側部障害―病態と対応―	¥9,180	
	複合性局所疼痛症候群（CRPS）をもっと知ろう	¥4,860	
	医療・看護・介護で役立つ嚥下治療エッセンスノート	¥3,564	
	こどものスポーツ外来―親もナットク！このケア・この説明―	¥6,912	
	快適な眠りのための睡眠習慣セルフチェックノート	¥1,944	
	野球ヒジ診療ハンドブック―肘の診断から治療，検診まで―	¥3,888	
	見逃さない！骨・軟部腫瘍外科画像アトラス	¥6,480	
	パフォーマンス UP！　運動連鎖から考える投球障害	¥4,212	
	医療・看護・介護のための睡眠検定ハンドブック	¥3,240	
	肘実践講座 よくわかる野球肘　離断性骨軟骨炎	¥8,100	
	これでわかる！スポーツ損傷超音波診断 肩・肘＋α	¥4,968	
	小児の睡眠呼吸障害マニュアル	¥7,560	
	達人が教える外傷骨折治療	¥8,640	
	症例から学ぶ 実践 脳卒中リハビリテーション	¥4,968	
	ここが聞きたい！スポーツ診療 Q & A	¥5,940	
	見開きナットク！フットケア実践 Q & A	¥5,940	
	実践肩のこり・痛みの診かた治しかた	¥4,104	
	高次脳機能を鍛える	¥3,024	
	多関節運動連鎖からみた変形性関節症の保存療法	¥5,940	
	最新　義肢装具ハンドブック	¥7,560	
	訪問で行う 摂食・嚥下リハビリテーションのチームアプローチ	¥4,104	
	神経・筋疾患 摂食・嚥下障害とのおつきあい	¥5,076	

バックナンバー申込（※ 特集タイトルはバックナンバー 一覧をご参照ください）

❋メディカルリハビリテーション（No）

No_____	No_____	No_____	No_____	No_____
No_____	No_____	No_____	No_____	No_____

❋オルソペディクス（Vol/No）

Vol/No_____	Vol/No_____	Vol/No_____	Vol/No_____	Vol/No_____

年間定期購読申込

❋メディカルリハビリテーション	No.		から
❋オルソペディクス	Vol.	No.	から

TEL：	（　　　）		FAX：	（　　　）

ご 住 所	〒

フリガナ	
お 名 前	要捺印　診療科目

FAX 03-5689-8030 全日本病院出版会行

年　月　日

住 所 変 更 届 け

お名前	フリガナ	
お客様番号		毎回お送りしています封筒のお名前の右上に印字されております8ケタの番号をご記入下さい。
新お届け先	〒　　　　都道 　　　　　府県	
新電話番号	（　　　　　）	
変更日付	年　月　日より	月号より
旧お届け先	〒	

※ 年間購読を注文されております雑誌・書籍名に✓を付けて下さい。

☐ Monthly Book Orthopaedics （月刊誌）
☐ Monthly Book Derma. （月刊誌）
☐ 整形外科最小侵襲手術ジャーナル （季刊誌）
☐ Monthly Book Medical Rehabilitation （月刊誌）
☐ Monthly Book ENTONI （月刊誌）
☐ PEPARS （月刊誌）
☐ Monthly Book OCULISTA （月刊誌）

FAX 03-5689-8030

全日本病院出版会行

Monthly Book Medical Rehabilitation
バックナンバー在庫

2017.7.現在

【2011 年】

No.137 スポーツ障害のリハビリテーション
編集/白倉賢二 (増大号/3,900 円＋税)

【2012 年】

No.143 リハビリテーション栄養—栄養はリハのバイタルサイン—
編集/若林秀隆 (増大号/3,900 円＋税)

No.149 臨床現場に必要な運動器画像診断入門
編集/皆川洋至 (増刊号/4,900 円＋税)

【2013 年】

No.157 肩関節傷害 診療の真髄
編集/岩堀裕介 (増大号/3,900 円＋税)

No.163 もう悩まない！100 症例から学ぶリハビリテーション評価のコツ
編集/里宇明元・辻川将弘・杉山 瑤・堀江温子 (増刊号/4,900 円＋税)

【2014 年】

No.167 知っておきたい！摂食・嚥下評価と治療の進歩
編集/戸原 玄

No.170 高齢者のフレイル(虚弱)とリハビリテーション
編集/近藤和泉 (増大号/3,900 円＋税)

No.171 神経・筋疾患による歩行障害へのアプローチ
編集/中馬孝容

No.172 若年・壮年期の脳卒中とリハビリテーション
編集/岡島康友

No.173 がん治療とリハビリテーション　編集/宮越浩一

No.174 高齢者の deconditioning に対する早期リハビリテーション介入
編集/影近謙治

No.175 小児の中途障害とリハビリテーション　編集/芳賀信彦

No.176 運動器疾患リハビリテーション実践マニュアル
編集/帖佐悦男 (増刊号/4,900 円＋税)

No.177 リハビリテーションにおける疼痛医療　編集/柴田政彦

No.178 リハビリテーション医に必要な薬の上手な使い方
編集/武居光雄

【2015 年】

No.179 小児の装具療法　編集/和田郁雄

No.180 痙縮治療の実際—評価・手技・リハビリテーション—
編集/青柳陽一郎

No.181 高齢者の脊髄障害　編集/加藤真介

No.182 下肢のスポーツ障害—押さえておきたい病態・評価・
治療とリハビリテーション—　編集/吉矢晋一

No.183 知りたい！聞きたい！認知症 Q＆A
編集/遠藤英俊 (増刊号/4,980 円＋税)

No.184 症候性てんかんと自動車運転—最新の道路交通法改正
も踏まえて—　編集/豊倉 穣・渡辺雅子

No.185 リハビリテーション科における長期的サポート
編集/川手信行

No.186 終末期の摂食嚥下リハビリテーション
—看取りを見据えたアプローチ—　編集/野原幹司

No.187 障がい者が東京の街を歩けるか—2020 年東京
パラリンピック開催に向けて—　編集/陶山哲夫

No.188 地域包括ケアシステムにおいて生活期リハビリテー
ションに期待すること　編集/斉藤正身

No.189 リハビリテーション医療における呼吸器診療
編集/笠井史人 (増大号/4,000 円＋税)

No.190 急性期リハビリテーションにおけるチーム医療—Inter-Professional
Working から Trans-Professional Working へ—　編集/高橋哲也

No.191 がんサバイバーのリハビリテーション
編集/小西敏郎

【2016 年】

No.192 回復期における高次脳機能障害へのアプローチ
—病態評価に基づく対応—　編集/宮井一郎

No.193 脳性麻痺のリハビリテーション
—押さえておきたい二次障害への対応—　編集/朝貝芳美

No.194 現場に活かすリハビリテーション支援機器
編集/浅見豊子

No.195 骨粗鬆症 update—リハビリテーションとともに—
編集/島田洋一・宮腰尚久 (増大号/4,000 円＋税)

No.196 パーキンソニズムの診断とリハビリテーション
編集/林 明人

No.197 大腿骨近位部骨折のリハビリテーション
編集/千田益生

No.198 腰痛予防と運動指導—セルフマネジメントのすすめ—
編集/矢吹省司

No.199 知っておくべきリハビリテーションにおける感染対策
編集/藤谷順子

No.200 在宅高齢者の内部障害リハビリテーション
編集/諸冨伸夫

No.201 リハビリテーション看護—看護実践のエビデンスと可能性—
編集/金城利雄・荒木暁子

No.202 発達期の嚥下調整食　編集/弘中祥司

No.203 リハビリテーションに役立つ！睡眠障害・睡眠呼吸障害の知識
編集/近藤国嗣 (増刊号/4,980 円＋税)

No.204 末梢神経障害に対する治療の進歩—新たな展開と
リハビリテーション—　編集/平田 仁

【2017 年】

No.205 医工，産学連携によるリハビリテーション
編集/菅本一臣

No.206 認知症予防とリハビリテーション　最前線
編集/繁田雅弘・竹原 敦

No.207 脳損傷者の自動車運転—QOL 向上のために—
編集/武原 格

No.208 リハビリテーションに役立つ心理療法
編集/中島恵子

No.209 脊髄損傷のリハビリテーション最前線
編集/三上靖夫

No.210 小児脳損傷のリハビリテーション
—成長に合わせたアプローチ—　編集/橋本圭司

No.211 全身管理からみたフットケア　編集/杉本郁夫

2017 年　年間購読のご案内

年間購読料　39,398 円(消費税込)

年間 13 冊発行

(通常号 11 冊・増大号 1 冊・増刊号 1 冊)

送料無料でお届けいたします！

各号の詳細は弊社ホームページでご覧いただけます．
☞ http://www.zenniti.com/

※各号定価(本体価格 2,500 円＋税)(増刊・増大号を除く)

次号予告

神経免疫疾患治療とリハビリテーション update

編集／兵庫医科大学特任教授　　　　　阿部和夫

MS と NMO の診断と治療についての最新の知見と治療	清水優子
Guillain-Barré 症候群（GBS）と慢性炎症性脱髄性多発ニューロパチー（CIDP）	山本麻未ほか
重症筋無力症についての最新知見と治療	久保田智哉ほか
多発性筋炎	渡邊将平ほか
自己免疫性脳炎	田中恵子
神経免疫疾患のリハビリテーションについての総論	須貝文宣
神経免疫疾患の高次脳機能障害	畠山公大ほか
神経免疫疾患の理学療法	橋田剛一ほか
神経免疫疾患の作業療法	高島千敬
神経免疫疾患の言語聴覚療法—疾患別の嚥下障害の特徴とリハビリテーション—	福岡達之ほか

編集主幹：宮野佐年	医療法人財団健貢会総合東京病院リハビリテーション科センター長	**No.212　編集企画：**
水間正澄	医療法人社団輝生会常務理事昭和大学名誉教授	出江紳一　東北大学教授

Monthly Book Medical Rehabilitation　No.212

2017 年 7 月 25 日発行

定価は表紙に表示してあります.

Printed in Japan

発行者　　末　定　広　光

発行所　　株式会社　全日本病院出版会

〒 113-0033 東京都文京区本郷 3 丁目 16 番 4 号 7 階
電話（03）5689-5989　Fax（03）5689-8030
郵便振替口座 00160-9-58753

© ZEN・NIHONBYOIN・SHUPPANKAI, 2017

印刷・製本　三報社印刷株式会社　　　　　電話（03）3637-0005
広告取扱店　㈱日本医学広告社　　　　　　電話（03）5226-2791

・本誌に掲載する著作物の複製権・翻訳権・上映権・譲渡権・公衆送信権（送信可能化権を含む）は株式会社全日本病院出版会が保有します.
・[JCOPY] ＜（社）出版者著作権管理機構　委託出版物＞
本誌の無断複写は著作権法上での例外を除き禁じられています. 複写される場合は, そのつど事前に,（社）出版者著作権管理機構（電話 03-3513-6969, FAX 03-3513-6979, e-mail: info@jcopy.or.jp）の許諾を得てください.
・本誌をスキャン, デジタルデータ化することは複製に当たり, 著作権法上の例外を除き違法です. 代行業者等の第三者に依頼して同行為をすることも認められておりません.